明日は我が身

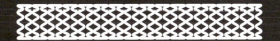

PCI合併症から脱出する術

伊藤良明

済生会横浜市東部病院
心臓血管センター長

MEDICAL VIEW

本書では，厳密な指示・副作用・投薬スケジュール等について記載されていますが，これらは変更される可能性があります。本書で言及されている薬品については，製品に添付されている製造者による情報を十分にご参照ください。

Today you, tomorrow me... How to bailout from PCI complications.
(ISBN978-4-7583-1958-4 C3047)

Editor: Yoshiaki Ito

2019.7.20　1st ed.

©MEDICAL VIEW, 2019
Printed and Bound in Japan

Medical View Co., Ltd.
2-30 Ichigayahonmuracho, Shinjyukuku, Tokyo, 162-0845, Japan
E-mail　ed@medicalview.co.jp

はじめに

　昨今，さまざまなところでPCIの合併症に関するセッションがあり，筆者も名誉な？ことによく演者として呼ばれます．そしてどのセッションも非常に盛況で，満席ということが少なくありません．

　PCIを習得していく過程の中で，必ず出くわしてしまうのがさまざまな合併症です．しかしなぜ今，これまでになく合併症のセッションが注目されるのでしょうか？

　一つの理由は，合併症の頻度が年々低下していることから，若手の先生からすると「合併症は存在を知っているけれど見たことはない」ということがあるのでしょう．以前はPCIのデバイスが未発達であったことや，術者の力量や技術も未熟であったことから，合併症は今日よりもはるかに多く発生していました．そして，そんな多くの合併症を経験し，なんとか切り抜けてきた先人達から，口を揃えて「上手になりたければ合併症をたくさん経験しなさい」と言われるわけです．

　しかし，ただでさえ近年稀な合併症を，たくさん経験するということは到底無理な話です．だから皆さんが挙って，合併症に関するセッションを聴講したり，ハンズオンセッションで体験しようと考えることは当然のことかもしれません．

　また，合併症に出くわしたときに自分が実践しているベイルアウト法を，他の術者も同様に行っているのか？　という疑問を持っている方も少なくないんじゃないかと思います．いつも苦労しながら切り抜けている合併症を，もし別の人がよりシンプルに切り抜けているとすれば，それを知らないのは残念なことであります．

　筆者自身はたくさんとは思っていませんが，長い間PCIに携わってきたためか，知らず知らずのうちにそれなりの合併症を一通り経験してきてしまいました．ですので修羅場を潜り抜けたこともあれば，抜けられなかったこともあり，ちょっとの合併症では動じない術者になりました．

　筆者の頭の中には，これまでのさまざまな経験が蓄積され，それが多くのベイルアウト法の引き出しとなっています．近年，合併症の症例検討会などで，間違った方法でベイルアウトしようとして失敗している例を目の当たりにすることがあります．術者は自身の経験から，間違ったことはしていないと信じているのでしょう．しかしその間違った方法は，筆者から言わせると無知と経験のなさから選択されているにすぎず，もっと引き出しをもっていればなんとかなるのにと感じることがあります．

　そこで，筆者がこれまで経験してきた合併症の数々を，赤裸々に一冊の本にまとめてみようと思いました．赤裸々というのは，実際にはベイルアウトできなかった例も含めて，包み隠さず正直に記したということになります．

　本書に載っている合併症をすべて経験している術者は，おそらくいないのではないでしょうか？　皆さんが経験したことのない合併症でも，筆者の経験を本書で知ることで，なんらかの引き出しが増やせるものと確信しています．そして最終的には，本書により患者さんの合併症が低減するのであれば，果たす意味があると考え刊行を決意しました．

本書の最大の特徴は，一例一例，治療の流れを大きな画像で解説をつけながら，起承転結すべて示すというスタンスで記述している点にあります。すべての画像には，なんらかの一言が記載してあります。紙面ではあっても，動画の症例プレゼンを見ているような感覚で読み進めてもらえるように，画像と記述を選択したつもりです。

　そして先に述べた通り，症例によってはPCIによるベイルアウトを断念し，外科的処置にて救命した症例も余すことなく紹介してあります。内科的ベイルアウトを諦めることも，結果的に患者にとっての利益となりうることを，常に頭に置いておかないといけません。早期に撤退することができることも，上手な術者の条件のひとつだと筆者は考えています。

　もう一つの本書の特徴は，筆者が単独で書き上げた，単著だということです。巷には沢山のベイルアウト法の本があり，そのほとんどは共著で構成されていますが，本書は筆者が経験した症例（一部，当施設での症例あり）を紹介し，筆者の考えで解説を加えるなど，現実的治療法だけを記載しました。世のいくつかの本には，*in vitro* の実験でのみ成功した，現実的には不可能なベイルアウト方法が記載されていることがありますが，本書は実際に起こって，実際に治療をした症例だけを記載し，架空のベイルアウト方法は一切記載しておりません。

　膨大なデータベースの中から画像を取り出したりと，執筆には苦労しましたが，本書を知ることでPCIの合併症が低減していくことを願いながら書き続けてみました。是非，本書で合併症を疑似体験し，知識を習得していただきたいと思います。「明日は我が身」に遭遇するかもしれない，未知なる合併症に対して，本書で得た引き出しを使ってベイルアウトしていただけたら，筆者にとって望外の喜びであります。

令和元年5月

済生会横浜市東部病院心臓血管センター長

伊藤良明

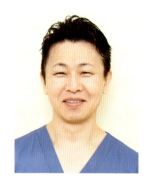

目次

1. 穿刺，止血

■ 鼠径穿刺部出血と骨盤内および後腹膜出血 …………………………… 2
- **なぜ生じる?** High puncture／セルジンガー法とキンク／その他
- **どうする?** 用手圧迫をする／エコーや造影を行う／後腹膜出血だったら
- **症例1** バルーンで止血 ……………………………………………… 6
- **症例2** カバードステントで止血 ………………………………… 7
- **症例3** 後腹膜出血 経過観察例 …………………………………… 9
- **症例4** 後腹膜出血 手術例 ………………………………………… 9

■ 穿刺部仮性瘤形成 ………………………………………………………… 10
- **なぜ生じる?**
- **どうする?** エコーやバルーンを用いる／トロンビンを用いる
- **症例5** バルーンで止血 ……………………………………………… 12
- **症例6** エコープローベで止血 …………………………………… 13
- **症例7** トロンビンで止血 ………………………………………… 15

■ 橈骨動脈損傷 ………………………………………………………………… 16
- **なぜ生じる?** 操作の問題／血管の問題
- **どうする?** 自然出血／用手圧迫とバルーン拡張／止血後は？／遅発性の出血なら？／麻痺があれば？
- **症例8** 自然に止血 …………………………………………………… 18
- **症例9** ロングインフレーションにて止血 …………………… 19
- **症例10** 脂肪塞栓で止血 ……………………………………………… 21
- **症例11** オーバーザワイヤーバルーンで止血 ………………… 23
- **症例12** 減張切開例 …………………………………………………… 24

2. ガイディングカテーテル

■大動脈が解離してしまった … 25

なぜ生じる？

どうする？ 造影をしない／IVUSを用いる／ガイドカテを変更する／裏技は？／降圧し，CTを施行

どこまで頑張るべき？

- 症例13 ステントを留置 … 29
- 症例14 IVUSを活用 … 31
- 症例15 経過観察できた例 … 33
- 症例16 オペ症例 … 35

■冠動脈解離（穿孔） … 38

なぜ生じる？ Deep engage／デバイス抜去時／CTO治療時／その他

どうする？ 造影をしない／ステントを挿入する／IVUSを用いる／血腫が大きかったら

- 症例17 ALがいけない … 42
- 症例18 診断カテでも … 45
- 症例19 左主幹部が解離 … 46
- 症例20 Deep engageが原因 … 49
- 症例21 造影剤で解離 … 51
- 症例22 石灰化病変には注意 … 54

■キンクして抜去困難 … 59

なぜ生じる？ 血管の問題／カテーテルの問題

どうする？ 透視を見てローテーション／抜去後は

- 症例23 橈骨動脈でキンク … 62
- 症例24 上腕動脈でキンク … 64

■操作中の落とし穴は沢山 … 67

どんなことがある？ 基本的操作／ダンピング／血圧低下／空気塞栓／血栓形成／コレステロール塞栓症

- 症例25 左主幹部で塞栓 … 70
- 症例26 空気塞栓を吸引 … 72
- 症例27 Blue toe例 … 74
- 症例28 こんなデブリスが出てくる … 75

3. ガイドワイヤー

■ ガイドワイヤーがスタックや断裂する状況とは？ ……… 76

なぜ生じる? CTO病変／分岐部病変／ステント同士／びまん性病変

どうする? マイクロカテーテルを用いる／断裂したら

症例29	マイクロカテーテルを利用	79
症例30	EN Snare®で抜去	80
症例31	Goose Neck™ Snareで抜去	82
症例32	ワイヤーが完全抜去できず,外科的治療	85
症例33	トラップ,断裂したワイヤーをステントでカバー	88

■ ステント側枝のワイヤーが偽腔に迷入 ……… 92

なぜ生じる? リクロスの部位／ガイドワイヤーの種類

どうする? 迷入ポイントを推測する／2ndワイヤーを用いる／IVUSガイド?

症例34	虚血の兆候はなく,ベイルアウトせず終了	95
症例35	テーパーワイヤー使用	97
症例36	リバースワイヤーが有効	99

4. IVUS

■ IVUSスタック ……… 105

なぜ生じる? Exit portでスタックする／スタックしやすい状況／ワイヤーとのセパレートも危険

どうする? 引っ張らない／遠位部へ押す／バルーンを用いる／その他

最後の一手は何か? どこで諦めるか?

手技1	IVUSを押してローテーション	110
症例37	IVUSをローテーションし抜去	111
手技2	スタック部位をバルーニング	113
症例38	バルーニングし抜去（1）	114
症例39	バルーニングし抜去（2）	116
症例40	バルーニングし抜去（3）	118
手技3	トランスデューサーを抜去（1）	120
手技4	トランスデューサーを抜去（2）	121
症例41	トランスデューサーを抜去	123
手技5	元のワイヤーにバルーン通過	125
症例42	バルーンで押して抜去（1）	126

症例43	バルーンで押して抜去（2）	128
手技6	子カテを用いる	130
手技7	ワイヤーを引いてみる	131

5. バルーン

■デフレートできない　133

なぜ生じる?　稀だが危険／シャフトに異常

どうする?　できることは何か？／切断してみる／子カテを用いる／手術？／Cutting balloon？／ガイドワイヤーを用いる？／過拡張？／レーザー，ロータブレーター？／その他

症例44	デフレートできなかった左前下行枝症例	137
手技8	Heartrail® ST01でベイルアウト	139
症例45	5Fr ST01でベイルアウト	140

■Ruptureしてしまった　144

なぜ生じる?　冠動脈損傷は生じる？／原因は？／稀な症例

どうする?　デフレートし，造影する／穿孔を生じたら／石灰化病変だったら

症例46	Ruptureして末梢が解離	147
症例47	Ruptureして冠動脈穿孔	149
症例48	Ruptureしてステントにスタック	154

6. ステント

■脱落と回収　157

なぜ生じる?　以前のステント／原因は／子カテが危ない／脱落予防をする

どうする?　冠動脈外に回収／バルーンを用いる／留置してしまう／体外へ回収／上肢から回収／下肢から回収

症例49	EN Snare®と異物除去鉗子を使用	162
症例50	EN Snare®を使用	167
症例51	上腕動脈を順行性に穿刺	170
手技9	上腕動脈を順行性に穿刺	171
症例52	シースインシース	173
手技10	4 in 6Frシースの実験	178
症例53	その場に留置	178
症例54	ガイディングカテーテル内でバルーントラップ	180

■ステントの外をバルーン拡張してしまった ……………………… 184
- **なぜ生じる？** 分岐部に注意／バルーンの性能向上
- **どうする？** 再拡張をする／IVUSを用いる／ダブルルーメンカテーテルを用いる
- **発症予防のポイントは？**

| 症例 55 | 左主幹部のバルーニングでcrush …………………… 187 |
| 症例 56 | 左主幹部のステントをガイドカテで変形 …………… 191 |

■ステントの遠位端が偽腔や側枝に留置 ……………………… 196
- **なぜ生じる？** CTOに多い／側枝に迷入
- **どうする？** Antegrade wiringは無理／IVUSを用いる
／Antegrade dissection reentry deviceを行う
／Retrograde approachを行う／ステントの遠位端が側枝に留置

症例 57	ステント遠位が偽腔に留置（1）…………………… 199
症例 58	ステント遠位が偽腔に留置（2）…………………… 203
症例 59	ステント遠位が側枝に留置 ………………………… 205

7. ロータブレーター

■Rota burrがスタックしてしまった ……………………… 209
- **なぜ生じる？** 構造に起因／病変に起因
- **どうする？** Rota burrを引っ張る／Cokkateを用いる
／ガイドエクステンションカテーテルを用いる

症例 60	屈曲でスタック，引っ張って抜去 ………………… 211
症例 61	近位側をバルーン拡張 ……………………………… 213
症例 62	子カテを用いた ……………………………………… 215
症例 63	ステントが抜去 ……………………………………… 217
症例 64	ステントでスタック，手術施行 …………………… 220
症例 65	いかなるベイルアウト法も無効 …………………… 221

■穿孔はどんなところで生じうるのか ……………………… 223
- **なぜ生じる？** 屈曲部／大弯側／ワイヤーバイアス
- **どうする？** 通常のバルーンで止血／オーバーザワイヤーバルーンで止血／外科手術の考慮

症例 66	Oozing perforation ………………………………… 226
症例 67	分岐部で穿孔 ………………………………………… 229
症例 68	屈曲部で穿孔 ………………………………………… 232
症例 69	オーバーザワイヤーバルーンで止血 ……………… 234

■ なぜRG3ワイヤーを使ってはいけない？ 238
  なぜいけない？ 操作性の低いRota Wire™／Tornusを用いてRota Wire™挿入
                ／RG3ワイヤーが有効？／RG3ワイヤーは断裂する
  どうする？
    症例70 RG3ワイヤーが有用 240
    症例71 RG3ワイヤーは危険 242

■ 特殊な冠動脈穿孔 253
  なぜ生じる？ Rota clipは重要？／Rota clipが外れると……／同軸に挟む／穿孔を生じる
    症例72 Rota clipが外れて冠動脈穿孔 255

8. DCA

■ DCAとガイドワイヤーがスタックしてしまった 259
  なぜ生じる？ ATHEROCUTの特徴／支持体が問題／ガイドワイヤーがスタック
                ／ガイドワイヤーが回転／石灰化病変には注意
    症例73 石灰化プラークへのDCAでワイヤー穿孔 261

■ DCAがステントにスタックしてしまった 266
  なぜ生じる？ DCAの適応／DCAのウインドウに引っかかる
                ／ステント留置早期の，近傍へのDCAは危険
  どうする？
    症例74 DCAウインドウにステントがスタック 268

9. Slow flow/No reflow

■ Slow flow/No reflow 271
  なぜ生じる？ Slow flow/No reflowとは／PCIに起因するno reflow／ハイリスク症例
  どうする？ Direct stent／末梢保護デバイス／No reflowへの対応
    症例75 ロータブレーターでno reflow 273
    症例76 不安定プラークの治療でショックへ 275
    症例77 末梢保護デバイス使用 277

10. 冠動脈解離，冠動脈血腫

■冠動脈解離，冠動脈血腫 …………………………………………………… 279

なぜ生じる？ 解離は合併症？／分類／手技要因／プラーク要因

どうする？ 造影をせず，IVUSを用いる／ステント留置／リエントリー作成／ステント挿入後の解離には

症例78	バルーンでらせん状解離 …………………………………………… 282
症例79	右冠動脈末梢まで解離が進展 ……………………………………… 284
症例80	Cutting balloonが有用 ……………………………………………… 287
症例81	ステント近位側の血腫が進展 ……………………………………… 289

11. 冠動脈穿孔

■Wire perforation …………………………………………………………… 292

なぜ生じる？ ガイドワイヤー穿孔／末梢穿孔は気付きにくい／ガイドワイヤーの種類に注意

どうする？ 心タンポナーデに至りうるか？／止血しつつ出血部を探す

塞栓子は何にする？ 塞栓子になりうるもの？／脂肪塞栓のポイント／コイル塞栓のポイント

症例82	ワイヤー穿孔をベイルアウトできなかった例 ……………………… 297
手技11	脂肪塞栓の手順 …………………………………………………… 300
症例83	通常の脂肪塞栓施行 ……………………………………………… 302
症例84	Caravelで脂肪塞栓 ………………………………………………… 304
症例85	直ちに脂肪塞栓を施行 …………………………………………… 306
症例86	バルーン止血を行いつつ脂肪塞栓 ………………………………… 308
症例87	Gelfoam®で塞栓 …………………………………………………… 309
症例88	中隔枝を双方から脂肪塞栓 ………………………………………… 311
症例89	3カ所の血管を塞栓 ……………………………………………… 314
症例90	中隔枝をコイルで塞栓 …………………………………………… 318
手技12	マイクロカテ生食注入量のテスト ………………………………… 320
手技13	脂肪塞栓の方法（筆者流） ………………………………………… 322
手技14	各種コイルの紹介と使用法 ………………………………………… 324

■ Blow out perforation … 328

なぜ生じる? デバイスオーバーサイズ／デバルキングデバイス／屈曲とワイヤーデバイス

どうする? ベイルアウトの概要

Perfusion balloonの使用のポイント スペックを知っておく／デリバリー性能は悪い／拡張圧／ヘパリンの調整

GRAFTMASTER®ステント留置のポイント 子カテを使用／留置の部位／拡張圧／留置部位と拡張不十分の判断／鑑別するには

- 手技15　Blowout perforation後のperfusion balloonの持ち込み方 … 334
- 症例91　Perfusion balloonのみで止血(1) … 336
- 症例92　Perfusion balloonのみで止血(2) … 337
- 症例93　GRAFTMASTER®で止血 … 339
- 症例94　Blowout perforationを早期に収束できなかった例 … 342
- 症例95　心タンポナーデにならないようにベイルアウトした例 … 348

12. HIT

■ ヘパリン起因性血小板減少症 … 353

なぜ生じる?

どうする? HITを疑う／ヘパリンを中止／アルガトロバン開始／PCIでベイルアウトする／治療を諦めない／治療後は?

- 症例96　超重症HIT症例 … 356

13. その他の合併症や症例

■ コイル脱落の回収不能例 … 363

- 症例97　コイルが脱落してしまった痛恨の1例 … 363

■ 自然冠動脈解離 … 367

- 症例98　保存的に経過をみて軽快した1例 … 367

■ 大動脈解離に冠動脈解離を併発した急性心筋梗塞例 … 370

- 症例99　ステント留置後にオペ(1) … 370
- 症例100　ステント留置後にオペ(2) … 372

14. ベイルアウト等で使用されるデバイス

■ベイルアウト等で使用されるデバイス ················· 374

■索引 ················· 382

心構え	
パニックになったら最後。とにかく冷静に！ ·················	1
経験がすべてなのか？ ·················	28
意外と重要な二番手 ·················	69
経験がない術者がパニックにならない方法とは？ ·················	132
絶えず頭をリセット ·················	186
二つ以上のアイデアを絶えず思い浮かべて対応 ·················	237
カテ室の総合力 ·················	280
最後にもう一つ ·················	355

心構え

パニックになったら最後。とにかく冷静に！

　合併症発生時にパニックになるな，というのは当然のことですが，パニックに陥って手が震え，何もできなくなったり，思考回路が停止して，次の打つ手がまったく思い浮かばなくなってしまった術者を，筆者は沢山見てきました。

　人間ですから当然の反応だと思いますが，患者の状況をそのままにしておくわけにはいきません。そんなときにパニックになっている暇は我々にはなく，頭と手を動かして次の手を打ち，ベイルアウトに導かないといけません。それがプロです。そしてそれができない限り，PCIを継続していく資格はないと思います。

　パニックになるよりも「患者を救命する」という気持ちが打ち勝つかどうかが重要なところだと筆者は考えています。

　上手な術者ほど合併症を冷静に受け止め，パニックにならず冷静沈着に，その合併症を処理していると思います。

1. 穿刺，止血

鼠径穿刺部出血と骨盤内および後腹膜出血

Point
- 穿刺部出血を認識したら，まずは用手圧迫をする。
- 止血困難な出血は，再度腸骨動脈を造影して出血部位を確認する。
- バルーンによる止血も検討し，止血困難であればカバードステントも考慮する。
- High punctureは，止血困難や骨盤内や後腹膜出血へ進展するリスクがある。
- 後腹膜への出血は無症候のことが多く，出血性ショックにて発見されることが多い。

なぜ生じる？

High puncture

　鼠径部からの穿刺後に血腫を形成してしまったり，止血後に再出血を生じたり止血困難に陥る症例は，PCIを施行する術者なら必ず経験しているであろう。その誘因のひとつとして考えられるのがhigh punctureである。鼠径部から穿刺する際に，鼠径靱帯を超える位置を穿刺ポイントとしてしまうと，止血する際に十分な圧迫ができずに出血が生じうる（図1）。

　High punctureによる再出血は症状を自覚しないことも少なくなく，骨盤内出血や後腹膜出血に至る可能性もある。

セルジンガー法とキンク

　別の原因として考えられるのは，穿刺をセルジンガー法で施行した場合に（図2），動脈の前面側のみならず後面側にも穿刺針を貫いて穿刺した場合である。シース挿入後に動脈背面からの出血が生じることがある（図3）。

　また，シース挿入後に患者の不穏などで膝を立ててしまったり，穿刺の角度が浅すぎたり急すぎたりすると，シースがキンクしてしまうことがある。シースがキンクすると円筒がひしゃげてしまい，穿刺ポイントからの脇漏れが少しずつ生じることがある（図4）。

その他

　近年は止血デバイスが各種使用でき，比較的簡便に止血ができるようになった。また止血後の安静時間も短縮してきている。したがって，早期に安静が解除されることで止血部の再出血を生じる例も散見される。

　その他，救急で来院した患者へ，ブラインドで透視を使用せずにシースを挿入する

場合に，ワイヤーやシースで穿孔を生じたり，腸骨回旋動脈への迷入などで出血を生じることも少なくない（図5）。

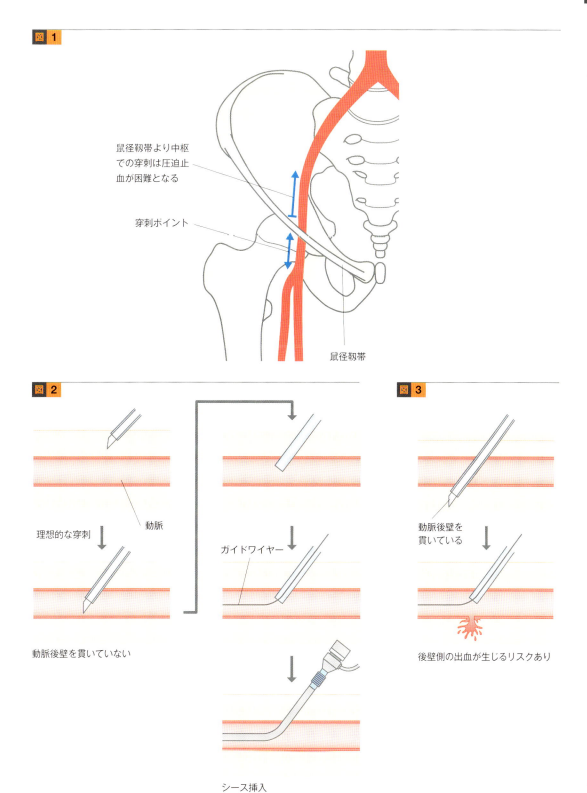

図4

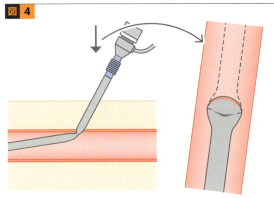
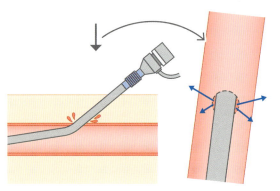

キンクしたシースの刺入点は穿刺口が少しだけ広がってしまう。

その後キンクを補正すると刺入部から脇漏れが生じることがある。

図5

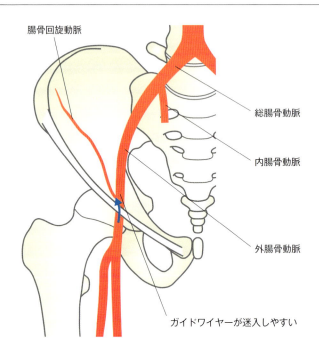

腸骨回旋動脈
総腸骨動脈
内腸骨動脈
外腸骨動脈
ガイドワイヤーが迷入しやすい

どうする？

用手圧迫をする

　穿刺部の出血は，見つけた際に直ちに用手圧迫を行うことが大切である。近年は各種止血デバイスが使用可能であるため，そしてアプローチも橈骨動脈を穿刺することが多くなったため，以前よりも用手圧迫止血をする機会も減っていると思われる。したがって用手圧迫の方法も，以前に比べると十分できない術者が増えているのではないだろうか。

用手圧迫は，出血と思われる部位の動脈をきちんと圧迫することがとにかく重要である．コツは止血部を含めて，ややその中枢側を圧迫することである．血腫が既にかなり大きくなっている場合は動脈の拍動を触知しないこともある．その際には圧迫しながら血腫を圧排していくと動脈を触知することが多いので，圧迫を続けるとよい．
　圧迫は，最初の5〜10分は完全に阻血にするつもりで止血を行う．それから数分おきに圧迫を1割2割3割……と解除していくことで一次止血が促されていく．その過程で再度血腫の増大を認めれば圧迫し直して，先の過程を繰り返し止血を行う．難治性の出血の場合は，1時間くらい圧迫しないといけない例も存在するので，一人で困難であれば数人で交代しながら止血をするとよい．

エコーや造影を行う
　用手圧迫だけで止血ができなければ，エコーを当てて出血点を確認し，エコーのプローベでそのまま止血を行うことも可能である．
　エコーにて出血点が確認できなかった場合は，緊急で動脈造影を行うべきである．造影を行い出血部位を確認して，用手圧迫をするか，バルーンを持ち込み動脈内側から止血を行うか判断する．

後腹膜出血だったら
　穿刺後や止血後などに腰痛や背部痛などを訴えた場合は，直ちに腸骨動脈を造影して出血がないかを確認する必要がある．止血後時間が経過していれば，まず緊急でCT検査を施行する．もし出血があり用手圧迫できない部位であれば，バルーン拡張で止血をする．
　高齢の患者や糖尿病患者は，痛みを感じず症状を訴えない人も多く，そのような場合は病室に帰室後にショックにより発見され，重症化してしまっていることがある．
　ショックの原因がわからず，各種検査の過程で採血（血ガスが迅速）をすると貧血が進行しており，緊急でCTを施行して後腹膜出血と診断されることが多い．
　少なくとも後腹膜出血が判明すれば，緊急で下肢動脈造影を行う必要がある．もし出血が持続しているのであれば，すぐさまバルーン止血を行う．バルーンにても止血ができない時には，出血部位にもよるがカバードステントの挿入を検討する．もし小さな側枝などから出血している場合は，コイルによる塞栓を行ってもよい．カバードステントの挿入が困難であったり不適な部位であるなら，外科的止血を検討しないといけない．

バルーンで止血　症例1

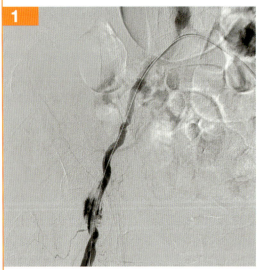

1

PCIの終了した患者であるが，右穿刺部に血腫を形成していた．用手圧迫にて止血が得られず，左鼠径を穿刺して右穿刺部を造影した．

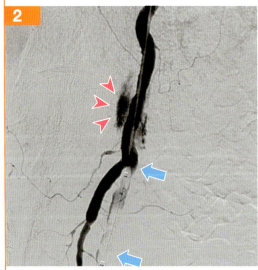

2

DSAを施行すると血管外への漏出を認めた（▶）．末梢側をバルーンで閉塞（➡）しながら造影を行うと，出血点が同定できることもある．

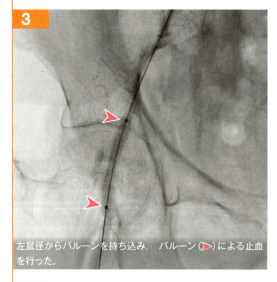

3

左鼠径からバルーンを持ち込み，バルーン（▶）による止血を行った．

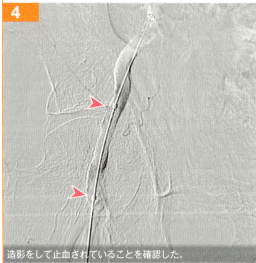

4

造影をして止血されていることを確認した．

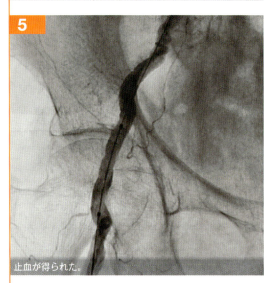

5

止血が得られた．

カバードステントで止血　症例2

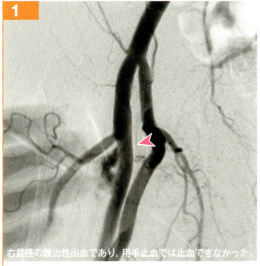
1　右鼠径の難治性出血であり，用手止血では止血できなかった。

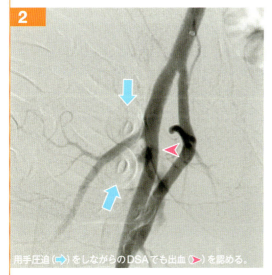
2　用手圧迫（⇨）をしながらのDSAでも出血（▶）を認める。

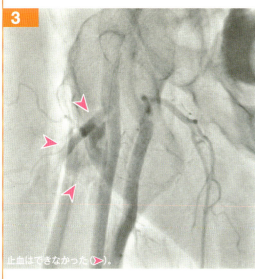
3　止血はできなかった（▶）。

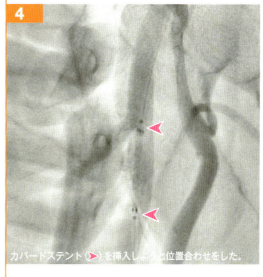
4　カバードステント（▶）を挿入しようと位置合わせをした。

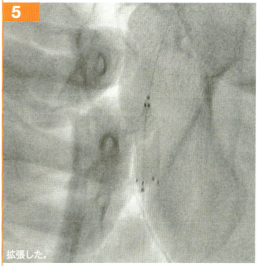
5　拡張した。

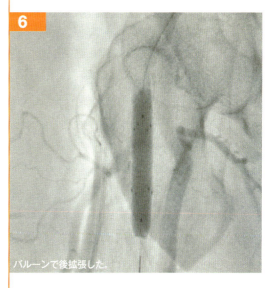
6　バルーンで後拡張した。

1　穿刺，止血 ― 鼠径穿刺部出血と骨盤内および後腹膜出血

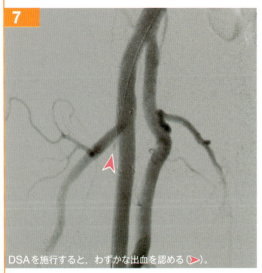

7 DSAを施行すると，わずかな出血を認める（▷）。

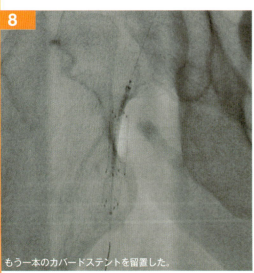

8 もう一本のカバードステントを留置した。

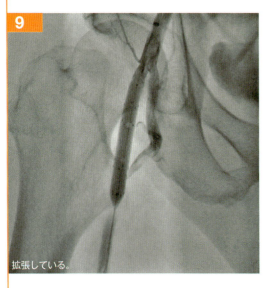

9 拡張している。

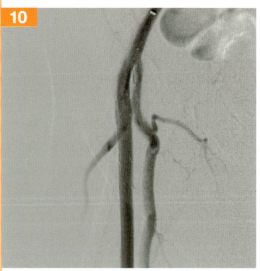

10 完全に止血している。

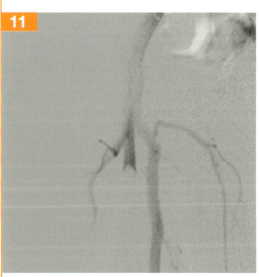

11 病変遠位部をバルーンで閉塞しDSAにて造影しても，微小な出血は検出されず，問題はないと判断し，治療を終了した。

後腹膜出血 経過観察例　症例3

1
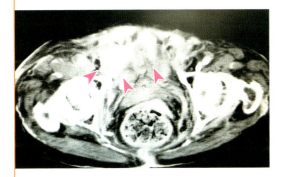
穿刺部出血では皮下に血腫が生じる例が多い。

2
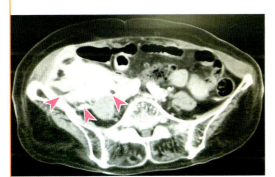
しかしHigh punctureで出血がコントロールできなかったり，再出血を生じてしまうような例では腹腔の後腹膜に出血をきたし，血腫を生じることがある。

3
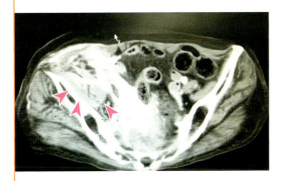
この程度であれば，血腫に感染等が生じなければ数週間から数ヵ月かけて血腫は吸収される。

後腹膜出血 手術例　症例4

1
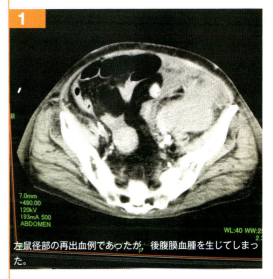
左鼠径部の再出血例であったが，後腹膜血腫を生じてしまった。

2
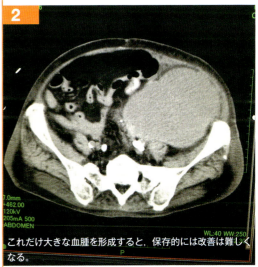
これだけ大きな血腫を形成すると，保存的には改善は難しくなる。

3
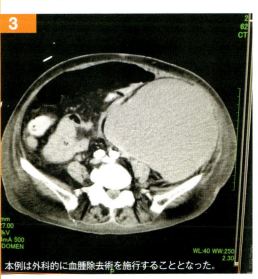
本例は外科的に血腫除去術を施行することとなった。

1. 穿刺，止血

穿刺部仮性瘤形成

Point
- 仮性瘤形成は不十分止血や穿刺方法に問題がある場合などに生じうる。
- 術翌日以降に疼痛や腫瘤を自覚し発見される。
- 疑われたらエコー検査を施行し診断をする。
- まずはエコープローベで止血を行う。
- 止血が困難であれば，バルーン拡張やトロンビン注入なども検討する。

なぜ生じる？

　仮性瘤形成の誘因として考えられることとしては，穿刺時にセルジンガー法を行い動脈後壁側の穿刺部が残存していたり，不十分な止血がなされていたりすると生じる可能性がある（図1）。

　また，止血後に患者が安静を保てず，穿刺部を早期に屈曲してしまったりすることもリスクとなりうる。穿刺時に血管に対して浅い角度で穿刺がなされると，シース挿入時に穿刺部の解離を形成する可能性があるため，そのような穿刺もリスクになると考えられる。

　通常，止血後翌日以降に穿刺部の腫瘤や疼痛を訴え，エコーを確認することで診断がなされることが多い。

　稀に退院後に突然，鼠径部の疼痛を訴えて再来し診断されることもある。

図 1　真性瘤と仮性瘤

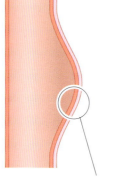

真性瘤は瘤壁が内・中・外膜の三相構造を保っている。

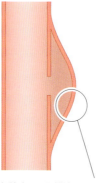

仮性瘤は三層構造ではない
→破裂のリスク大

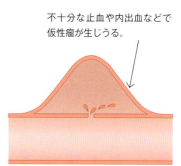

不十分な止血や内出血などで仮性瘤が生じうる。

どうする？

エコーやバルーンを用いる

　まずはエコー検査を行い，診断をつけることが必要である。瘤を確認し，同部への血流の漏れを見つけたら，その部位をエコーのプローベで直接，圧迫止血することで，大半の症例は止血が可能である。

　瘤への穿通口が非常に大きな場合や，エコーガイド下でも止血が困難な場合は，アンギオ室に移動し，瘤形成の対側の鼠径を穿刺し，腸骨動脈の造影を行うべきである。その上で，穿通口を同定したら，同部をバルーンにて拡張し，止血が得られるか試みる。

トロンビンを用いる

　数十分のバルーニングにても止血が得られなければ，瘤へエコーガイド下にトロンビンなどを注入し止血を行う。その際に重要なことは，下肢の末梢にトロンビンが誤入しないように，交通部をきちんとバルーニングしながらトロンビンを注入することである。

　あまりに大きな瘤を形成してしまっている場合は破裂の危険があり，そのような場合は外科的な瘤切除や血管の再建などを検討することも大切である。

バルーンで止血 症例5

DSA：デジタル差分血管造影法

1

鼠径部穿刺翌日に右鼠径部の疼痛にてエコー検査を行うと仮性瘤を形成していた。再造影を行うと瘤への漏れを認めた（▷）。

2

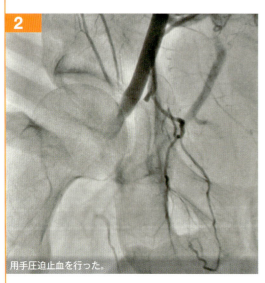

用手圧迫止血を行った。

3

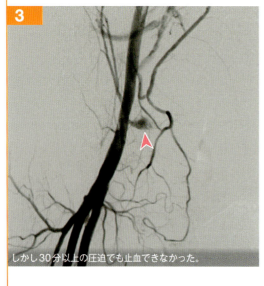

しかし30分以上の圧迫でも止血できなかった。

4

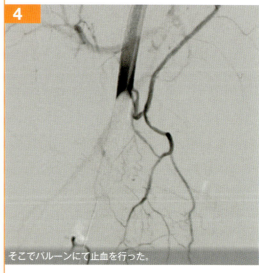

そこでバルーンにて止血を行った。

5

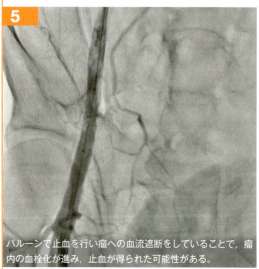

バルーンで止血を行い瘤への血流遮断をしていることで、瘤内の血栓化が進み、止血が得られた可能性がある。

6

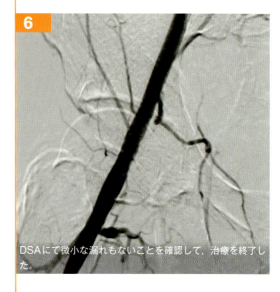

DSAにて微小な漏れもないことを確認して、治療を終了した。

エコープローブで止血　症例6

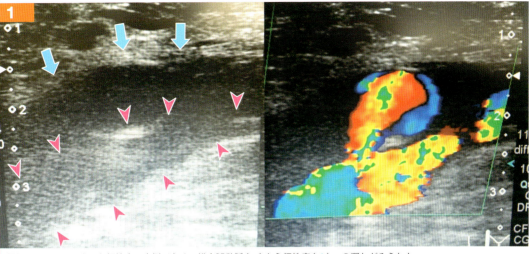

1 鼠径の穿刺翌日に生じた仮性瘤の症例である．総大腿動脈（▶）から仮性瘤（➡）への漏れがみられた．

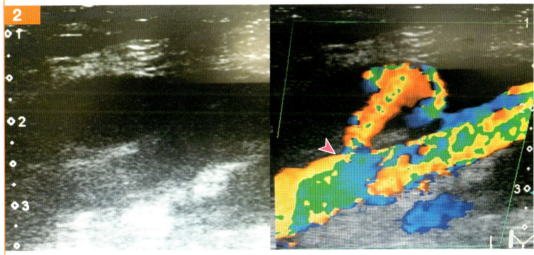

2 瘤への漏れをカラードップラーで確認した（▶）．

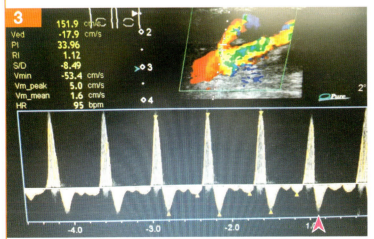

3 パルスドップラーでも確認すると明らかに仮性瘤方向への血液の流入を認めている．一部にリバースフローも認めた（▶）．

重要

時折，この仮性瘤に皮膚から穿刺をしてトロンビンの注入を行うこともあるが，このようなリバースフローをもつ症例ではトロンビンが血管に誤注入される可能性があり，絶対に施行すべきではない．その際にはバルーンで止血をしながらトロンビンを注入することが重要である．

1　穿刺，止血 ― 穿刺部仮性瘤形成

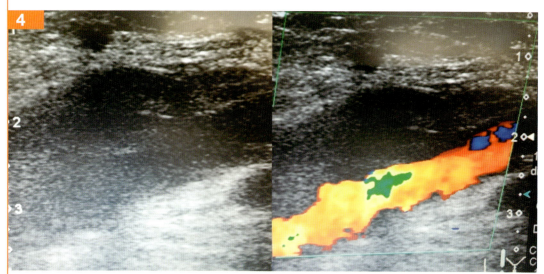

約1時間のエコープローベでの直接圧迫止血を行ったところ，完全に瘤への血流は消失した。

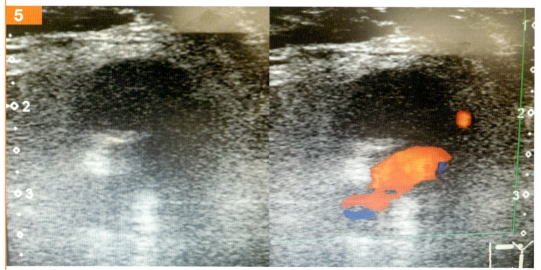

短軸でも血流の消失を確認した。

トロンビンで止血　症例7

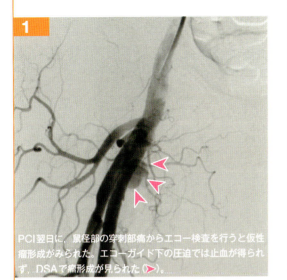

1 PCI翌日に，鼠径部の穿刺部痛からエコー検査を行うと仮性瘤形成がみられた．エコーガイド下の圧迫では止血が得られず，DSAで瘤形成が見られた（▷）．

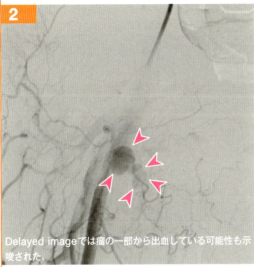

2 Delayed imageでは瘤の一部から出血している可能性も示唆された．

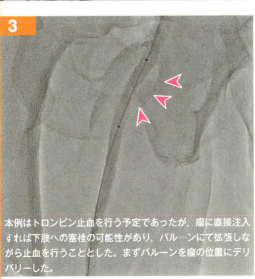

3 本例はトロンビン止血を行う予定であったが，瘤に直接注入すれば下肢への塞栓の可能性があり，バルーンにて拡張しながら止血を行うこととした．まずバルーンを瘤の位置にデリバリーした．

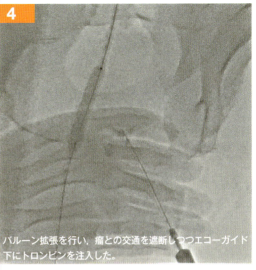

4 バルーン拡張を行い，瘤との交通を遮断しつつエコーガイド下にトロンビンを注入した．

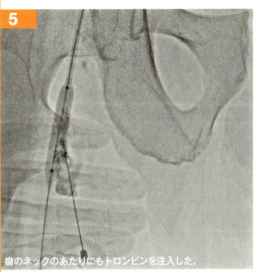

5 瘤のネックのあたりにもトロンビンを注入した．

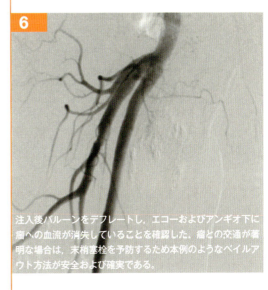

6 注入後バルーンをデフレートし，エコーおよびアンギオ下に瘤への血流が消失していることを確認した．瘤との交通が著明な場合は，末梢塞栓を予防するため本例のようなベイルアウト方法が安全および確実である．

1. 穿刺，止血

橈骨動脈損傷

> **Point**
> - 橈骨動脈の穿孔は軽微な侵襲で生じてしまう。
> - 橈骨動脈の走行異常が疑われたら造影をして解剖を把握しておく。
> - 大きな穿孔はまず用手圧迫をしつつ，穿孔部をバルーンで拡張し止血を試みる。
> - 出血の発見が遅れ，神経麻痺の兆候があればコンパートメント症候群を疑う。

なぜ生じる？

操作の問題

橈骨動脈の損傷は，穿刺時に穿刺用ワイヤーで血管損傷をする場合と，シース挿入後のガイドワイヤーやガイディングカテーテル（ガイドカテ）挿入時に損傷する場合がある（図1）。

ワイヤーやガイドカテ挿入時に血管損傷を生じる場合，何らかの抵抗を感じるはずであるが，橈骨動脈の場合，軽微な抵抗を感じた時点で既に血管損傷を生じてしまっていることが少なくない。また血管損傷時には患者が痛みを訴えることも多いので，デバイス挿入時に抵抗をあまり感じなかったとしても，その際には血管造影をし，何らかの損傷がないか確認をしておいたほうがよい。

血管の問題

その他，橈骨動脈が低形成であったり，屈曲，蛇行，走行奇形をきたしている場合は，慎重にワイヤーやカテーテルを挿入しても血管損傷を生じる可能性は高くなる。ガイドワイヤーの挙動が少しでもおかしな場合には，血管造影を行い，解剖を把握した上で手技を進めたほうがよい。

図1

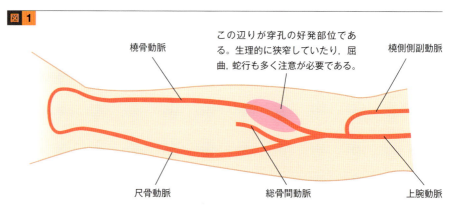

橈骨動脈／この辺りが穿孔の好発部位である。生理的に狭窄していたり，屈曲，蛇行も多く注意が必要である。／橈側側副動脈／尺骨動脈／総骨間動脈／上腕動脈

どうする？

自然出血

シース挿入時のガイドワイヤーでの穿孔の場合は，出血は軽微なことが多く，そのままシースやガイドカテを挿入して手技を継続していると，自然に止血がなされていることが多い．もちろん手技中に時々出血部位の血腫の有無を確認して，進展しないかどうか確認する必要がある．

用手圧迫とバルーン拡張

ガイドカテなどによる穿孔は，いわゆるblowout型穿孔を生じることが多く，即座に止血をしないといけない．

まずは手技を中断し，穿孔部位と思われる部位を用手で圧迫し，さらにその中枢側の動脈も圧迫して止血を行う．用手圧迫にて止血ができなければ，ガイドワイヤーを慎重に挿入・通過させ，小口径のバルーンでやや長時間拡張することで，止血が得られることが多い．

止血後は？

止血が得られたら，皮下の血腫の状況によるが，筆者は弾性包帯を前腕全体に巻いて，半日から一日経過をみることにしている．さらに肘部の動脈にはアンギオタンポンを用いて圧迫するようにしている．

遅発性の出血なら？

稀ではあるが，小さな穿孔に気付かずに手技を進め，治療終了後の病棟へ帰室後に，遅発性に前腕の腫脹に気付く例がある．そのような状態に気付いたら，まずはとにかく肘部の動脈を完全圧迫し止血を試みる．腫脹の程度が強く肘動脈の触知も困難なようであれば，緊急的に肘部の動脈を穿刺し（あるいは鼠径部からカテを挿入），造影を行い出血部位を同定することが重要である．

もし出血部位が同定できれば，ガイドワイヤーを通過させ，バルーンで拡張を行い止血を試みる．

麻痺があれば？

出血に気付いた時点で，前腕の皮膚をまったく押せないほど緊満している場合や，指先が感覚麻痺および運動麻痺をきたしている場合は，コンパートメント症候群が生じている可能性があり，止血を行いつつ外科にコンサルトをするべきである．

自然に止血 症例8

DSA：デジタル差分血管造影法

1

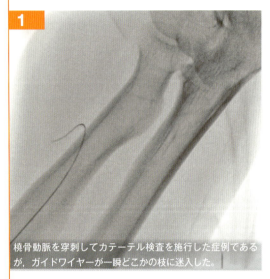

橈骨動脈を穿刺してカテーテル検査を施行した症例であるが，ガイドワイヤーが一瞬どこかの枝に迷入した。

2

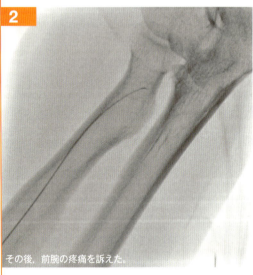

その後，前腕の疼痛を訴えた。

3

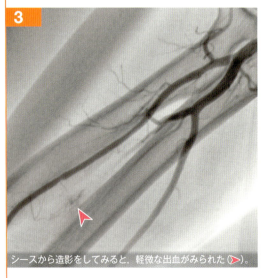

シースから造影をしてみると，軽微な出血がみられた（▷）。

4

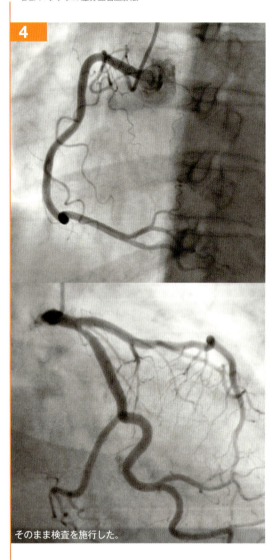

そのまま検査を施行した。

5

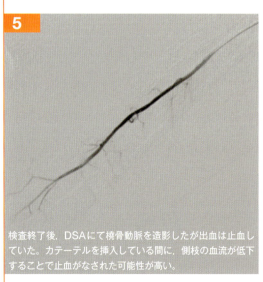

検査終了後，DSAにて橈骨動脈を造影したが出血は止血していた。カテーテルを挿入している間に，側枝の血流が低下することで止血がなされた可能性が高い。

ロングインフレーション にて止血 症例9

1
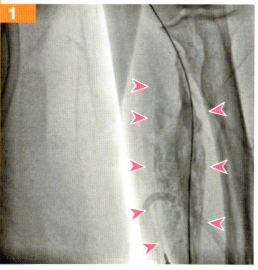
左の橈骨動脈を穿刺し，カテーテルの挿入時に穿孔を起こしてしまった。造影すると広範囲に穿孔を生じていた（▶）。

2
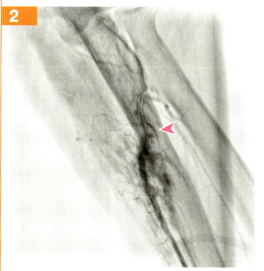
穿孔部が同定できた（▶）。

3
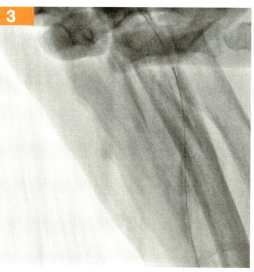
すぐに用手圧迫を行った。

4
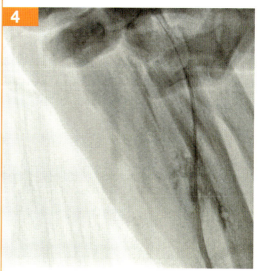
造影して止血を確認している。

1 穿刺，止血 ― 橈骨動脈損傷

5

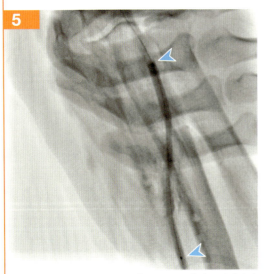

しかしなかなか止血でできず，バルーン（▶）でも止血を行った。

7

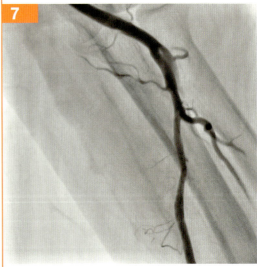

完全に止血していた。

6

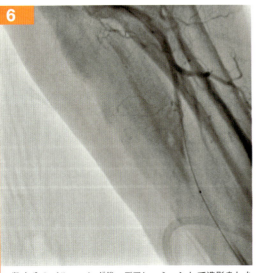

数十分のバルーニング後，デフレーションして造影をしたが，止血しているようであった。

脂肪塞栓で止血　症例 10

1　穿刺，止血 ― 橈骨動脈損傷

1
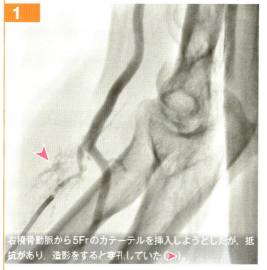
右橈骨動脈から5Frのカテーテルを挿入しようとしたが，抵抗があり，造影をすると穿孔していた（▶）。

2
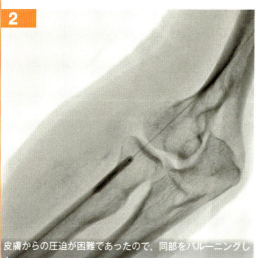
皮膚からの圧迫が困難であったので，同部をバルーニングした。

3
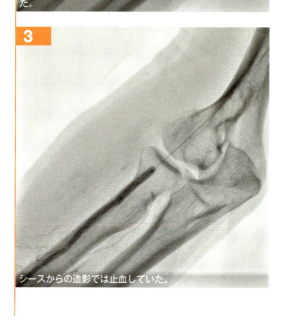
シースからの造影では止血していた。

4
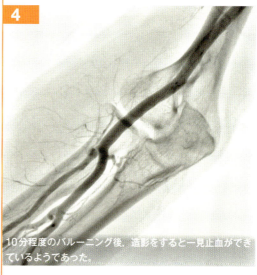
10分程度のバルーニング後，造影をすると一見止血ができているようであった。

5
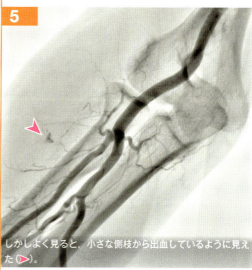
しかしよく見ると，小さな側枝から出血しているように見えた（▶）。

6
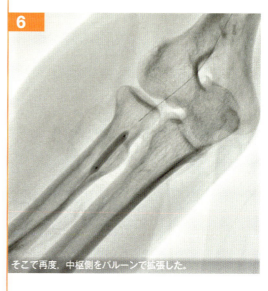
そこで再度，中枢側をバルーンで拡張した。

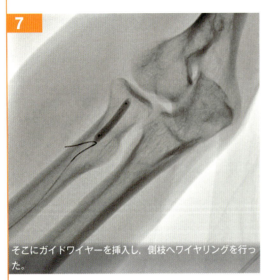

7 そこにガイドワイヤーを挿入し、側枝へワイヤリングを行った。

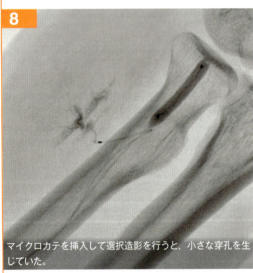

8 マイクロカテを挿入して選択造影を行うと、小さな穿孔を生じていた。

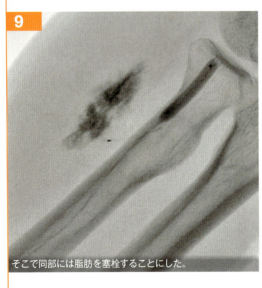

9 そこで同部には脂肪を塞栓することにした。

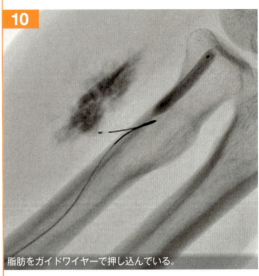

10 脂肪をガイドワイヤーで押し込んでいる。

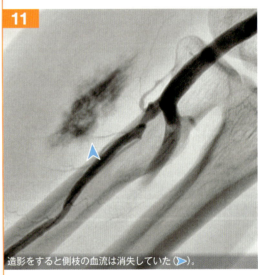

11 造影をすると側枝の血流は消失していた（▷）。

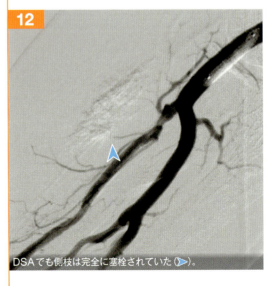

12 DSAでも側枝は完全に塞栓されていた（▷）。

OTWバルーンで止血　症例11

OTW：オーバーザワイヤー

1

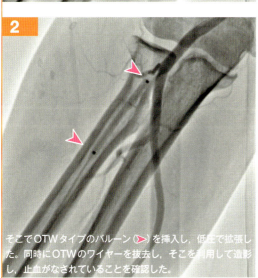

橈骨動脈アプローチにて6Frシースを挿入後，6Frのガイドカテ挿入時に患者が疼痛を訴えたため，シースから造影を行うと穿孔を認めた（▶）。

2

そこでOTWタイプのバルーン（▶）を挿入し，低圧で拡張した。同時にOTWのワイヤーを抜去し，そこを利用して造影し，止血がなされていることを確認した。

3

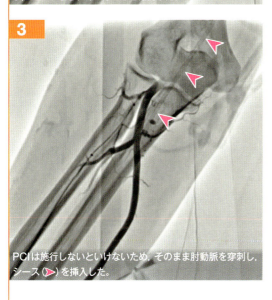

PCIは施行しないといけないため，そのまま肘動脈を穿刺し，シース（▶）を挿入した。

4

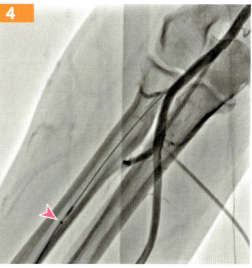

PCI施行中，バルーン止血は継続した。終了後，バルーンをデフレートして穿孔部の遠位部に移動（▶）し，肘動脈に穿刺したシースから造影を行った。

5

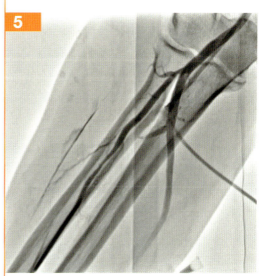

橈骨動脈からのシース造影を行い，止血が確認できた。その後，肘動脈の止血を圧迫して行うので，橈骨動脈の血流も低下し，より止血が確実にできるものと思われる。

1　穿刺，止血 ── 橈骨動脈損傷

減張切開例　症例12

CABG：冠動脈バイパス手術

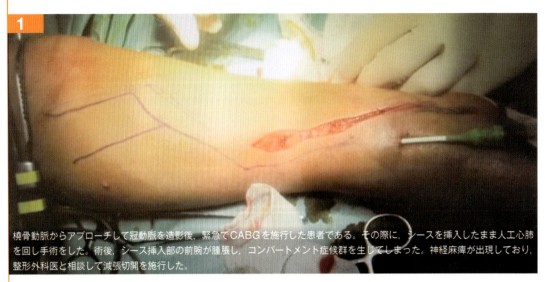

橈骨動脈からアプローチして冠動脈を造影後，緊急でCABGを施行した患者である．その際に，シースを挿入したまま人工心肺を回し手術をした．術後，シース挿入部の前腕が腫脹し，コンパートメント症候群を生じてしまった．神経麻痺が出現しており，整形外科医と相談して減張切開を施行した．

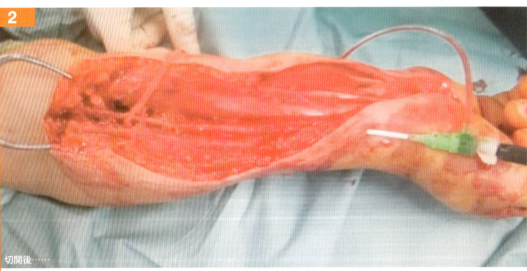

切開後……

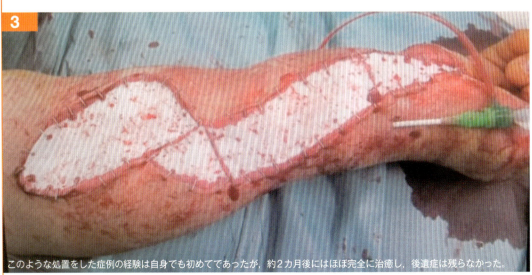

このような処置をした症例の経験は自身でも初めてであったが，約2カ月後にはほぼ完全に治癒し，後遺症は残らなかった．

2. ガイディングカテーテル

大動脈が解離してしまった

Point
- 解離に気付いたら，その後は決して造影をしてはいけない．
- 解離後には同じガイドカテでエンゲージはしない．
- 冠動脈の解離の有無や程度をIVUSで評価しておく．
- 冠動脈入口部にステントを留置するかどうか判断する．
- 血圧は必要最低限に下げる．
- CT検査を施行し，解離の程度などを評価する．

なぜ生じる？

ガイディングカテーテル（ガイドカテ）で大動脈に解離を形成してしまう主な要因として，

1. ただ単に冠動脈の径に対してガイドカテがオーバーサイズである場合（図1），
2. 1の逆で，サイズが小さくてdeep engageされてしまう場合（図2），
3. 冠動脈とガイドカテとの同軸性が保てなかった場合（図3），
4. 側孔がないガイドカテを使用していて（側孔があっても生じることはあるが），ダンピングしている状況で冠動脈造影をした場合（図4），
5. 冠動脈内のデバイスを抜く際に，ガイドカテが反作用で冠動脈に引き込まれた場合（図5），
6. Power positionにしようと意図的にdeep engageをさせた場合（図6），

などが挙げられる．

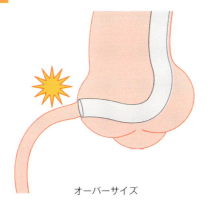

図1　オーバーサイズ

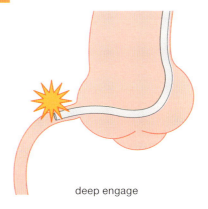

図2　deep engage

当然ながら，上記のような状況があれば，事前にそれを回避・修正することで発症を予防することができるであろう。

冠動脈の入口部に病変があり，バルーンやステントあるいはなんらかのデバルキングデバイスを用いて治療する際にも，直接大動脈の解離を生じる可能性はある。

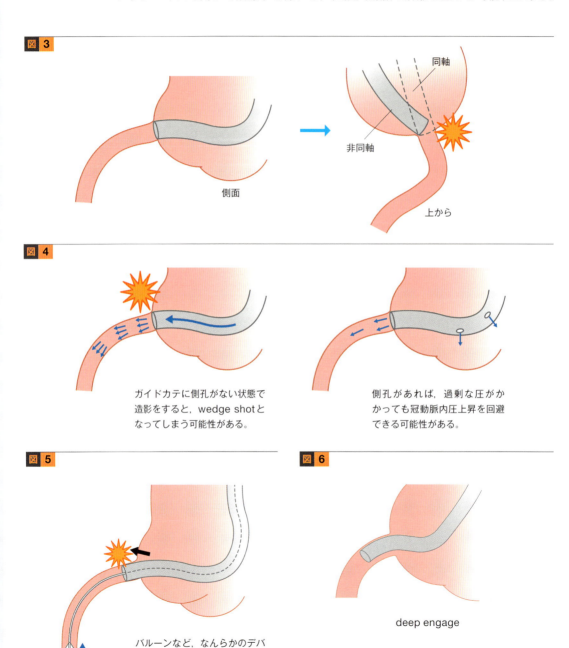

図3

側面　　　同軸　　非同軸　　上から

図4

ガイドカテに側孔がない状態で造影をすると，wedge shotとなってしまう可能性がある。

側孔があれば，過剰な圧がかかっても冠動脈内圧上昇を回避できる可能性がある。

図5

バルーンなど，なんらかのデバイスを冠動脈内から回収する際には，ガイドカテは必ず冠動脈内に引き込まれる動きをする。

図6

deep engage

どうする？

造影をしない

　もし解離が大動脈に生じたら，その後は不用意な造影を避ける必要がある．造影を行えば，それが解離の進展をさらに助長してしまう可能性があるからである．また，同じ形状のガイドカテを用いて再度エンゲージをしようと試みたりすることも，さらなる悪化を防ぐため避けるべきである．原則として，ガイドカテを変更する場合にバックアップカテーテルを選択してはならない．

IVUSを用いる

　すでにガイドカテが挿入されている場合は，IVUSを用いて冠動脈解離の程度や長軸方向への広がりを確認し，大動脈の血腫の有無も確認しておく．冠動脈解離も併発していれば，冠動脈入口部にステントを挿入することで，解離の入口（エントリー）を塞ぐことができる場合が多い．しかし，その場合も冠動脈造影はできないため，IVUSで入口部をマーキングして，ステントのサイズや長さなどもIVUSで計測しながら挿入する必要がある．

ガイドカテを変更する

　ガイドカテがエンゲージできていない場合は，ガイドカテの形状を変えるか小さいものにし，先端のチップがやわらかいカテーテルがあれば，そちらに変更する．もちろん側孔が付いているガイドカテを選択すべきである．そのカテーテルを造影せずにエンゲージする．

裏技は？

　筆者は，ガイドカテにあらかじめポリマージャケットソフトワイヤーを挿入しておき，IVUSも挿入しておく．カテーテルがエンゲージできたと思われたら，ブラインドで少しだけワイヤリングを行い，さらにIVUSも挿入し，冠動脈内に挿入できているかを確認するようにしている．

降圧し，CTを施行

　多くの場合，解離が生じた瞬間，患者は胸痛や背部痛を訴えることが多い．発症後は通常の解離と同様，血圧は必要最低限へ降圧させる必要があり，必要に応じ降圧薬の注射や持続静注を開始すべきである．疼痛が強ければ鎮痛薬や鎮静薬も積極的に使用する．また静脈路もCV lineを確保したり万全の体制にしておくことはいうまでもない．

　冠動脈の処置がなされたら，いずれにしても解離の程度を確認するために胸腹部のCT検査を行い，以後の方針を決定する．

どこまで頑張るべき？

　解離の程度や臓器症状の有無によっては，もちろん外科的手術も検討する必要がある。自然の急性大動脈解離に比べると，手術までに至る例は稀とされているが，自施設では手術せざるを得なかった症例も経験している（症例16）。

　急性大動脈解離に準じて管理をする必要はあるが，パターンとしては血栓閉塞性解離と同等の経過をたどると考えられ，予後は比較的良好であると思われる。保存的に管理して，通常の解離のように心タンポナーデや大動脈弁閉鎖不全などを合併した症例を経験したことはない。

心構え

経験がすべてなのか？

　何事も，多くの成功や失敗を重ねれば重ねるほど上手になり，また次第に失敗は少なくなるものです。それが経験を積むということで，経験を積む必要はそこにあると思います。PCIの合併症が生じた場合に，過去の多くの経験が術者を落ち着かせることも間違いありません。

　しかしもし，当院の若い術者が未知なる合併症と出会ったとしたら，どうなるでしょうか？筆者が思うに，彼らは未だ自分では経験していない合併症であっても，施設として時々経験している合併症であれば，どう対処やマネージメントすればいいかを知っています。また筆者が皆に合併症のことについてレクチャーする機会もあります。だからおそらくパニックになることなく，それなりにベイルアウトへ導けるだろうと思っています。

　このように，自身が経験していなくても実際に見たことがある，聞いたことがある，専門書などを読んで知ってはいる。そのような疑似体験が多ければ多いほど，自身初の合併症に出合ったときに役に立ちます。

　筆者は今でも，知らない合併症（滅多にありませんが）を学会や研究会で見たりすると，そのベイルアウト方法は大変興味がありますし，自身が納得するまでその方法を理解するようにしています。なぜかというと，もちろん「明日は我が身」だと思っているからです。

　自身の経験はもちろん大切ですが，知識における経験値も重要だということです。

ステントを留置 　症例 13

CAG：冠動脈造影　　RCA：右冠動脈　　SH：側孔付き

2　ガイディングカテーテル――大動脈が解離してしまった

1

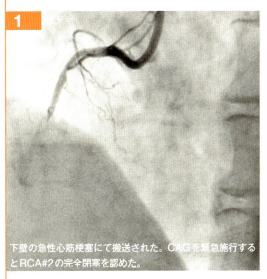

下壁の急性心筋梗塞にて搬送された。CAGを緊急施行するとRCA#2の完全閉塞を認めた。

2

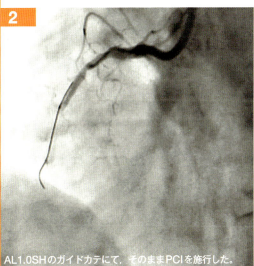

AL1.0SHのガイドカテにて，そのままPCIを施行した。

3

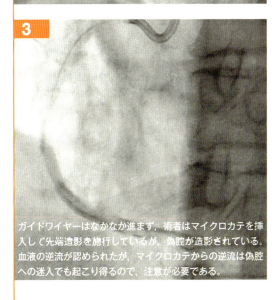

ガイドワイヤーはなかなか進まず，術者はマイクロカテを挿入して先端造影を施行しているが，偽腔が造影されている。血液の逆流が認められたが，マイクロカテからの逆流は偽腔への迷入でも起こり得るので，注意が必要である。

4

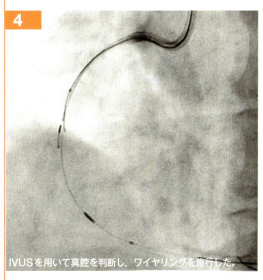

IVUSを用いて真腔を判断し，ワイヤリングを施行した。

5

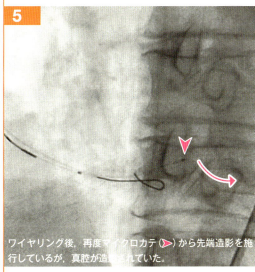

ワイヤリング後，再度マイクロカテ（▶）から先端造影を施行しているが，真腔が造影されていた。

6

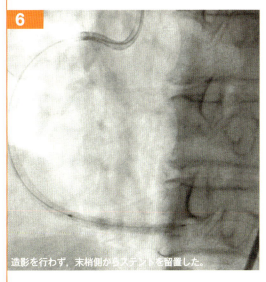

造影を行わず，末梢側からステントを留置した。

7

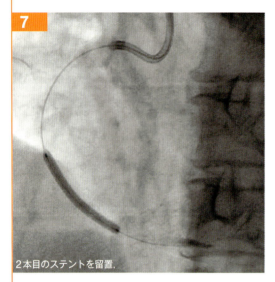

2本目のステントを留置．

8

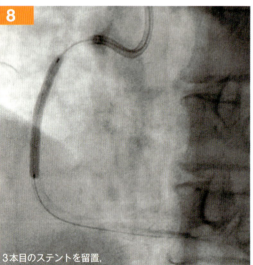

3本目のステントを留置．

9

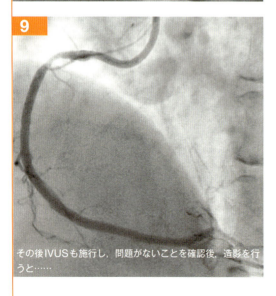

その後IVUSも施行し，問題がないことを確認後，造影を行うと……

10

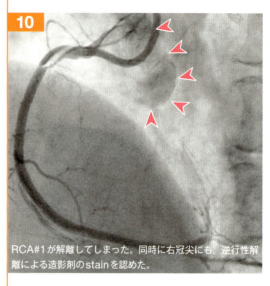

RCA#1が解離してしまった．同時に右冠尖にも，逆行性解離による造影剤のstainを認めた．

11

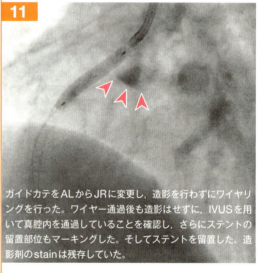

ガイドカテをALからJRに変更し，造影を行わずにワイヤリングを行った．ワイヤー通過後も造影はせずに，IVUSを用いて真腔内を通過していることを確認し，さらにステントの留置部位もマーキングした．そしてステントを留置した．造影剤のstainは残存していた．

12

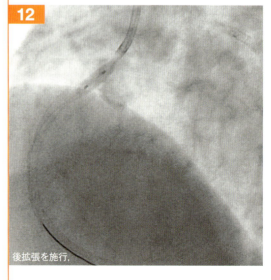

後拡張を施行．

IVUSを活用 症例 14

2 ガイディングカテーテル — 大動脈が解離してしまった

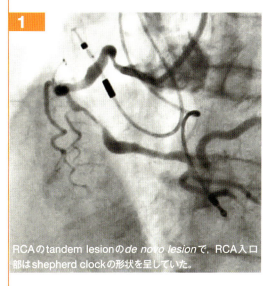

1

RCAのtandem lesionのde novo lesionで，RCA入口部はshepherd clockの形状を呈していた。

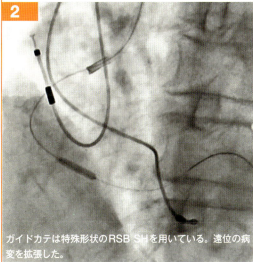

2

ガイドカテは特殊形状のRSB SHを用いている。遠位の病変を拡張した。

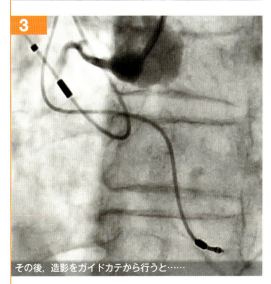

3

その後，造影をガイドカテから行うと……

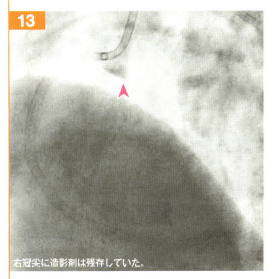

13

右冠尖に造影剤は残存していた。

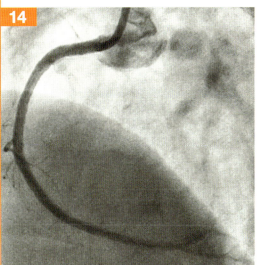

14

最終造影である。その後大動脈CTを施行したが，大動脈の解離はごくわずかで造影剤のエンハンスもなく，血栓閉塞型解離の所見を呈しており，そのまま保存的に経過をみて問題はなかった。むしろ右冠尖に造影剤がpoolingしているほうが，解離のリエントリーが生じていないことを示唆しており，問題とならないことが多い。

4

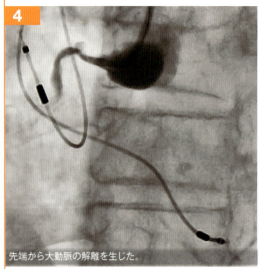

先端から大動脈の解離を生じた。

5

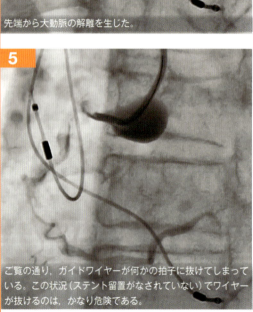

ご覧の通り、ガイドワイヤーが何かの拍子に抜けてしまっている。この状況（ステント留置がなされていない）でワイヤーが抜けるのは、かなり危険である。

6

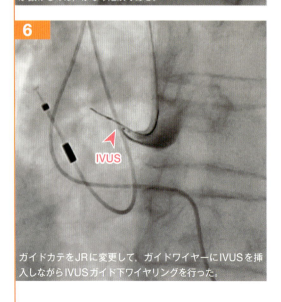

ガイドカテをJRに変更して、ガイドワイヤーにIVUSを挿入しながらIVUSガイド下ワイヤリングを行った。

7

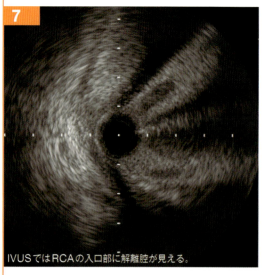

IVUSではRCAの入口部に解離腔が見える。

8

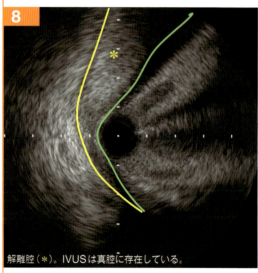

解離腔（＊）。IVUSは真腔に存在している。

9

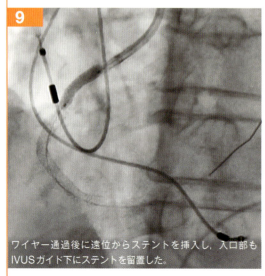

ワイヤー通過後に遠位からステントを挿入し、入口部もIVUSガイド下にステントを留置した。

経過観察できた例　症例 15

2　ガイディングカテーテル — 大動脈が解離してしまった

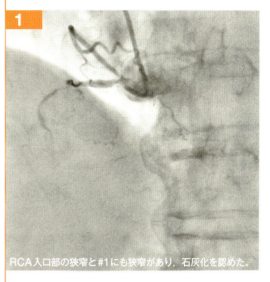

1 RCA入口部の狭窄と#1にも狭窄があり，石灰化を認めた。

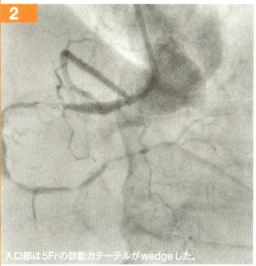

2 入口部は5Frの診断カテーテルがwedgeした。

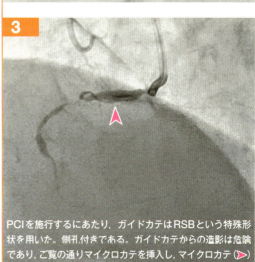

3 PCIを施行するにあたり，ガイドカテはRSBという特殊形状を用いた。側孔付きである。ガイドカテからの造影は危険であり，ご覧の通りマイクロカテを挿入し，マイクロカテ（▶）から造影を行った。

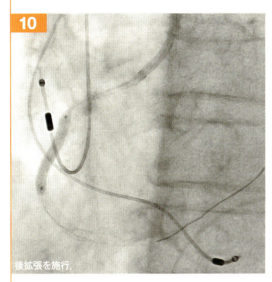

10 後拡張を施行．

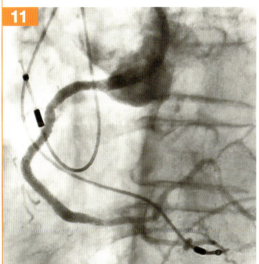

11 最終造影を行ったが解離は消失していた。

aortic cusp：大動脈弁尖

Tornus（朝日インテック）
Rota Wire™（Boston Scientific）

4

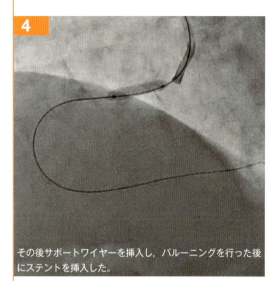

その後サポートワイヤーを挿入し，バルーニングを行った後にステントを挿入した．

5

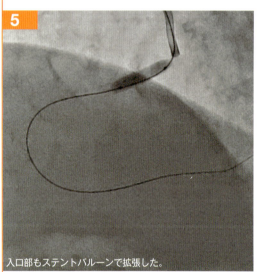

入口部もステントバルーンで拡張した．

6

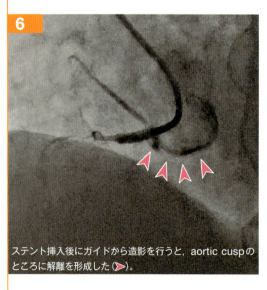

ステント挿入後にガイドから造影を行うと，aortic cuspのところに解離を形成した（▶）．

7

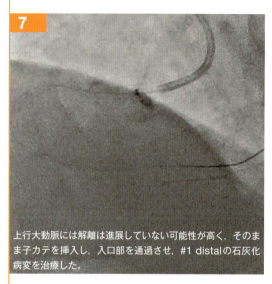

上行大動脈には解離は進展していない可能性が高く，そのまま子カテを挿入し，入口部を通過させ，#1 distalの石灰化病変を治療した．

8

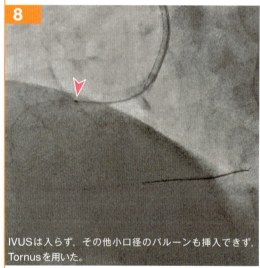

IVUSは入らず，その他小口径のバルーンも挿入できず，Tornusを用いた．

9

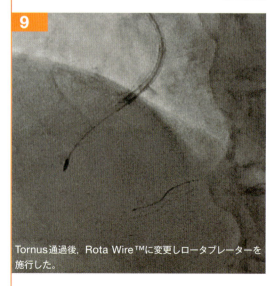

Tornus通過後，Rota Wire™に変更しロータブレーターを施行した．

オペ症例 症例 16

2 ガイディングカテーテル ― 大動脈が解離してしまった

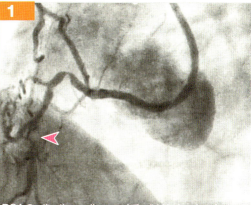

1 RCAのやや small vessel で，#1は shepherd clock type の形状をしていた。ガイドカテは7Fr AL1.0 SH をエンゲージし，治療を開始した。#2の病変は subtotal occlusion を呈していた（▷）。

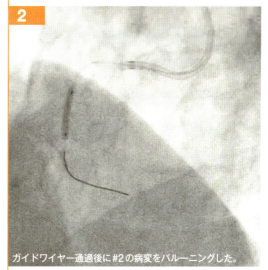

2 ガイドワイヤー通過後に#2の病変をバルーニングした。

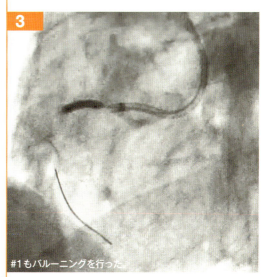

3 #1もバルーニングを行った。

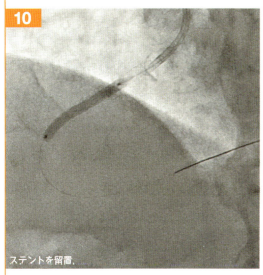

10 ステントを留置。

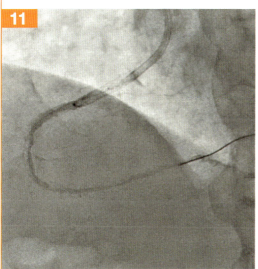

11 マイクロカテからの造影は poor だが，病変の拡張には成功し，本例は保存的に経過をみて問題はなかった。胸部CTでは上行大動脈への解離は見られなかった。

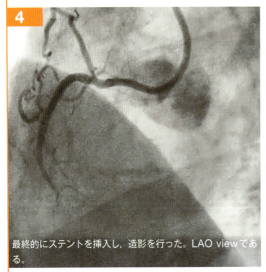

最終的にステントを挿入し，造影を行った。LAO viewである。

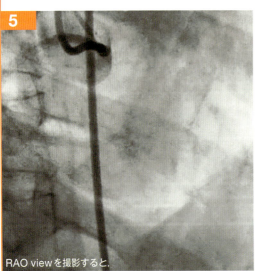

RAO viewを撮影すると，

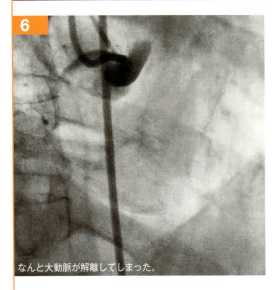

なんと大動脈が解離してしまった。

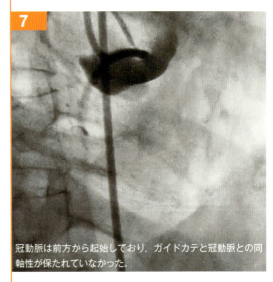

冠動脈は前方から起始しており，ガイドカテと冠動脈との同軸性が保たれていなかった。

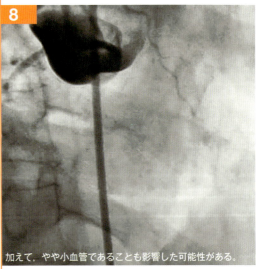

加えて，やや小血管であることも影響した可能性がある。

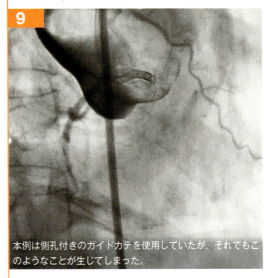

本例は側孔付きのガイドカテを使用していたが，それでもこのようなことが生じてしまった。

10

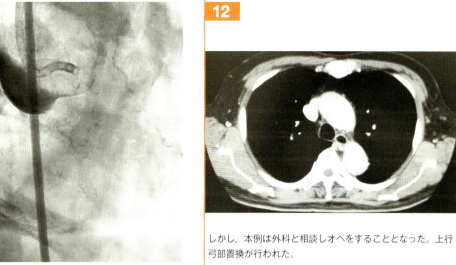

本例は瞬時に胸背部痛が出現したため，解離は下行大動脈まで及んだ可能性が示唆された。

11

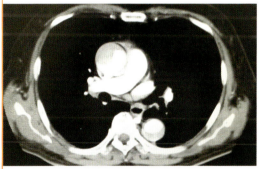

カテを終了し，直ちにCT検査を施行すると，下行大動脈まで解離が及んでいた。造影CTでは解離腔に血流はなく，リエントリーは生じていないことがうかがわれた。

12

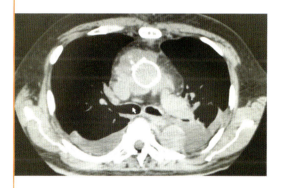

しかし，本例は外科と相談しオペをすることとなった。上行弓部置換が行われた。

13

術数日後のCT像である。反応性胸水はみられているものの，その後順調に回復し独歩退院した。

2. ガイディングカテーテル

冠動脈解離(穿孔)

Point
- 発症はガイドカテが引き込まれる際に生じやすい。
- 解離後は決して造影をしない。
- ガイドワイヤーを末梢まで挿入し,IVUSを施行する。
- 解離の遠位端をIVUSでマーキングし,ステントの挿入を検討する。
- 血腫が形成されていれば,cutting balloonなどの使用も検討する。

なぜ生じる?

Deep engage

　冠動脈の解離(穿孔)はガイディングカテーテル(ガイドカテ)がdeep engageする際に生じ,ガイドカテによる大動脈解離の機序と同等である(前項参照)。ガイドカテが深く入ってしまう状況は,ただ単にバックアップカテーテルを使用しているだけで生じてしまうことがある(図1)。また非バックアップカテーテルであっても,バックアップを得ようとして意図的にガイドをpower positionにすることで,解離を誘発する可能性がある。

デバイス抜去時

　なんらかのデバイスを冠動脈から抜こうとする際に,ガイドカテが冠動脈内に不意に引き込まれることで解離を誘発することもある。
　デバイスが抜けにくくなるという状況で考えられるのは,留置したステントのバルーンがデフレーションしきれていない時や,びまん性石灰化病変にバルーンを拡張した後や,Rotablator™(Boston Scientific)が軽く病変にスタックしてしまった場合などである。

CTO治療時

　慢性完全閉塞病変(CTO)の治療時のretrograde approachで,マイクロカテーテル(マイクロカテ)をretro rootから引き抜いてくる際に,donner arteryの中にガイドカテが引き込まれてしまい,冠動脈損傷を生じることがありうる(図2)。

その他

その他，ガイドエクステンションを使用して，意図的に冠動脈内に小口径のカテーテルを挿入した場合や，アンカーを行いながらガイドカテをpower positionにしつつ手技をした場合などにも，解離は生じうる．

いずれにしても冠動脈損傷は冠動脈近位部，特に左冠動脈であれば左主幹部に生じることが問題で，その後の治療に難渋することもあり，回避すべき合併症のひとつである

図1

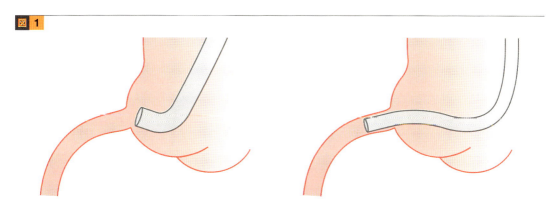

非バックアップカテーテルは冠動脈解離のリスクは少ないが，サポートがなく治療に難渋することがありうる．一方，バックアップカテーテルはバックアップが得られる一方，冠動脈解離を生じるリスクが高くなる．

図2

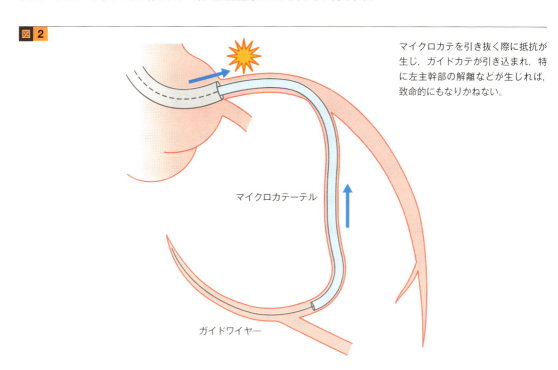

マイクロカテを引き抜く際に抵抗が生じ，ガイドカテが引き込まれ，特に左主幹部の解離などが生じれば，致命的にもなりかねない．

どうする？

造影をしない
　解離を生じたと認識したら，その後，不用意な造影を決してしないようにすることが，最も重要である．造影をしてしまうと，解離した腔が末梢に進展してしまい，真腔が圧迫され順行性血流が低下，あるいは消失することもあり，その後のベイルアウトに難渋する可能性がある．

ステントを挿入する
　ベイルアウトの基本としては，なるべく早く解離のエントリー（入口）部分にステントを挿入することが重要である．しかし冠動脈造影をしない状況で，どのぐらいの径や長さのステントを挿入するかは判断に困ることがある．術前の冠動脈造影などを参考に，十分に長めのステントを選択して挿入してしまうのが一つの方法である．
　ときにIVUSなどを準備し，時間をかけて施行しているうちに解離が自然に進行してしまい，ステントを挿入しようとしても既に解離が進展しているということを過去に経験したことがある．
　らせん状解離を生じてしまっていたり，長軸に長い解離が生じている場合に，1本のステントでは解離をカバーできないことがある．近位側だけにステントを留置すると，血腫がさらに末梢に進展してしまい，次々にステントを留置しないといけないことがある．そのような場合は，近位側にステントを留置した後に，十分末梢側の血腫，あるいは解離のない部分を同定し，そこから近位側に長めのステントを挿入してしまうと，血腫の進展を防げることが多い．

IVUSを用いる
　時間をかけずにIVUSを施行することも有用である．IVUSにて解離の程度や，入口部と遠位部の解離腔の場所を同定し，さらにマーキングをしたり距離を測定したりして，ステント径・長さを選択できれば理想的である．

血腫が大きかったら

　IVUSにて巨大な血腫を既に形成してしまっていたり，真腔が非常に小さく血腫に圧排されてしまっているような場合は，ステント留置により血腫のシフトが生じてしまい，さらに末梢側の血流低下をまねくリスクがあり，注意が必要である．そのような場合は，末梢側でcutting balloonなどを用いて意図的に血腫にリエントリーを作らないと，ベイルアウトできなくなる．その際にはIVUSが有用で，IVUSにおいてcutting balloonのサイズや施行部位を同定する．リエントリーが形成されると，ステントを留置しても血腫が末梢にさらに進展することは少ない．

　遠位側にすべてステントを留置するかどうかは賛否があり，どちらでもよいことがあるが，筆者は解離や血腫はすべて可能な限り，原則的にカバーするのが望ましいと考えている．ステント留置が不十分でステント遠位端に解離が残存している例で，亜急性閉塞をきたした経験があるからである．

　冠動脈解離は速やかに，造影をせず，IVUSを駆使しながらベイルアウトすることが重要である．

Pit fall

　「hematomaは分岐があると進展しない」という意見を時折聞くが，筆者の経験では，それは事実ではない．これまでに分岐を越えて血腫が進展した例や，ステントを越えて血腫が進展してしまった例すら経験しているからである．

　なので，とにかく重要な点は血腫が経時的に進展する前に，より早期にステントを挿入してしまうか，ある程度血腫が大きくなってしまっていた場合は，リエントリーを行ってからステントを挿入することである．

ALがいけない 症例17

RCA：右冠動脈

1

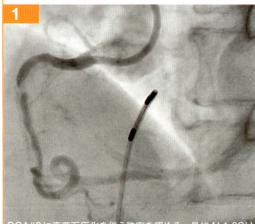

RCA#2に高度石灰化を伴う狭窄を認める。最初AL1.0SHのガイドカテをエンゲージしたが，ややdeep engageしてしまった。

2

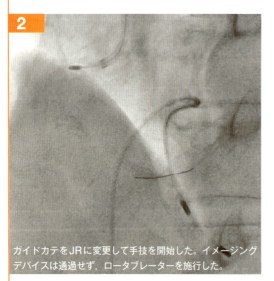

ガイドカテをJRに変更して手技を開始した。イメージングデバイスは通過せず，ロータブレーターを施行した。

3

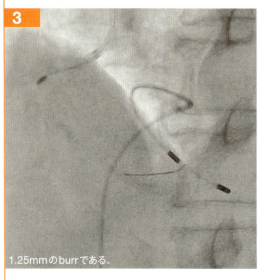

1.25mmのburrである。

4

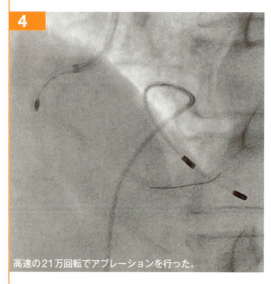

高速の21万回転でアブレーションを行った。

5

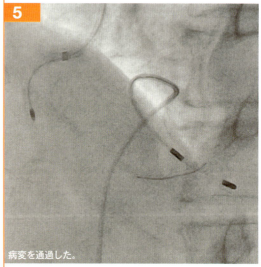

病変を通過した。

6

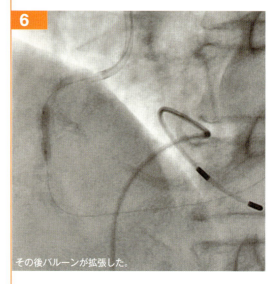

その後バルーンが拡張した。

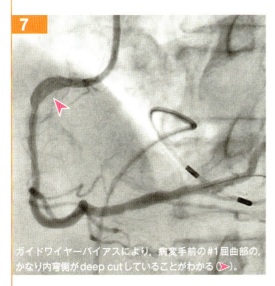

7　ガイドワイヤーバイアスにより，病変手前の#1屈曲部の，かなり内弯側がdeep cutしていることがわかる（▶）。

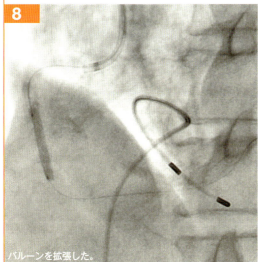

8　バルーンを拡張した。

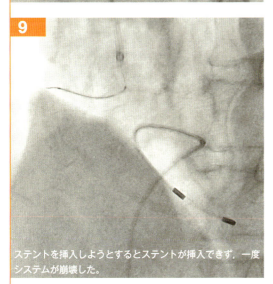

9　ステントを挿入しようとするとステントが挿入できず，一度システムが崩壊した。

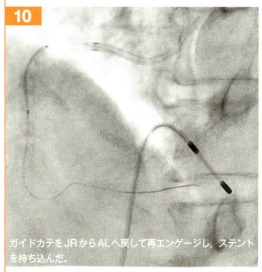

10　ガイドカテをJRからALへ戻して再エンゲージし，ステントを持ち込んだ。

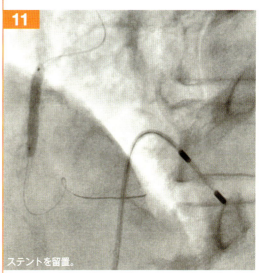

11　ステントを留置。

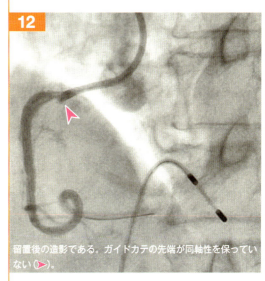

12　留置後の造影である。ガイドカテの先端が同軸性を保っていない（▶）。

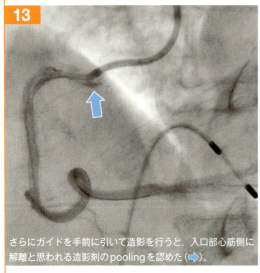

13 さらにガイドを手前に引いて造影を行うと，入口部心筋側に解離と思われる造影剤のpoolingを認めた(→)。

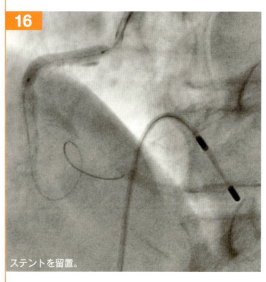

16 ステントを留置。

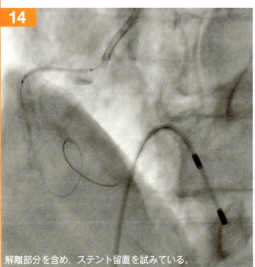

14 解離部分を含め，ステント留置を試みている。

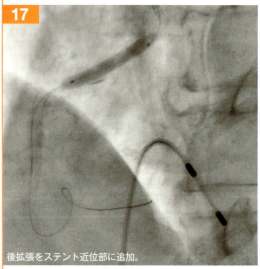

17 後拡張をステント近位部に追加。

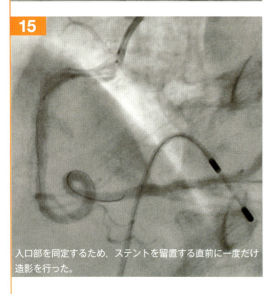

15 入口部を同定するため，ステントを留置する直前に一度だけ造影を行った。

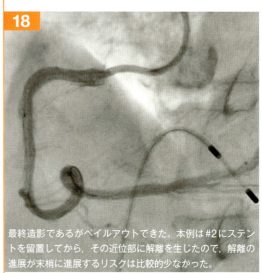

18 最終造影であるがベイルアウトできた。本例は#2にステントを留置してから，その近位部に解離を生じたので，解離の進展が末梢に進展するリスクは比較的少なかった。

症例 18 　診断カテでも

1

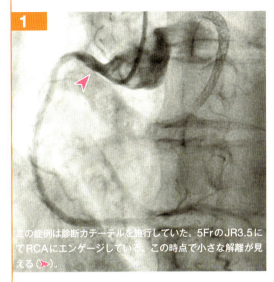

この症例は診断カテーテルを施行していた。5FrのJR3.5にてRCAにエンゲージしている。この時点で小さな解離が見える（▶）。

2

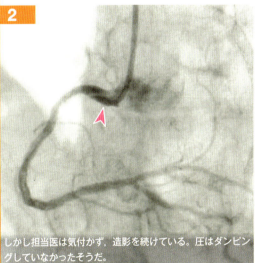

しかし担当医は気付かず，造影を続けている。圧はダンピングしていなかったそうだ。

3

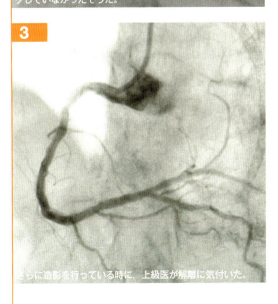

さらに造影を行っている時に，上級医が解離に気付いた。

4

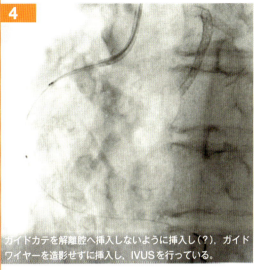

ガイドカテを解離腔へ挿入しないように挿入し（?），ガイドワイヤーを造影せずに挿入し，IVUSを行っている。

5

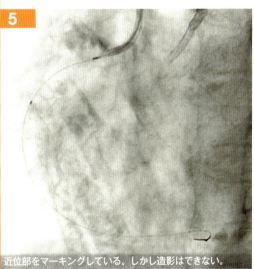

近位部をマーキングしている。しかし造影はできない。

6

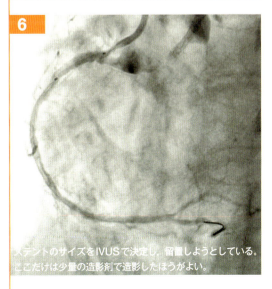

ステントのサイズをIVUSで決定し，留置しようとしている。ここだけは少量の造影剤で造影したほうがよい。

2　ガイディングカテーテル — 冠動脈解離（穿孔）

LMTが解離　症例 19

1

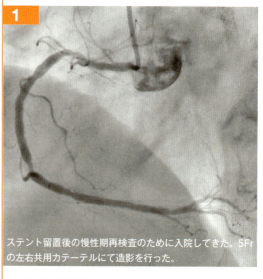

ステント留置後の慢性期再検査のために入院してきた。5Frの左右共用カテーテルにて造影を行った。

2

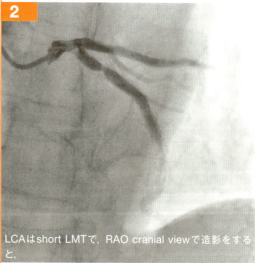

LCAはshort LMTで、RAO cranial viewで造影をすると、

3

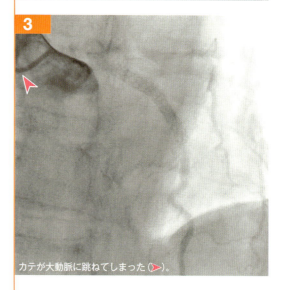

カテが大動脈に跳ねてしまった(▶)。

7

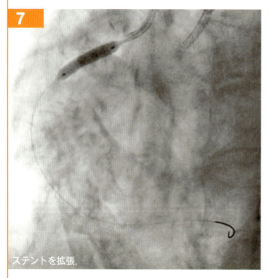

ステントを拡張，

8

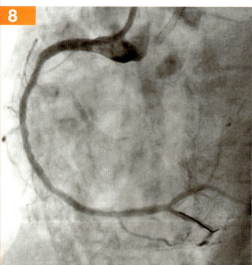

ベイルアウトできた。が，初心者にありがちな合併症である。ダンピングしていなかったにせよ，解離に気付かないのも最初は仕方ないかもしれない。

LCA：左冠動脈　　LMT：左冠動脈主幹部　　LAD：左前下行枝

4

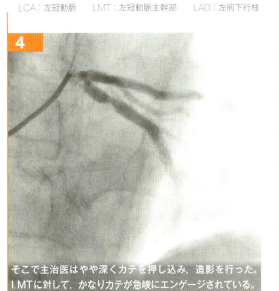

そこで主治医はやや深くカテを押し込み，造影を行った。LMTに対して，かなりカテが急峻にエンゲージされている。

5

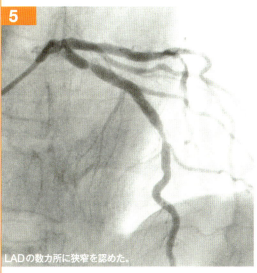

LADの数カ所に狭窄を認めた。

6

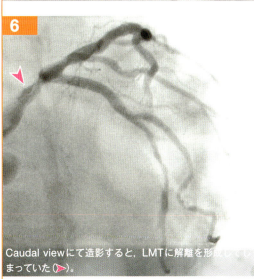

Caudal viewにて造影すると，LMTに解離を形成してしまっていた（▶）。

7

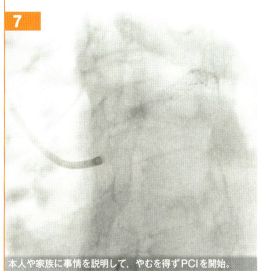

本人や家族に事情を説明して，やむを得ずPCIを開始。

8

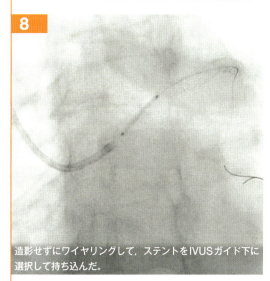

造影せずにワイヤリングして，ステントをIVUSガイド下に選択して持ち込んだ。

9

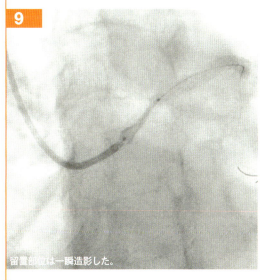

留置部位は一瞬造影した。

KBT：kissing balloon technique

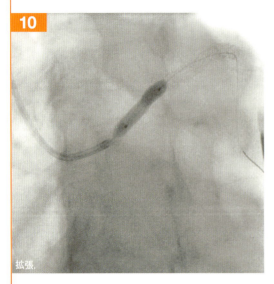

10 拡張．

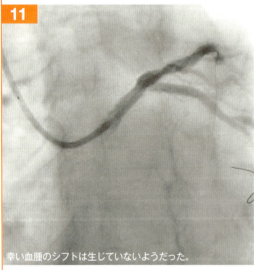

11 幸い血腫のシフトは生じていないようだった．

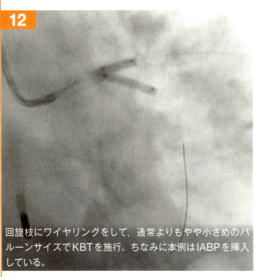

12 回旋枝にワイヤリングをして，通常よりもやや小さめのバルーンサイズでKBTを施行．ちなみに本例はIABPを挿入している．

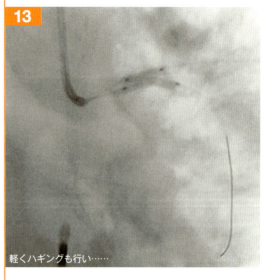

13 軽くハギングも行い……

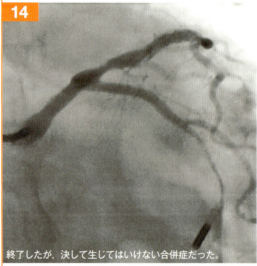

14 終了したが，決して生じてはいけない合併症だった．

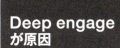 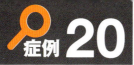

Deep engage が原因 　症例 20

1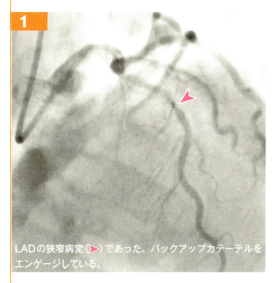
LADの狭窄病変（▶）であった。バックアップカテーテルをエンゲージしている。

2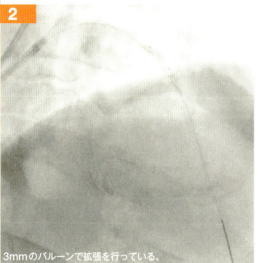
3mmのバルーンで拡張を行っている。

3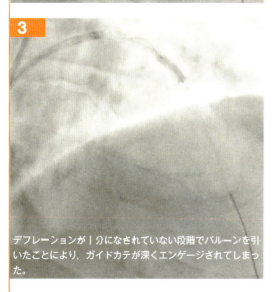
デフレーションが十分になされていない段階でバルーンを引いたことにより，ガイドカテが深くエンゲージされてしまった。

4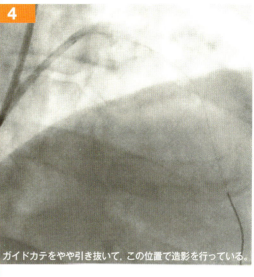
ガイドカテをやや引き抜いて，この位置で造影を行っている。

5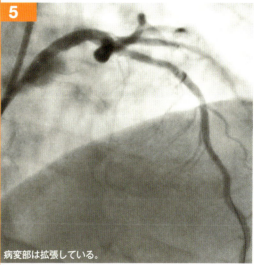
病変部は拡張している。

6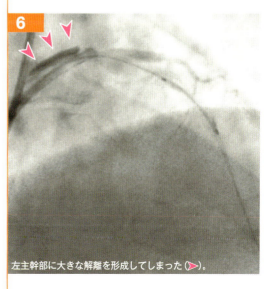
左主幹部に大きな解離を形成してしまった（▶）。

2 ガイディングカテーテル — 冠動脈解離（穿孔）

7

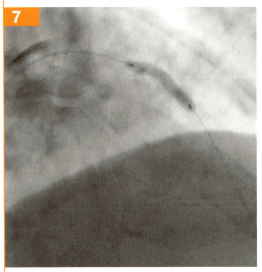

この解離は造影剤がwashoutされておらず，下手にこれ以上解離腔に圧をかけてしまう（造影する）と，大動脈に解離が抜けてしまう可能性があった．造影を行わず，まずはLADにステントを挿入した．造影してはいけない．

8

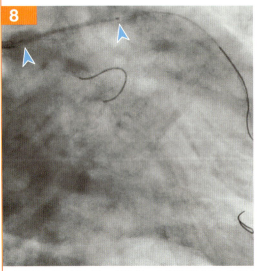

回旋枝にガイドワイヤーを挿入し，LAD側は念のためダブルガイドワイヤーとしておいた．その状態でステントを持ち込んだ（▶）．

9

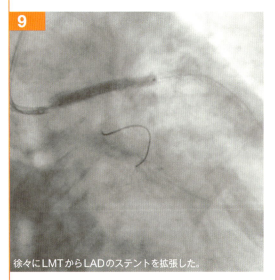

徐々にLMTからLADのステントを拡張した．

10

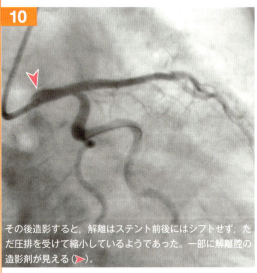

その後造影すると，解離はステント前後にはシフトせず，ただ圧排を受けて縮小しているようであった．一部に解離腔の造影剤が見える（▶）．

11

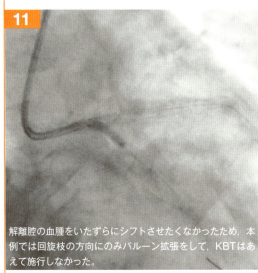

解離腔の血腫をいたずらにシフトさせたくなかったため，本例では回旋枝の方向にのみバルーン拡張をして，KBTはあえて施行しなかった．

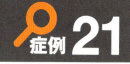

造影剤で解離　症例21

2　ガイディングカテーテル──冠動脈解離（穿孔）

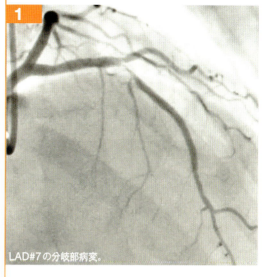

1　LAD#7の分岐部病変。

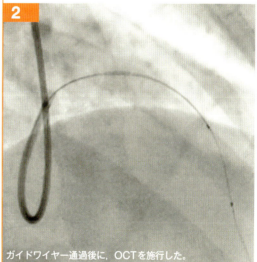

2　ガイドワイヤー通過後に，OCTを施行した。

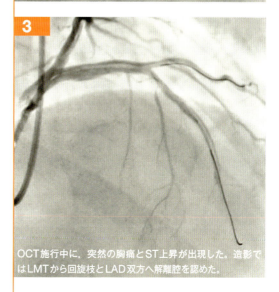

3　OCT施行中に，突然の胸痛とST上昇が出現した。造影ではLMTから回旋枝とLAD双方へ解離腔を認めた。

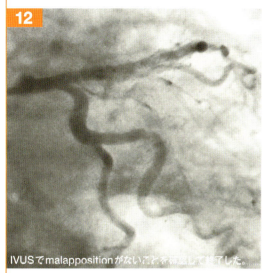

12　IVUSでmalappositionがないことを確認して終了した。

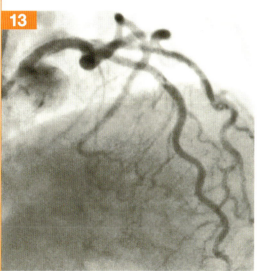

13　なんとかベイルアウトできた。術者の未熟さがまねいた一例といえる。

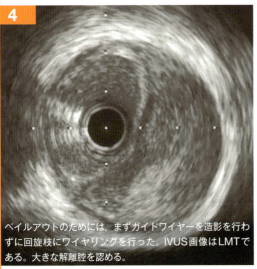

ベイルアウトのためには，まずガイドワイヤーを造影を行わずに回旋枝にワイヤリングを行った。IVUS画像はLMTである。大きな解離腔を認める。

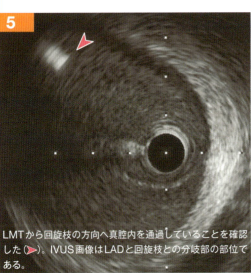

LMTから回旋枝の方向へ真腔内を通過していることを確認した（▶）。IVUS画像はLADと回旋枝との分岐部の部位である。

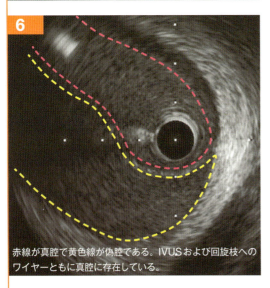

赤線が真腔で黄色線が偽腔である。IVUSおよび回旋枝へのワイヤーともに真腔に存在している。

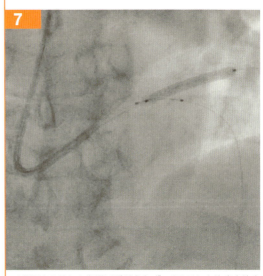

LMTのステント留置は避けられず，2ステント治療を決定した。バルーンとステントによるcrush stentを施行した。まずLADにはバルーンを留置し，回旋枝方向にステントを挿入し，回旋枝方向から拡張した。

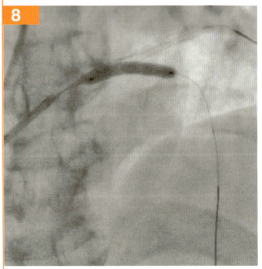

次にLADから主幹部にかけてバルーン拡張を行い，ステントをcrushした。

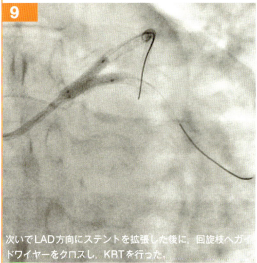

次いでLAD方向にステントを拡張した後に，回旋枝へガイドワイヤーをクロスし，KRTを行った。

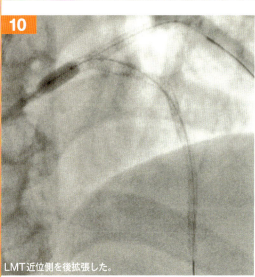

LMT近位側を後拡張した。

> **重要**
>
> LMTで分岐部に至る解離を形成した場合，どのようにステントを挿入すべきかは，しばしば議論される。筆者の答えは，本例（症例21）で行ったように，ステントをcrushして挿入することだと思う。
> Culotte stentがなぜいけないかというと，1本目のステント挿入後に側枝へのワイヤリングが施行できなくなるリスクがあるからである。Tステントも一つの選択肢かもしれないが，側枝の近位部に解離が残る可能性があると思う。

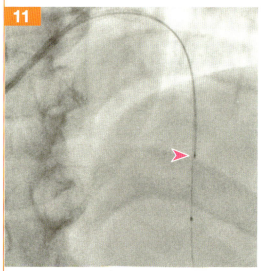

次いでIVUSを行い，左前下行枝の遠位部への解離の進展程度を確認した。ちょうど画面の位置では解離は消失していたため，同部をマーキングした（▶）。

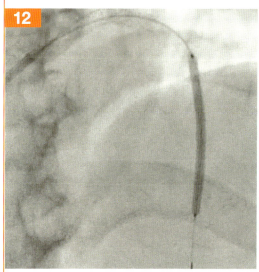

マーキングの部位よりも遠位部にステントを留置した。

石灰化病変には注意　症例22

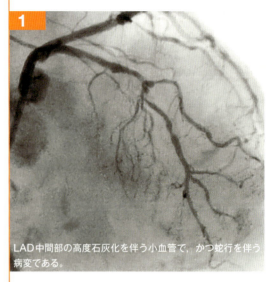

1 LAD中間部の高度石灰化を伴う小血管で，かつ蛇行を伴う病変である。

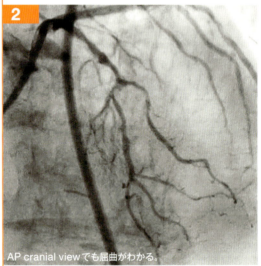

2 AP cranial viewでも屈曲がわかる。

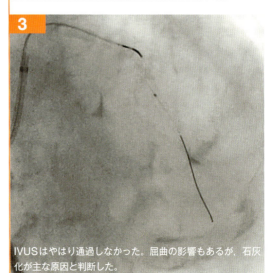

3 IVUSはやはり通過しなかった。屈曲の影響もあるが，石灰化が主な原因と判断した。

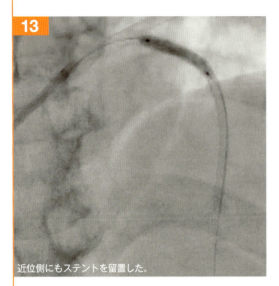

13 近位側にもステントを留置した。

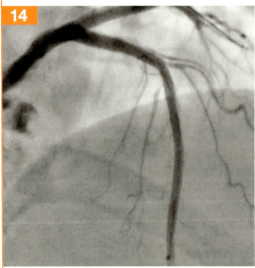

14 最終造影である。対角枝にも解離を認めていたが，造影遅延はなかったため，これで終了とした。

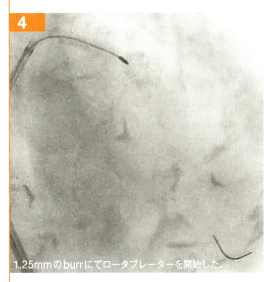

1.25mmのburrにてロータブレーターを開始した。

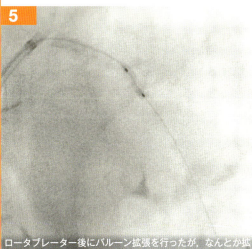

ロータブレーター後にバルーン拡張を行ったが，なんとか拡張できた。

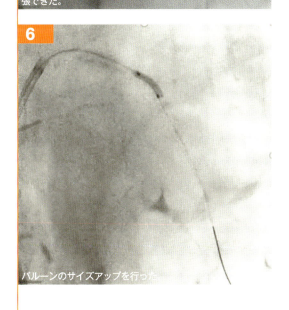

バルーンのサイズアップを行った。

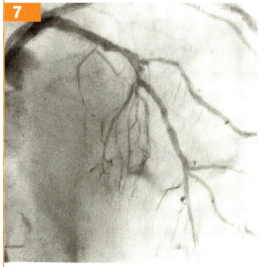

解離を伴いながら病変部は拡張している。

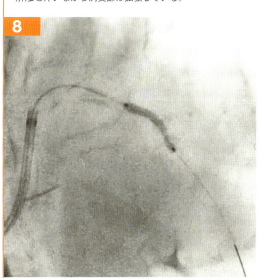

さらにNCバルーンのサイズアップを行い，その後にステントを留置しようと思っていた。やや長いバルーン拡張後，バルーンを抜去する際にかなりの抵抗を感じた。そしてガイドのdeep engageに注意していたにもかかわらず，ガイドカテが瞬時にLAD#6辺りに引き込まれ，バルーンが回収できた。

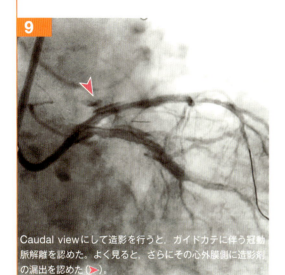

Caudal viewにして造影を行うと,ガイドカテに伴う冠動脈解離を認めた。よく見ると,さらにその心外膜側に造影剤の漏出を認めた(▷)。

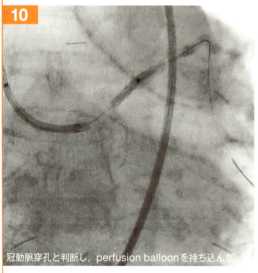

冠動脈穿孔と判断し,perfusion balloonを持ち込んだ。

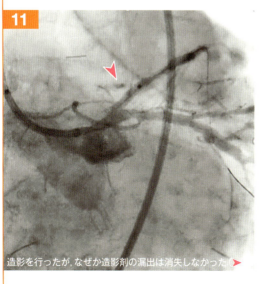

造影を行ったが,なぜか造影剤の漏出は消失しなかった(▷)。

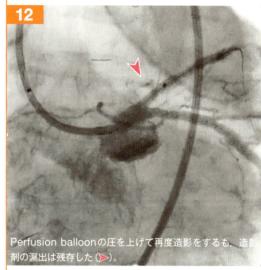

Perfusion balloonの圧を上げて再度造影をするも,造影剤の漏出は残存した(▷)。

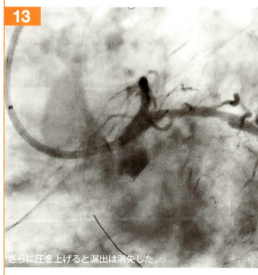

さらに圧を上げると漏出は消失した。

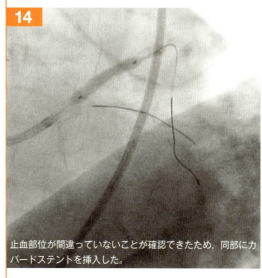

止血部位が間違っていないことが確認できたため,同部にカバードステントを挿入した。

15

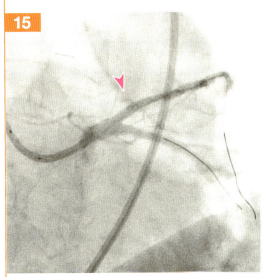

留置後の造影であるが，少量の造影剤の漏出を認めた（▶）。

16

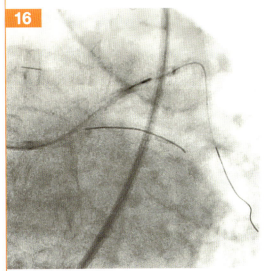

IVUSを確認してみた。

17

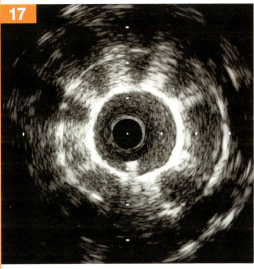

しかし，IVUSではこのように，カバードステント拡張の度合いしか評価できず，malappositionやendoleakの存在を確認することは不可能である。

18

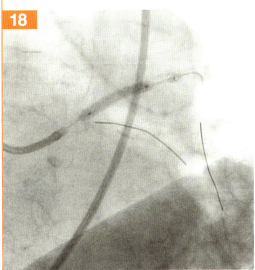

ここではステントの不十分拡張があると判断し，後拡張を行った。

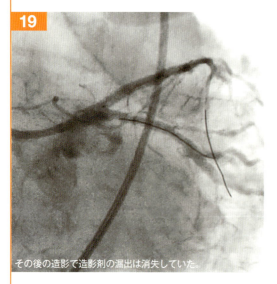

19 その後の造影で造影剤の漏出は消失していた。

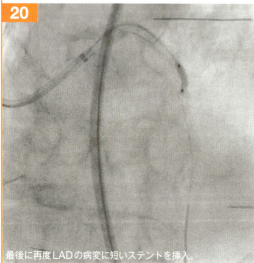

20 最後に再度LADの病変に短いステントを挿入。

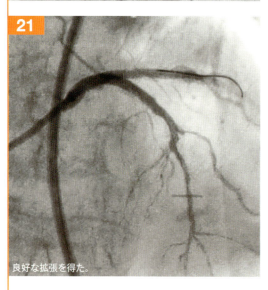

21 良好な拡張を得た。

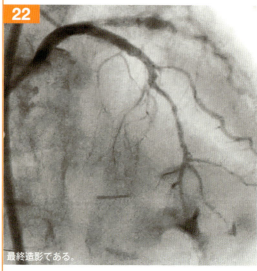

22 最終造影である。

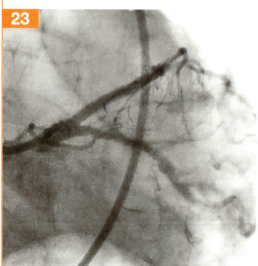

23 問題はなかったが，反省すべき症例であった。

2. ガイディングカテーテル

キンクして抜去困難

Point
- ガイドカテのレスポンスが悪くなるか，圧が出なくなれば，それ以上操作はしない。
- 透視でキンクしている部位を確認する。
- 可能であれば，ガイドワイヤーをキンク部位に挿入してしまう。
- 透視を見ながら，ガイドカテのねじれを元に戻す。

なぜ生じる？

血管の問題

ガイディングカテーテル（ガイドカテ）がキンクする症例には時折遭遇する。橈骨動脈アプローチを行っている場合で，鎖骨下動脈や腕頭動脈が蛇行していると生じやすい（図1）。

鼠径動脈からアプローチしている場合は，下行大動脈の蛇行と石灰化があるとキンクを生じやすい。

カテーテルの問題

キンクに強いカテーテルと弱いカテーテルが存在する。キンクに弱いカテーテルを使用しているときは，ガイドワイヤーを挿入しながら操作することでキンクを防止できる。

鼠径動脈からアプローチしている場合は，ロングシースを用いることでキンクを回避することが可能である（図2）。

図1

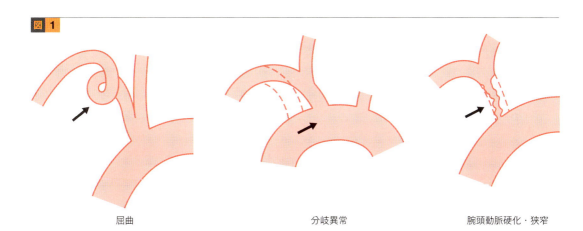

屈曲　　　　　　　　　　　分岐異常　　　　　　　　　　腕頭動脈硬化・狭窄

当然であるが，キンクが生じると冠動脈圧がダンピングしたり出現しなくなる。手元の操作に対してカテーテルの追従性が悪くなった場合には，キンクを疑う（図3）。

図2

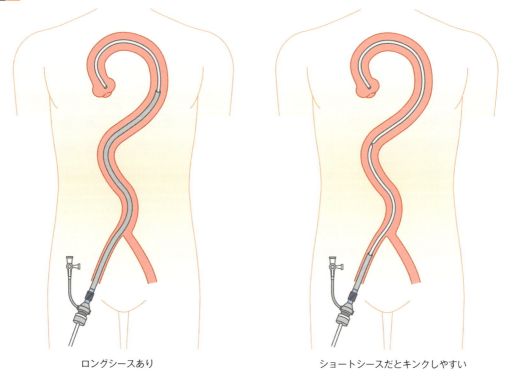

ロングシースあり　　　　　　　　　　　　　ショートシースだとキンクしやすい

ロングシースを挿入すると多少大動脈が直線化し，ガイドカテの操作性は格段に向上するし，キンクのリスクも少ない。

図3

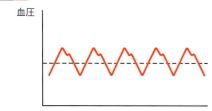

正常冠動脈圧波形である。

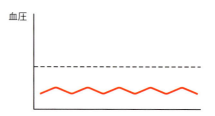

程度によるが，キンクすれば圧ラインが出なくなってしまう。

どうする？

透視を見てローテーション

　キンクした場合は，必ずキンクした部位を透視で確認する。構造上，ガイドカテはキンクはしても断裂することはないので，どちらかの方向にローテーションすることで，必ずキンクは解除できる。

　透視を確認しながらローテーションしてみて，どちらにローテーションするのがいいのかを慎重に判断する。ローテーションすべき方向がわかれば，透視下で確認しながらキンクを解除する。

　キンクしている段階では，ガイドカテが抜去できることは基本的にない。実際に引っ張ってみても，キンクしてしまっている部位がシースに回収できず，ガイドカテは抜去できない。

　ときに，ローテーションしてもガイドカテ全体がローテーションしてしまい，キンクを解除できないことがある。そのような場合は，カテを引いてくるとどこかで抵抗が生じ，ローテーションが可能となってキンクが解除できる。

抜去後は

　ガイドカテが抜去できれば，一度血管造影を行う。特に橈骨動脈アプローチである場合は，血管損傷がないかを確認する必要がある。

　キンクを解除したら，別の種類のガイドカテを選択するか，アプローチ部位を変更して治療を継続する。

Pit fall

　普段使用しているガイドカテの限界を知っておくことは重要である。製造メーカーやガイドのサイズによって，ガイドカテのキンクの限界はまちまちであり，術者はある程度，普段使用しているガイドカテのキンクの限界を知っておくべきである。それを知っていれば，一線を超えた操作を回避できるし，不要なキンクを回避できるであろう。

橈骨動脈でキンク　症例23

RCA：右冠動脈

1

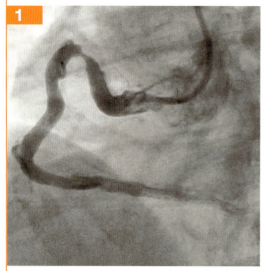

RCA#1のsheperd clock typeの大きな血管の症例である。アプローチは遠位から6Frを挿入した。ガイドカテはAL1.0を選択して治療を開始した。ガイドカテのエンゲージは可能であり，そのまま治療を進めた。

2

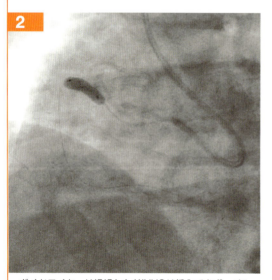

ガイドワイヤーは通過したがIVUSは挿入できず，バルーニングを施行した。その際，なかなかバックアップがとれず，ガイドカテを何回かpower positionになるように修正していた。その際にpressure lineの圧が出現しなくなってしまい，ガイドカテのキンクが疑われた。

3

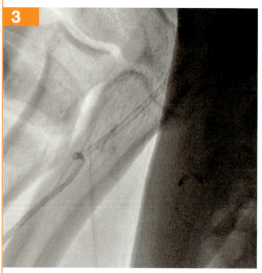

すると上腕動脈のところでガイドカテがキンクしていた。ガイドカテは完全に360°以上変形してしまっていた。

4

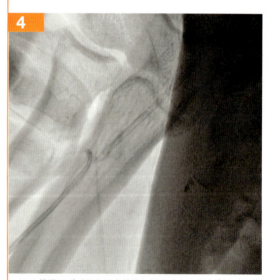

この状況でガイドカテを前後に動かすと血管損傷する可能性があるため，透視を見ながらどちらに回すとキンクがとれる（解ける）かを確認する。

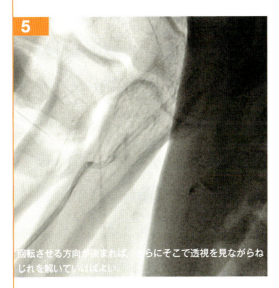

回転させる方向が決まれば、さらにそこで透視を見ながらねじれを解いていけばよい。

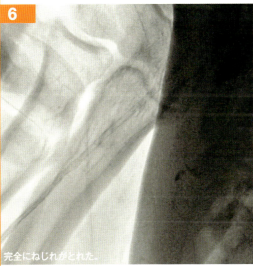

完全にねじれがとれた。

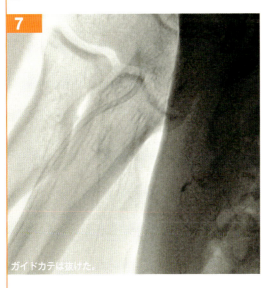

ガイドカテは抜けた。

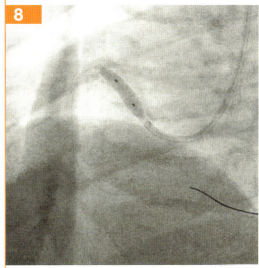

ガイドカテをJLに変更して、JLをあえて深くRCAにエンゲージし、治療を継続した。IVUSガイド下にステントを挿入した。

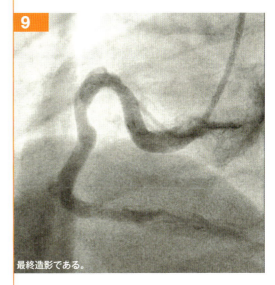

最終造影である。

上腕動脈でキンク　症例24

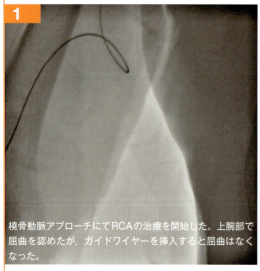

1 橈骨動脈アプローチにてRCAの治療を開始した。上腕部で屈曲を認めたが、ガイドワイヤーを挿入すると屈曲はなくなった。

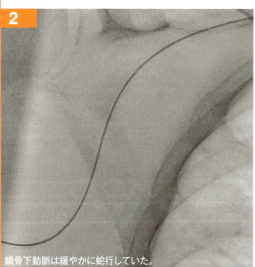

2 鎖骨下動脈は緩やかに蛇行していた。

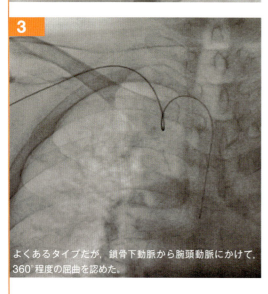

3 よくあるタイプだが、鎖骨下動脈から腕頭動脈にかけて、360°程度の屈曲を認めた。

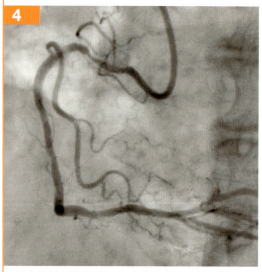

4 AL1.0SHのガイドカテはなんとかエンゲージできた。RCA#1に狭窄を認める。しかしその後、ガイドカテが自然にローテーションしてしまい、何度もガイドカテの再エンゲージが必要になった。すると突然、pressure lineの圧波形が見られなくなった。

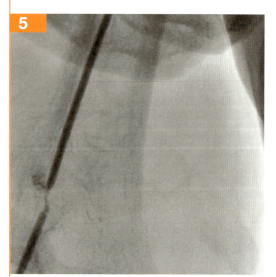

5 ガイドカテを透視で確認すると、カテが何回転にもキンクしてしまっていた。

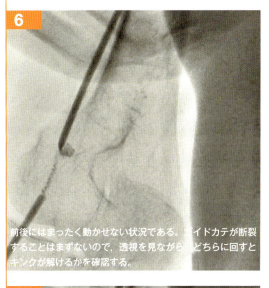

6 前後にはまったく動かせない状況である。ガイドカテが断裂することはまずないので、透視を見ながら、どちらに回すとキンクが解けるかを確認する。

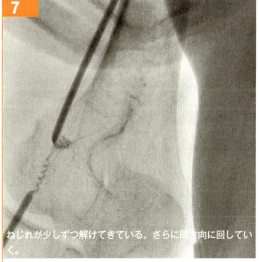

7 ねじれが少しずつ解けてきている。さらに同方向に回していく。

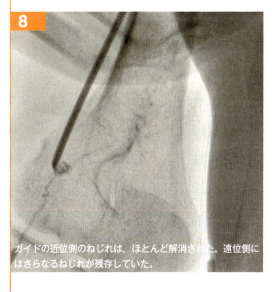

8 ガイドの近位側のねじれは、ほとんど解消された。遠位側にはさらなるねじれが残存していた。

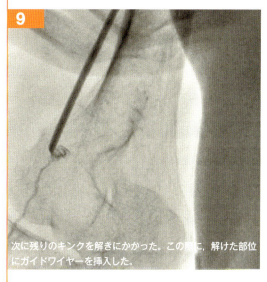

9 次に残りのキンクを解きにかかった。この際に、解けた部位にガイドワイヤーを挿入した。

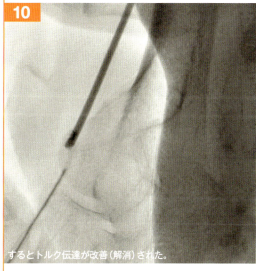

10 するとトルク伝達が改善（解消）された。

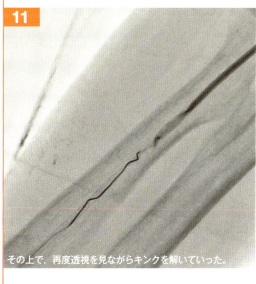

11 その上で、再度透視を見ながらキンクを解いていった。

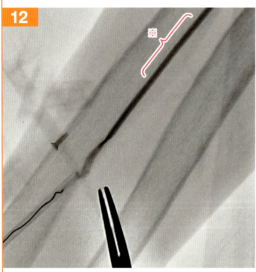

最後に，キンクが血管内で回しても空回りしてしまうため，用手的にガイドワイヤーの近位部分（※の辺り）を押さえながらローテーションを繰り返した。

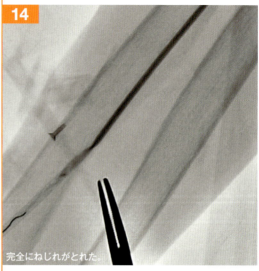

完全にねじれがとれた。

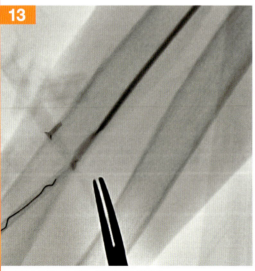

すると次第にねじれが解消されてきた。

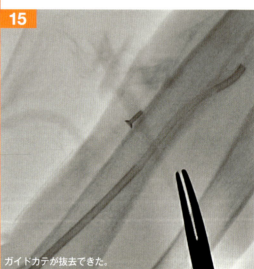

ガイドカテが抜去できた。

2. ガイディングカテーテル

操作中の落とし穴は沢山

Point
- ガイドカテ操作中は，ガイドカテのポジションを常にチェックする。
- 圧のダンピングも絶えず気にかけておく。
- 造影は，圧波形のチェック後に行う。
- 血圧低下がある場合，ガイドカテで大動脈弁閉鎖不全を生じていないか確認する。
- 空気塞栓はトラッピングバルーン使用後に生じやすい。
- ガイドカテを長時間使用しない場合は，脱血してから造影を行う。

どんなことがある？

基本的操作

ガイディングカテーテル（ガイドカテ）操作中は，絶えず圧は正常波形か，血圧は正常か，同軸性が保たれているかなどをチェックしながら手技を進めることが重要である。カテの同軸性が保てなくなったり，少し深くエンゲージされると，圧がダンピングする。圧のダンピングが発生すると拡張期圧が上昇するので，圧波形には常に注意する（図1）。

ダンピング

ダンピングが生じると虚血をまねきうる。それが持続すれば血圧が低下したり，不整脈が出現する可能性がある。また，ダンピングした状態で造影をしてしまえば冠動脈解離を生じるリスクもあるため，ダンピングしないポジションへ常に修正しながら，手技を継続する必要がある。ガイドカテをどう操作してもダンピングしてしまう場合は，ガイドカテの形状そのものを変更することも考えるべきである。

図1

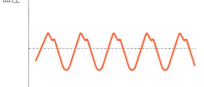
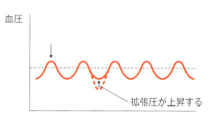

血圧低下

　血圧が低下してしまう場合や，側孔付きのカテーテル使用時に圧波形が左室圧様になっている場合は，AR（大動脈弁閉鎖不全）が生じている可能性がある．ARは，ガイドカテが大動脈弁尖から左室に少しだけ落ち込み，弁尖が閉鎖できないようにカテーテルがはまり込んでしまうことで生じる（図2）．

　側孔なしのカテーテルの場合は，血圧が低下するだけで波形は変化しないので，ガイドカテのポジションを透視下で確認して，カテの位置を調整する．通常は右冠動脈に対してALのガイドカテを使用している場合と，左の冠動脈にバックアップタイプのガイドカテを使用している際に生じやすい．この場合，ガイドカテの位置を修正すると瞬時に血圧は正常化する．

空気塞栓

　トラッピングバルーンは，使用後にガイドカテ内へ空気を押し込んでしまっていることが多いため，トラッピングバルーン抜去後に必ず，ガイドカテ内に残存した空気を脱気（逆血）してから，造影なり次の操作を行う必要がある．

　多少の空気塞栓なら，一時的なST上昇や徐脈等に陥っても改善することがほとんどであるが，大量の空気塞栓を起こすと，心静止や心停止に至りショックになることもあり，注意が必要である．時折，空気が冠動脈内で停滞してしまうことがある．そういう場合に血栓吸引カテーテルで空気を吸引（脱気）できた症例を筆者は数例経験している．万が一の場合に知っておくとよいベイルアウト法である．

血栓形成

　慢性完全閉塞病変（CTO）の手技中に，ガイドカテを長時間使用しないこともある．その際にはactivated clotting time（ACT）をチェックし，ヘパリンの調整をしていても，ガイドカテを時折フラッシュしていないと，ガイドカテ内で血栓形成をきたしてしまうことがあり注意を要する．

　特に，CTOのdonor arteryへ血栓を注入してしまうと致命的にもなりかねないので，絶対に避けねばならない．

　長時間使用しなかった場合は，十分に脱血をしてから造影を行う．

図2

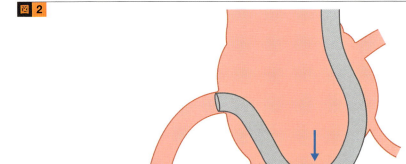

ALのカテーテルなどが大動脈弁にはまり込み，大動脈弁逆流症状態となってしまう．数秒～数十秒で血圧が低下する．

コレステロール塞栓症

　コレステロール塞栓症は，ガイドカテを挿入する際などに，ガイドカテの先端部分やときには先行させるワイヤーが，大動脈内側の動脈硬化や内膜肥厚などと接触することで生じる可能性がある。

　通常，手足の末梢側に塞栓が生じ，術翌日や数日経過してから指尖が暗赤色〜紫色に変化して気付くことが多い。また腎動脈塞栓を生じ，腎機能障害として認識されることもあるが，証明や診断は難しい。原因不明の腎障害がカテーテル検査や治療後に生じれば，コレステロール塞栓症を疑うべきである。

　鼠径動脈からアプローチする際にはロングシースを用いたり，ガイドカテ挿入後にガイドカテ内を十分に脱血しておくことで，発症回避の可能性があるが，確実に発症を回避できる手段はない。

　以上，ガイドカテにまつわる合併症や注意点は沢山存在する。術者はこれらすべての合併症を絶えず回避しながら手技を継続する必要があり，当初は意識的に（いずれ無意識的にできるように）これらの合併症を避けながら手技ができるよう鍛錬することが大切である。

心構え

意外と重要な二番手

　合併症発生時の重要なポイントのひとつは，術者の二番手の存在です。皆さんは自分が術者のときもあれば，二番手のこともあると思います。なぜ二番手が重要かというと，二番手は絶えず冷静でいられるからです。冷静さがあるので状況を全体的に把握でき，ベイルアウトのためのアイデアも冷静に考えられます（知識や経験があればの話ですが）。術者が冠動脈のモニターを凝視しているときにも，患者全体の状況把握や，コメディカルスタッフへの指示などが的確にできます。

　筆者は普段のPCIにおいて，術者そのものの力量を見てもいますが，実は二番手がいかに細かい所で術者をサポートできているかという点も，観察しています。二番手は術者に寄り添って同じ心境になり，状況打破の方法をともに考え，冷静な立場で解決策を考えないといけません。そのようなことができる医師ほどPCIの上達は早く，皆から頼られる医師になっていることは間違いありません。

　もちろん優れた二番手は間違いなく優れた術者にもなりうると思います。自分が二番手でも術者と一心同体となり，何かあった時にとにかくサポートするという姿勢と実行が，普段から大切です。

　もしあなたがシングルオペレーターでPCIを行っているなら，基本的には自分しか頼れませんから，いざという時は自分を信じるのみになってしまいます。しかしその際も，知識として学んだことが生かされることはあります。ですので自分一人の経験，知識にならないように他の医師と交流を持ち，学会なども通じて情報をアップデートする必要がありますし，コメディカルスタッフとともに座学を学ぶということも大切だと思います。

LMTで塞栓　症例25

LMT：左冠動脈主幹部　　LCA：左冠動脈

1

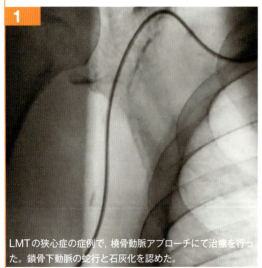

LMTの狭心症の症例で，橈骨動脈アプローチにて治療を行った。鎖骨下動脈の蛇行と石灰化を認めた。

2

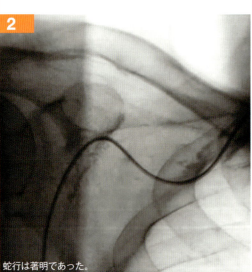

蛇行は著明であった。

3

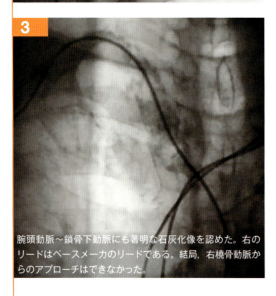

腕頭動脈～鎖骨下動脈にも著明な石灰化像を認めた。右のリードはペースメーカのリードである。結局，右橈骨動脈からのアプローチはできなかった。

4

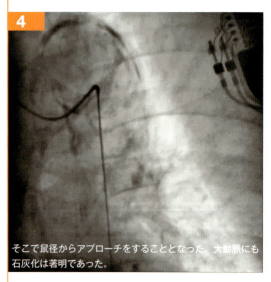

そこで鼠径からアプローチをすることとなった。大動脈にも石灰化は著明であった。

5

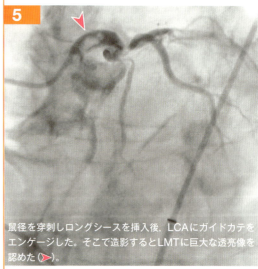

鼠径を穿刺しロングシースを挿入後，LCAにガイドカテをエンゲージした。そこで造影するとLMTに巨大な透亮像を認めた（▷）。

6

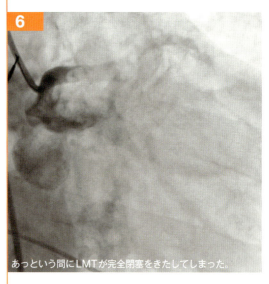

あっという間にLMTが完全閉塞をきたしてしまった。

LAD：左前下行枝　　　　　　　　　CPR：心肺蘇生

7
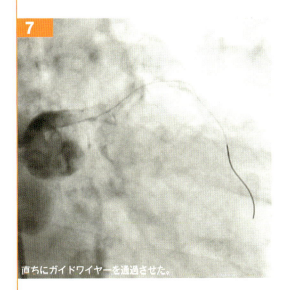
直ちにガイドワイヤーを通過させた。

8
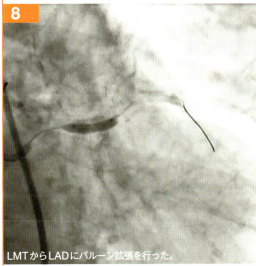
LMTからLADにバルーン拡張を行った。

9
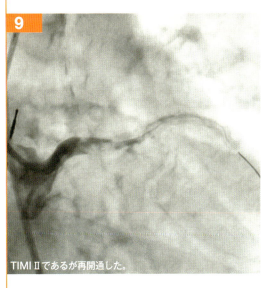
TIMI IIであるが再開通した。

10
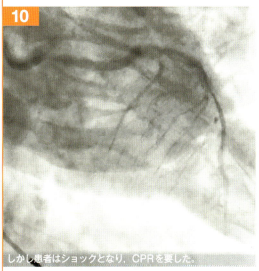
しかし患者はショックとなり，CPRを要した。

11
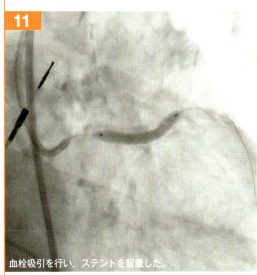
血栓吸引を行い，ステントを留置した。

12
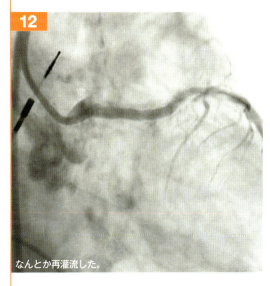
なんとか再灌流した。

CPA：心肺停止　　STEMI：ST上昇型心筋梗塞

空気塞栓を吸引　症例26

1

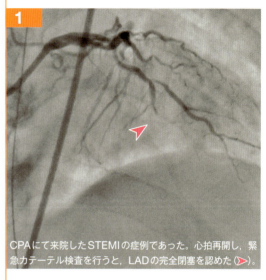

CPAにて来院したSTEMIの症例であった。心拍再開し，緊急カテーテル検査を行うと，LADの完全閉塞を認めた（▶）。

2

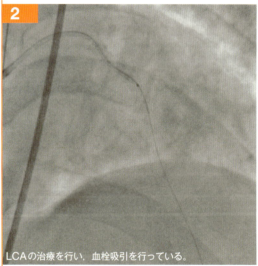

LCAの治療を行い，血栓吸引を行っている。

3

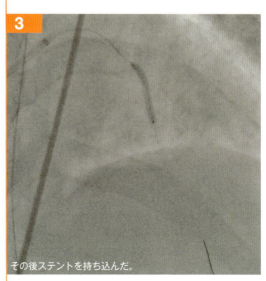

その後ステントを持ち込んだ。

13

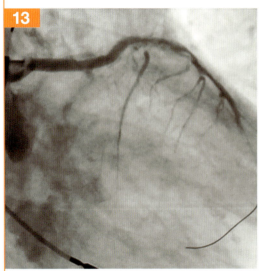

末梢のフローは若干悪かったが，ショック状態からは離脱できた。本例はなんらかの大動脈壁在血栓かプラークを，ガイドカテにて押し込んでしまったことによるものと考えられる。屈曲蛇行の強い石灰化を伴う大動脈へのガイドカテ挿入時には，十分な注意が必要である。

RCA：右冠動脈　　VF：心室細動　　PCPS：経皮的心肺補助装置

4

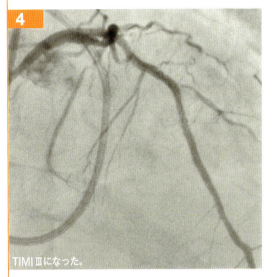

TIMI Ⅲになった。

5

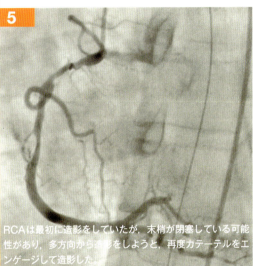

RCAは最初に造影をしていたが，末梢が閉塞している可能性があり，多方向から造影をしようと，再度カテーテルをエンゲージして造影した。

6

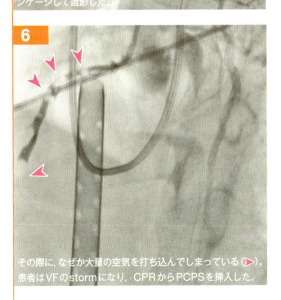

その際に，なぜか大量の空気を打ち込んでしまっている（▶）。患者はVFのstormになり，CPRからPCPSを挿入した。

7

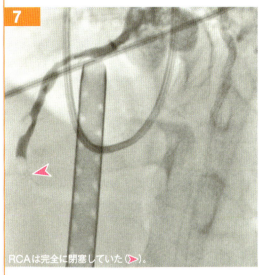

RCAは完全に閉塞していた（▶）。

8

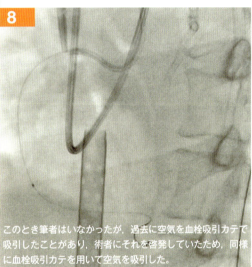

このとき筆者はいなかったが，過去に空気を血栓吸引カテで吸引したことがあり，術者にそれを啓発していたため，同様に血栓吸引カテを用いて空気を吸引した。

9

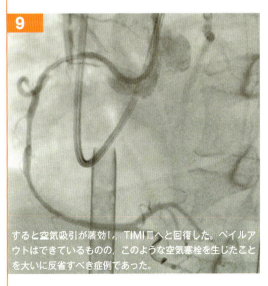

すると空気吸引が奏効し，TIMI Ⅲへと回復した。ベイルアウトはできているものの，このような空気塞栓を生じたことを大いに反省すべき症例であった。

2 ガイディングカテーテル — 操作中の落とし穴は沢山

Blue toe 例　症例 27

1

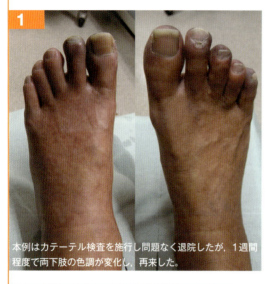

本例はカテーテル検査を施行し問題なく退院したが、1週間程度で両下肢の色調が変化し、再来した。

2

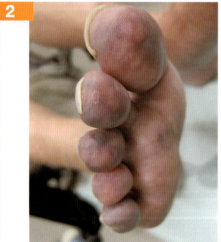

両足の足趾末梢が暗赤色に変化していた。

3

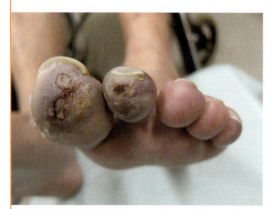

左足の一部は小さな潰瘍形成もみられ、いわゆるBlue toe症候群を発症してしまった。

4

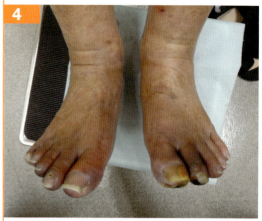

当院のフットケア外来にて創処置を行いながら、外来で経過をみていった。2カ月後には両側足趾末梢のみに限局性の色調変化を認めた。

5

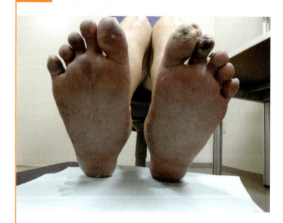

右足にも小さな潰瘍が出現した。

6

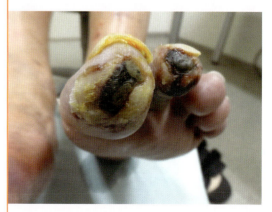

左第1・2趾の潰瘍は2カ月で増大していた。

こんなデブリスが出てくる　症例 28

1

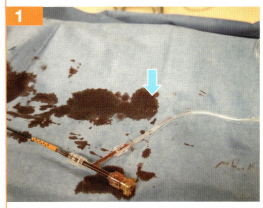

Blue toeの症例とは違う例であるが，PCIのガイドカテをエンゲージする際に大動脈内で多少の抵抗を感じた時は，筆者は脱血するようにしている。すると稀に大動脈のプラークと思われるデブリスが見られることがある。

2

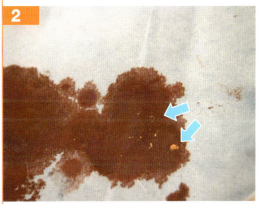

ときにこんなに大きなマクロのデブリス（これはおそらく脂質を多く含んだプラークの可能性がある）が出てくることがある。このようなデブリスが潜在的に末梢に塞栓を生じ，Blue toeなどを生じることが推測される。

7

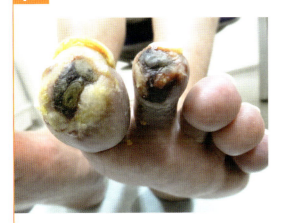

しかし感染兆候はなく，引き続き外来にて創処置を継続した。

8

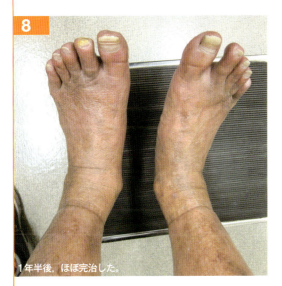

1年半後，ほぼ完治した。

9

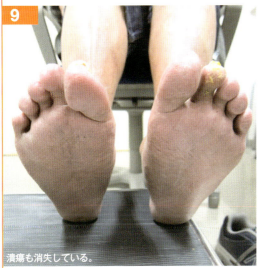

潰瘍も消失している。

2　ガイディングカテーテル──操作中の落とし穴は沢山

3. ガイドワイヤー

ガイドワイヤーがスタックや断裂する状況とは？

Point
- 石灰化病変そのものでスタックすることがある。
- 分岐部病変でのプロテクトワイヤーがスタックしやすい。
- ステントと石灰化プラークの間でもスタックしやすい。
- ステントとステントとの間でスタックすると，抜けなくなる可能性が高い。
- ガイドワイヤーが完全に断裂してしまうことは稀である。
- スタック解除するには，マイクロカテーテルを用いる。

なぜ生じる？

CTO病変

PCIの最中には，ガイドワイヤーがさまざまな状況でスタックすることがある。

石灰化の強い病変で，特に慢性完全閉塞（CTO）の治療の最中にワイヤーが病変内でスタックしてしまうことはよく経験する。マイクロカテーテルなどを使用していても，石灰化の強いプラーク内にガイドワイヤーが進むたびに抵抗が増し，最終的には押し引きも回しもできなくなりスタックしてしまう（図1）。

分岐部病変

分岐部病変の側枝保護のために留置していたガイドワイヤーが，ステント留置後に抜けなくなることもありうる（図2）。プラークとステントとの間にガイドワイヤーが挟まれることが要因であるが，石灰化プラークほどスタックしやすい。

ステント同士

稀な状況としては，2ステントでCulotte stentを施行時の2本目のステント留置の際に，ステントとステントとでガイドワイヤーを挟み込んでしまうことがある（図3）。

ステントとステントとの間にガイドワイヤーを挟んでしまうと，ガイドワイヤーが抜去できなくなる可能性が高く危険である。

びまん性病変

びまん性病変かつダブルガイドワイヤーの状態で，ステントを遠位から数本挿入する場合も，2本目のステント挿入時には1本目のガイドワイヤーを引き抜いておかないと，ステントとステントの間にワイヤーが挟まることとなり，スタックの要因とな

りうる（図4）。

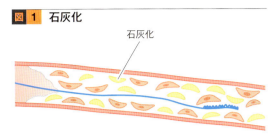

図1 石灰化

びまん性の石灰化，特にCTO病変ではガイドワイヤーが長軸方向全体でトラップしてしまうことがある。

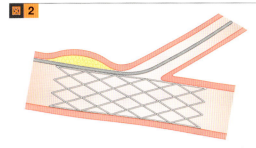

図2

側枝をプロテクトしているステント外を走行しているガイドワイヤーと石灰化のプラークなどに挟まれ，ガイドワイヤーはスタックとなる。

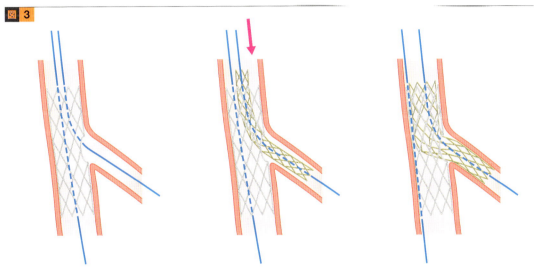

図3

Culotte stentを行う場合，2本目のステントを持ち込む際に本幹側（あるいは1本目のステントを通している）ガイドワイヤーを挿入したまま2本目のステントを挿入してしまうと，ガイドワイヤーがスタックしてしまう。

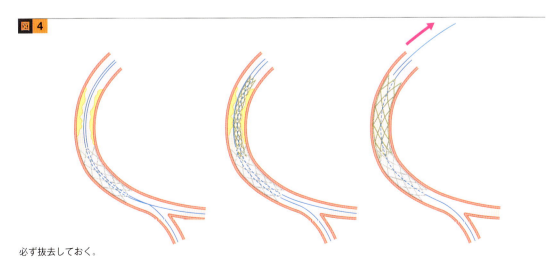

図4

必ず抜去しておく。

どうする？

マイクロカテーテルを用いる

　ガイドワイヤーがスタックした場合，要因は何であれ結局は引き抜くことしかできない。ワイヤーを引き抜く際に，マイクロカテーテル（マイクロカテ）があれば，スタックしている部位に近い所まで挿入してから引き抜くとよい。そうすることで，マイクロカテ内でガイドワイヤーが断裂する可能性は低くなり，抜く力がスタックしている部位へ直接に作用し，抜去できる可能性が高くなるからである。

断裂したら

　もしワイヤーが断裂してしまった場合は，抜けてきたワイヤーを見てどこが断裂したかを確認する。ガイドワイヤーのコアワイヤーだけが抜去されて，先端のスプリング部分が遺残してしまうことがよくあり，そうなってしまうと結構厄介である。遺残したスプリングワイヤーは透視では見えないことが多く，通常は冠動脈から大動脈にまで逸脱し，遺残してしまう。

　スプリングワイヤーの存在はIVUSを施行すると確認可能である。大動脈にまで逸脱している場合は原則としてそれを放置してはいけない。

　スプリングワイヤー自体は非常に細いワイヤーであるため，何らかの方法でワイヤーを掴むことができれば割とたやすく切断できる。スネアで掴む，数本のガイドワイヤーを挿入し締めとる，鉗子で掴み取るなどの方法でベイルアウト可能である。

　ガイドワイヤーが幸運にも先端部分で冠動脈内で完全に断裂した場合は，ワイヤーはそのままにしておくか，ステントを挿入して冠動脈壁に圧着してしまえば問題はない。

　基本的に，どのような状況であっても，スプリングがむき出しのワイヤーよりは，ポリマージャケットワイヤーのほうがスタックを回避できる可能性は高く，スタックの危険が疑われる状況では，ポリマージャケットワイヤーを第一選択にすることが重要である。

　しかしそれでもスタックしてしまうことはありうるため，ベイルアウトの手法やガイドワイヤーの構造などは熟知しておく必要がある。

マイクロカテーテルを利用 症例29

LAD：左前下行枝

1
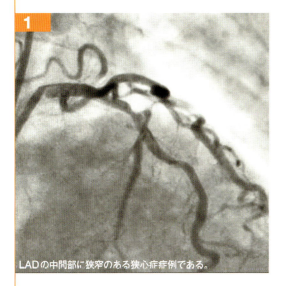
LADの中間部に狭窄のある狭心症症例である。

2
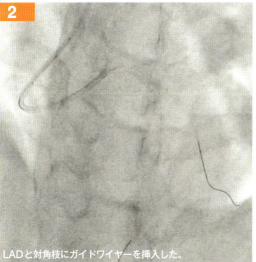
LADと対角枝にガイドワイヤーを挿入した。

3
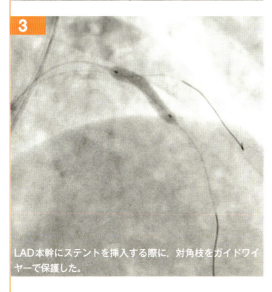
LAD本幹にステントを挿入する際に，対角枝をガイドワイヤーで保護した。

4
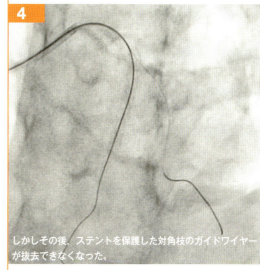
しかしその後，ステントを保護した対角枝のガイドワイヤーが抜去できなくなった。

5
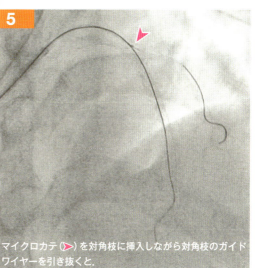
マイクロカテ（▶）を対角枝に挿入しながら対角枝のガイドワイヤーを引き抜くと，

6
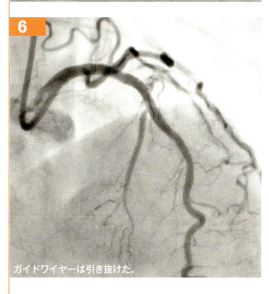
ガイドワイヤーは引き抜けた。

3 ガイドワイヤー ガイドワイヤーがスタックや断裂する状況とは？

EN Snareで抜去　症例30

RCA：右冠動脈　　Rotablator™ (Boston Scientific)

1
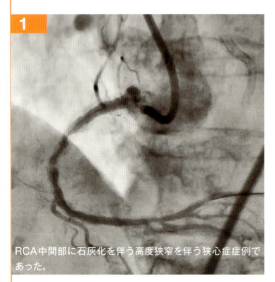
RCA中間部に石灰化を伴う高度狭窄を伴う狭心症症例であった。

2
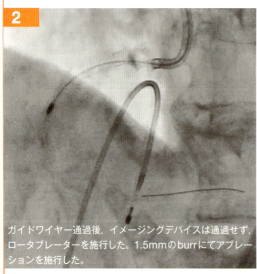
ガイドワイヤー通過後，イメージングデバイスは通過せず，ロータブレーターを施行した。1.5mmのburrにてアブレーションを施行した。

3
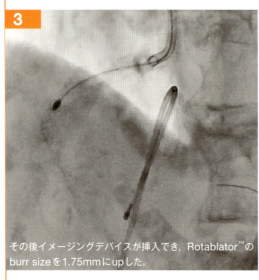
その後イメージングデバイスが挿入でき，Rotablator™のburr sizeを1.75mmにupした。

4
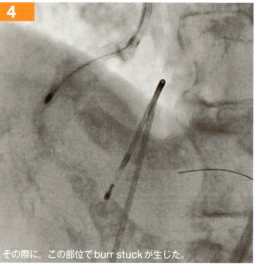
その際に，この部位でburr stuckが生じた。

5
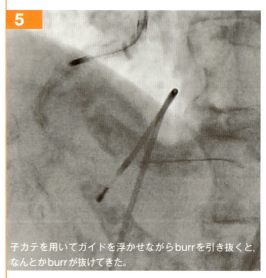
子カテを用いてガイドを浮かせながらburrを引き抜くと，なんとかburrが抜けてきた。

6
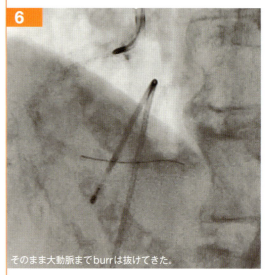
そのまま大動脈までburrは抜けてきた。

Rota Wire™ (Boston Scientific)
EN Snare® (Merit Medical Systems)

7

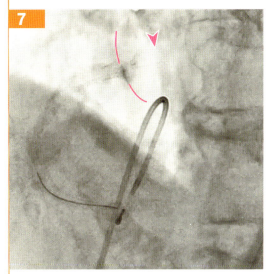

しかしburrは抜けたものの，ご覧の通りRota Wire™がRCAに残存してしまった。よく見るとRota Wire™の断裂部分が大動脈に突出していた（▶）。

8

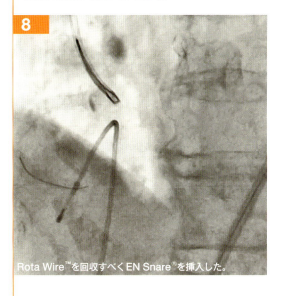

Rota Wire™を回収すべくEN Snare®を挿入した。

9

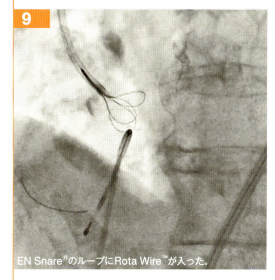

EN Snare®のループにRota Wire™が入った。

10

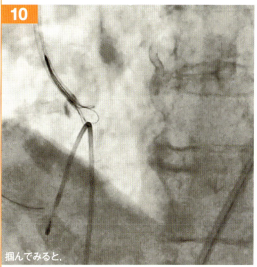

掴んでみると，

11

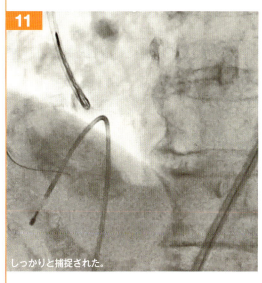

しっかりと捕捉された。

3 ガイドワイヤー ─ ガイドワイヤーがスタックや断裂する状況とは？

CTO：慢性完全閉塞病変

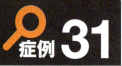
Goose Neck™ Snareで抜去　症例 31

12
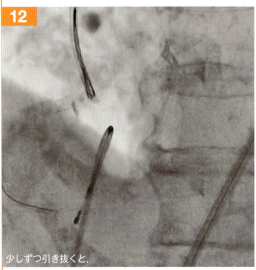
少しずつ引き抜くと，

13
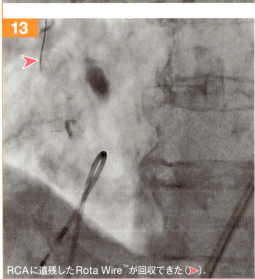
RCAに遺残したRota Wire™が回収できた（▶）。

1
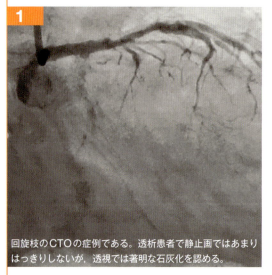
回旋枝のCTOの症例である。透析患者で静止画ではあまりはっきりしないが，透視では著明な石灰化を認める。

2
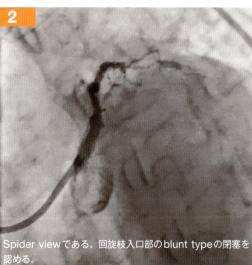
Spider viewである。回旋枝入口部のblunt typeの閉塞を認める。

3
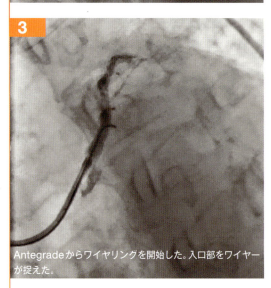
Antegradeからワイヤリングを開始した。入口部をワイヤーが捉えた。

OM：鈍角枝

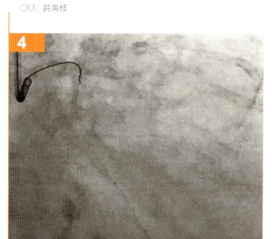

4

回旋枝本幹方向に進んだ。

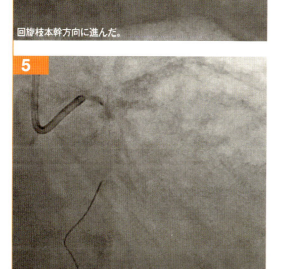

5

その後なんとか回旋枝末梢にワイヤーが抜けてくれた。入口部を1.5mmのバルーンで拡張した。

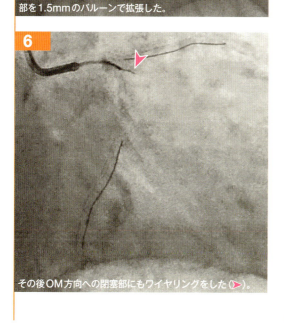

6

その後OM方向への閉塞部にもワイヤリングをした（▶）。

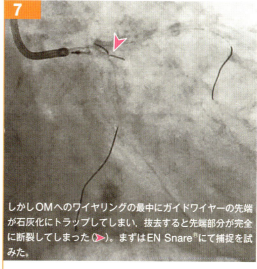

7

しかしOMへのワイヤリングの最中にガイドワイヤーの先端が石灰化にトラップしてしまい，抜去すると先端部分が完全に断裂してしまった（▶）。まずはEN Snare®にて捕捉を試みた。

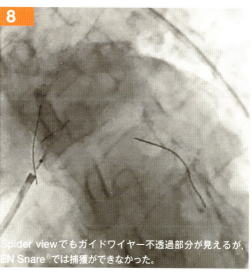

8

Spider viewでもガイドワイヤー不透過部分が見えるが，EN Snare®では捕獲ができなかった。

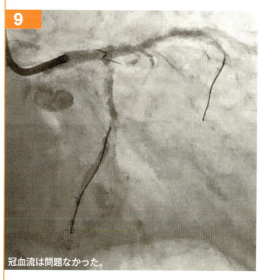

9

冠血流は問題なかった。

3 ガイドワイヤー｜ガイドワイヤーがスタックや断裂する状況とは？

LMT：左冠動脈主幹部　　Goose Neck™ Snare (Medtronic)

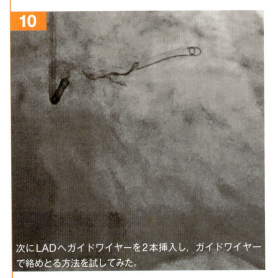

10 次にLADへガイドワイヤーを2本挿入し，ガイドワイヤーで絡めとる方法を試してみた。

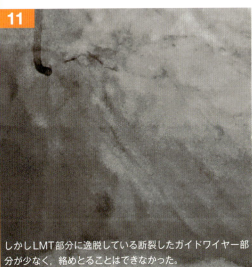

11 しかしLMT部分に逸脱している断裂したガイドワイヤー部分が少なく，絡めとることはできなかった。

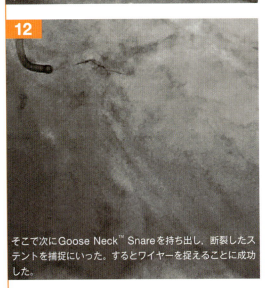

12 そこで次にGoose Neck™ Snareを持ち出し，断裂したステントを捕捉にいった。するとワイヤーを捉えることに成功した。

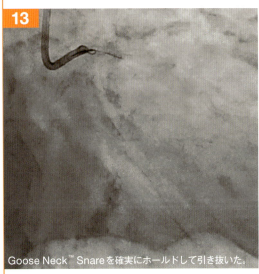

13 Goose Neck™ Snareを確実にホールドして引き抜いた。

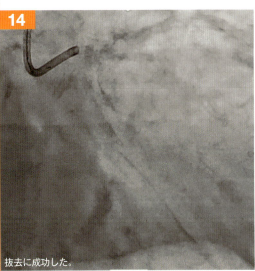

14 抜去に成功した。

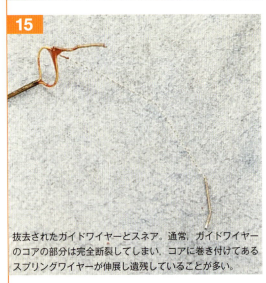

15 抜去されたガイドワイヤーとスネア。通常，ガイドワイヤーのコアの部分は完全断裂してしまい，コアに巻き付けてあるスプリングワイヤーが伸展し遺残していることが多い。

症例 32 ワイヤーが完全抜去できず，外科的治療

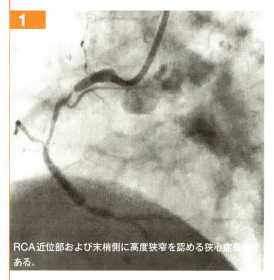

1 RCA近位部および末梢側に高度狭窄を認める狭心症例である。

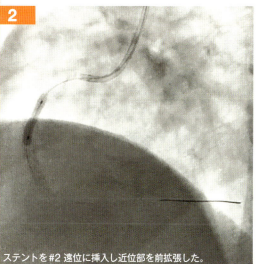

2 ステントを#2遠位に挿入し近位部を前拡張した。

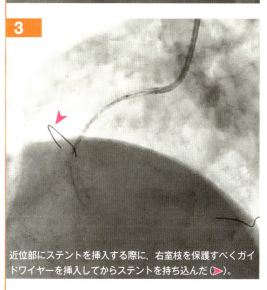

3 近位部にステントを挿入する際に，右室枝を保護すべくガイドワイヤーを挿入してからステントを持ち込んだ（▶）。

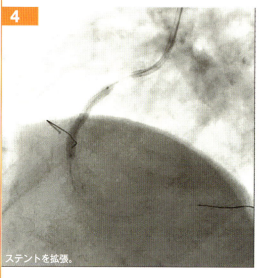

4 ステントを拡張。

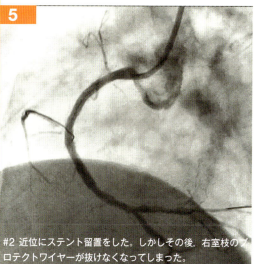

5 #2近位にステント留置をした。しかしその後，右室枝のプロテクトワイヤーが抜けなくなってしまった。

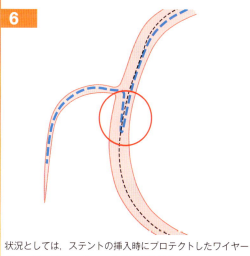

6 状況としては，ステントの挿入時にプロテクトしたワイヤーが，一部本幹にprolapseした可能性があった。

3 ガイドワイヤー ── ガイドワイヤーがスタックや断裂する状況とは？

OTW：オーバーザワイヤー　　Tornus（朝日インテック）

7

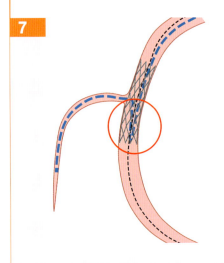

そこにステントを留置してしまった。

8

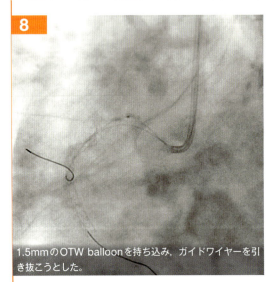

1.5mmのOTW balloonを持ち込み，ガイドワイヤーを引き抜こうとした。

9

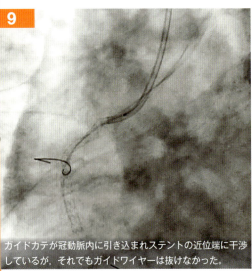

ガイドカテが冠動脈内に引き込まれステントの近位端に干渉しているが，それでもガイドワイヤーは抜けなかった。

10

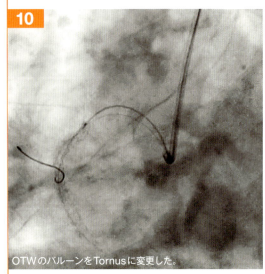

OTWのバルーンをTornusに変更した。

11

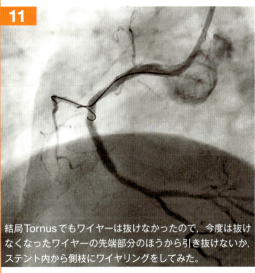

結局Tornusでもワイヤーは抜けなかったので，今度は抜けなくなったワイヤーの先端部分のほうから引き抜けないか，ステント内から側枝にワイヤリングをしてみた。

12

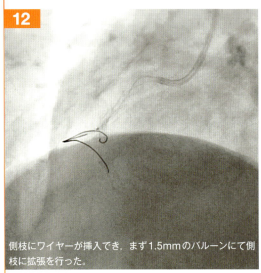

側枝にワイヤーが挿入でき，まず1.5mmのバルーンにて側枝に拡張を行った。

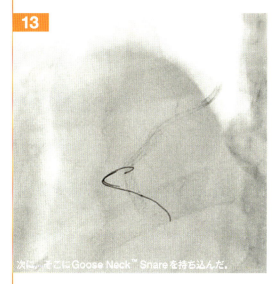

13 次に，そこにGoose Neck™ Snareを持ち込んだ．

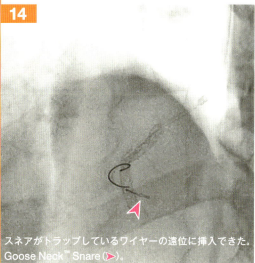

14 スネアがトラップしているワイヤーの遠位に挿入できた．Goose Neck™ Snare (▶)．

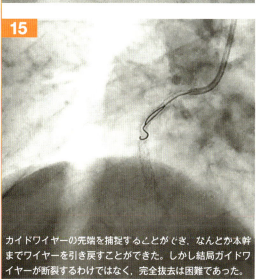

15 ガイドワイヤーの先端を捕捉することができ，なんとか本幹までワイヤーを引き戻すことができた．しかし結局ガイドワイヤーが断裂するわけではなく，完全抜去は困難であった．

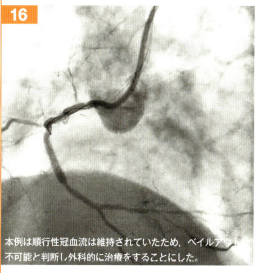

16 本例は順行性冠血流は維持されていたため，ベイルアウト不可能と判断し，外科的に治療をすることにした．

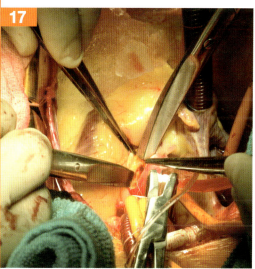

17 手術所見である．大動脈を展開しRCAを確認すると，ガイドワイヤーのコイル部分のワイヤーが大動脈内に逸脱していた．最終的にGoose Neck™ Snareで引き抜いた際に，ワイヤーの先端のコイル部分が抜けてきたものと思われた．

PVC：心室期外収縮

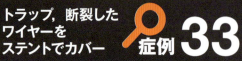

18

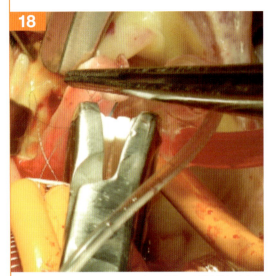

しかしながら，このワイヤーも用手的には引き抜けるわけではなかったので，冠動脈入口部で切断してそのままバイパス術を施行した．

19

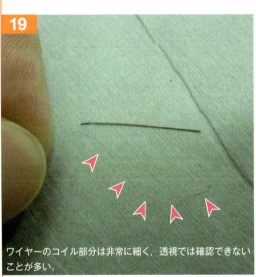

ワイヤーのコイル部分は非常に細く，透視では確認できないことが多い．

1

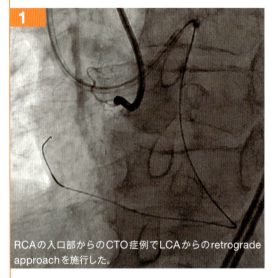

RCAの入口部からのCTO症例でLCAからのretrograde approachを施行した．

2

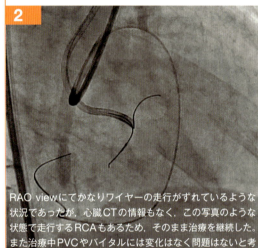

RAO viewにてかなりワイヤーの走行がずれているような状況であったが，心臓CTの情報もなく，この写真のような状態で走行するRCAもあるため，そのまま治療を継続した．また治療中PVCやバイタルには変化はなく問題はないと考えていた．

3

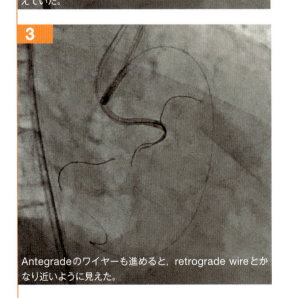

Antegradeのワイヤーも進めると，retrograde wireとかなり近いように見えた．

DLC：ダブルルーメンカテーテル

4

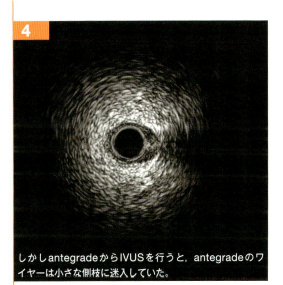

しかしantegradeからIVUSを行うと，antegradeのワイヤーは小さな側枝に迷入していた。

5

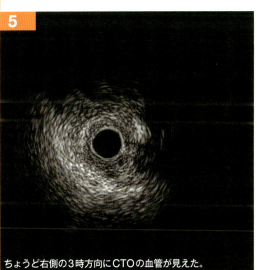

ちょうど右側の3時方向にCTOの血管が見えた。

6

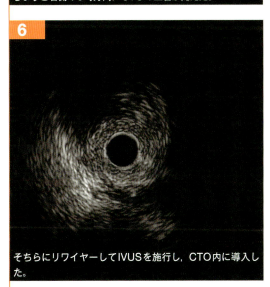

そちらにリワイヤーしてIVUSを施行し，CTO内に導入した。

7

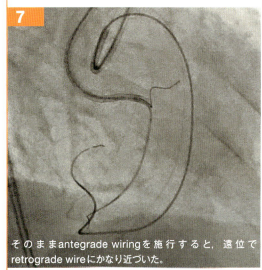

そのままantegrade wiringを施行すると，遠位でretrograde wireにかなり近づいた。

8

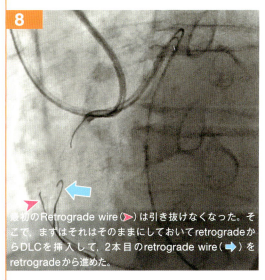

最初のRetrograde wire（▷）は引き抜けなくなった。そこで，まずはそれはそのままにしておいてretrogradeからDLCを挿入して，2本目のretrograde wire（➡）をretrogradeから進めた。

9

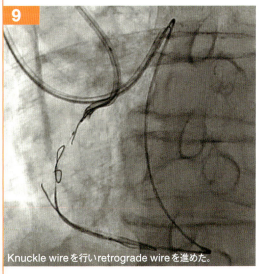

Knuckle wireを行いretrograde wireを進めた。

CART : controlled antegrade and retrograde tracking

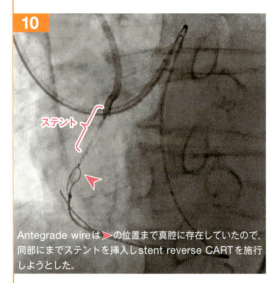

Antegrade wire は▶の位置まで真腔に存在していたので，同部にまでステントを挿入しstent reverse CARTを施行しようとした。

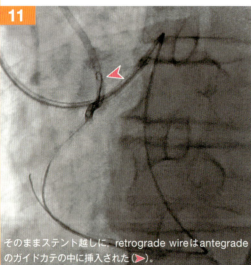

そのままステント越しに，retrograde wire は antegrade のガイドカテの中に挿入された（▶）。

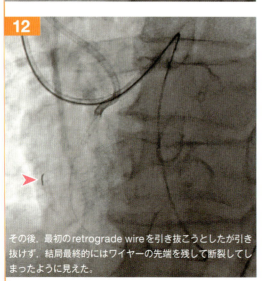

その後，最初のretrograde wireを引き抜こうとしたが引き抜けず，結局最終的にはワイヤーの先端を残して断裂してしまったように見えた。

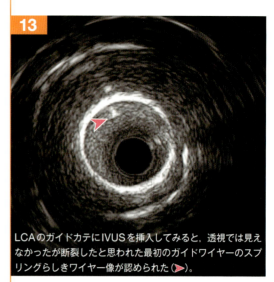

LCAのガイドカテにIVUSを挿入してみると，透視では見えなかったが断裂したと思われた最初のガイドワイヤーのスプリングらしきワイヤー像が認められた（▶）。

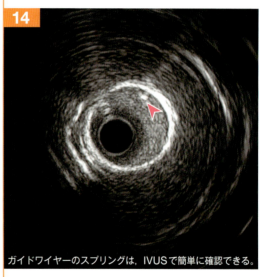

ガイドワイヤーのスプリングは，IVUSで簡単に確認できる。

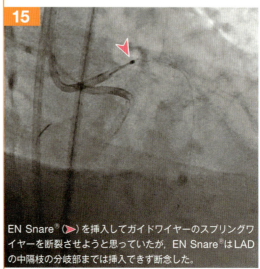

EN Snare®（▶）を挿入してガイドワイヤーのスプリングワイヤーを断裂させようと思っていたが，EN Snare®はLADの中隔枝の分岐部までは挿入できず断念した。

Corsair / MIRACLE（朝日インテック）

16

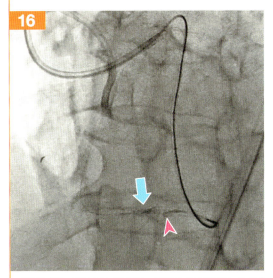

（透視は残っていないが）結局，最初のコアの断裂したガイドワイヤーにCorsairを挿入してから，まずガイドワイヤーを無理やり断裂させた。その断端はコアワイヤーが断裂していた。
そこで，CorsairをRCA#3まで挿入した（▶）。その状態でCorsairにMIRACLE 12gのワイヤーを挿入すると，徐々にCorsairの先端部分にガイドワイヤーのスプリングが見えた（➡）。

17

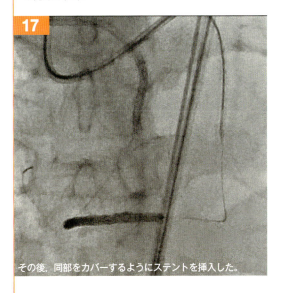

その後，同部をカバーするようにステントを挿入した。

18

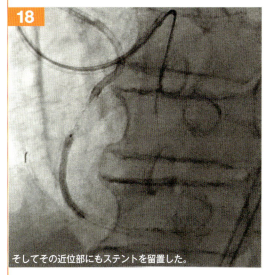

そしてその近位部にもステントを留置した。

19

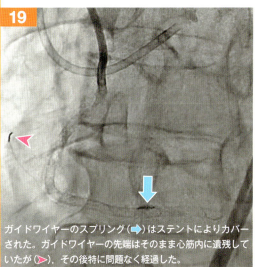

ガイドワイヤーのスプリング（➡）はステントによりカバーされた。ガイドワイヤーの先端はそのまま心筋内に遺残していたが（▶），その後特に問題なく経過した。

20

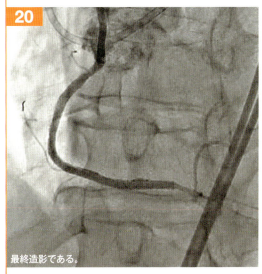

最終造影である。

3 ガイドワイヤー｜ガイドワイヤーがスタックや断裂する状況とは？

3. ガイドワイヤー

ステント側枝のワイヤーが偽腔に迷入

Point
- ステント側枝のワイヤーが偽腔に迷入した際は，どこから迷入したかを考える．
- 側枝入口部なのか側枝内からなのかを考えてリワイヤーする．
- リワイヤー後は，マイクロカテーテル等で先端造影を施行してポジションを確認する．
- リワイヤーが困難な場合，IVUSガイドを考慮することもある．
- 症状や心電図変化がなければ，そのまま経過を見ても大丈夫な例も少なくない．

なぜ生じる？

リクロスの部位

ステント留置後の側枝を，再度ワイヤーにてリクロスさせようとする際に，そのワイヤーが偽腔に迷入してしまい，その後のベイルアウトに難渋したことのある術者は少なくないであろう．

原因は，側枝が開存している部位とは違うステントストラットからワイヤーを通過させてしまう（図1a）ほかに，真腔を捉えたワイヤーが，やや側枝の末梢側で偽腔に迷入することもある（図1b）．側枝の前拡張などを行っていると，リクロスの際に偽腔へ進入するリスクは高まる（図1c）．

ガイドワイヤーの種類

側枝を再度ワイヤリングする際に，穿通力が強いガイドワイヤーを使用すれば，側枝方向にワイヤーを誘導することは容易でも，抵抗をあまり感じないまま偽腔へワイヤーを誘導してしまう可能性が高くなる．一方，荷重の軽いワイヤーは側枝にワイヤー先端が引っかかっても逸脱してしまいがちで，かつトルク伝達も不良であることが多く，側枝の選択に難渋してしまうことがある．

重要なことは，なるべくソフトワイヤーで側枝をリクロスするに越したことはなく，かつコアワイヤーの硬性がある程度高いもので，トルクの反応も良いワイヤーが理想的なワイヤーとなろう．操作性が悪いからといって，荷重が重くトルク伝達の良いテーパードワイヤーなどにはエスカレーションしないことが重要であると考える．しかし側枝のワイヤリングにもさまざまな状況が考えられるため，一概にどのワイヤーが優れているということもいえないのが現状である．

ポリマージャケットワイヤーは真腔に導入された場合に，いともスムーズに真腔を進んでくれるメリットがある一方で，偽腔へ迷入しても容易に偽腔を開大してしまうリスクもある．

図 1

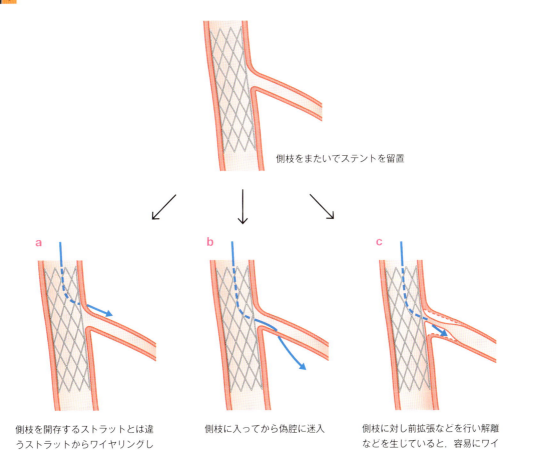

側枝をまたいでステントを留置

a 側枝を開存するストラットとは違うストラットからワイヤリングしている。

b 側枝に入ってから偽腔に迷入

c 側枝に対し前拡張などを行い解離などを生じていると，容易にワイヤーは偽腔へ迷入してしまう。

どうする？

迷入ポイントを推測する

（確認はできないが）まずは，側枝の偽腔へワイヤーが迷入した部位と原因を想像することが重要である。

ガイドワイヤーが側枝の偽腔に迷入するのは，入口部で迷入しているか，側枝に入ってからどこかに迷入しているかのどちらかである。その判断はワイヤーの軌道や通過時の感触，および造影を見て総合的に判断する。

2ndワイヤーを用いる

　検討の結果，入口部で間違っていたと判断したら，2ndワイヤーを入口部から挿入し直せばいい。入口部は真腔であると判断した場合は，入口部の同じポイントに2ndワイヤーをまず導入する。そして偽腔に迷入したと思われるポイントから，真腔と思われる方向へ向けてリワイヤーをすることになる。

　通常，ガイドワイヤーが真腔から偽腔に迷入するポイントは，バルーン等で作成してしまった解離の部位か，石灰化か屈曲である。

　これらの手がかりを参考に，2ndワイヤーを操作することが重要である。

　2ndワイヤーがある程度思い通りの方向，あるいは良好な感覚の下で末梢に進んだら，造影をしてワイヤーのポジションを確認する。造影がさらなる解離を進展させるという感覚があるなら，マイクロカテーテル（マイクロカテ）を進めて先端造影を行うことが重要である。側枝を1mmや1.25mmなどのバルーンで拡張しないとマイクロカテが進まないことが多いと思うので，その辺は手間を惜しまず手技を進める。

　オーバーザワイヤー（OTW）のバルーンでクロスさせてバルーンを拡張せず，そのまま先端から造影を行っても問題はない。いずれにしても，なんらかの形でワイヤー先端のポジションを確認する努力をすることが重要である。

IVUSガイド？

　どうしても2ndワイヤーが偽腔にしか迷入しないときは，ある程度大きな側枝であるならIVUSガイド下ワイヤリングを検討してもいい。実際には，それほど大きな側枝が存在することは稀であるので，側枝のIVUSガイドに関しては筆者も数例の経験しかない。

　患者の症状や心電図変化などを見て問題があまりないようであれば，深追いしすぎないで撤退することも，ときには必要である。そのような例でも慢性期には再疎通していたりすることが多いからである。

虚血の兆候はなく，ベイルアウトせず終了

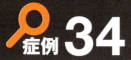

症例 **34**

LMT：左冠動脈主幹部　　LAD：左前下行枝
KBT：kissing balloon technique

1

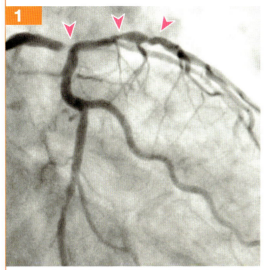

LMTの高度狭窄とLAD近位部の不安定狭心症の症例である。

2

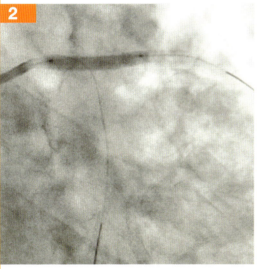

LMTからLADにかけて，回旋枝をクロスオーバーしてステントを留置した。

3

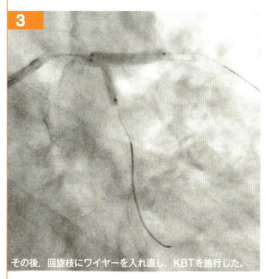

その後，回旋枝にワイヤーを入れ直し，KBTを施行した。

4

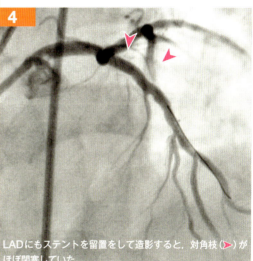

LADにもステントを留置をして造影すると，対角枝（▷）がほぼ閉塞していた。

5

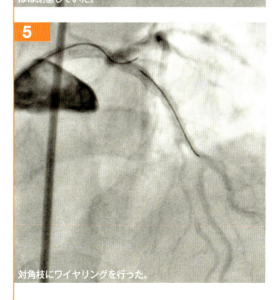

対角枝にワイヤリングを行った。

3 ガイドワイヤー — ステント側枝のワイヤーが偽腔に迷入

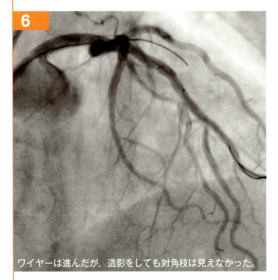

ワイヤーは進んだが，造影をしても対角枝は見えなかった。

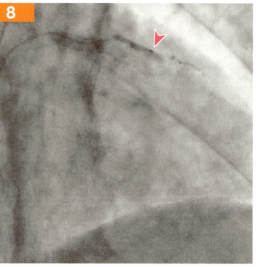

マイクロカテを挿入して造影をしているが，偽腔が造影されている。

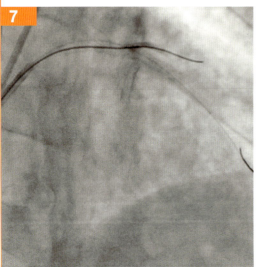

対角枝基部をバルーニングしている。この時点でワイヤーの先端が真腔なのか偽腔なのかが判別していない状態で，バルーニングしてしまっていることが問題である。

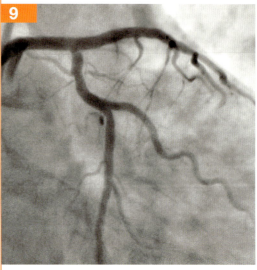

この時点で虚血がなかったのか，灌流域もそれほど大きくなかったためか術者は治療を終了した。

アドバイス

側枝が閉塞しても虚血の兆候がなければ，手技の撤退を考えてもよい。

テーパーワイヤー使用　症例 35

3 ガイドワイヤー ── ステント側枝のワイヤーが偽腔に迷入

1
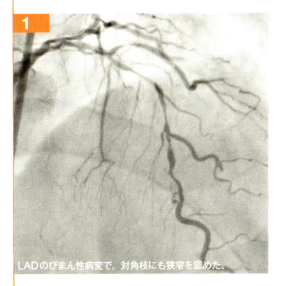
LADのびまん性病変で，対角枝にも狭窄を認めた。

2
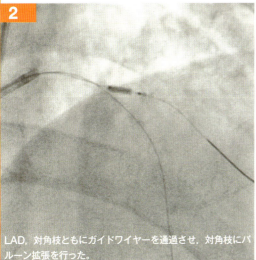
LAD，対角枝ともにガイドワイヤーを通過させ，対角枝にバルーン拡張を行った。

3
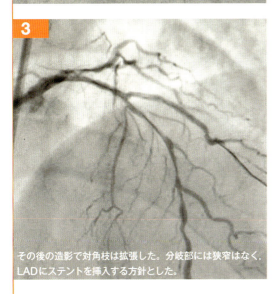
その後の造影で対角枝は拡張した。分岐部には狭窄はなく，LADにステントを挿入する方針とした。

4
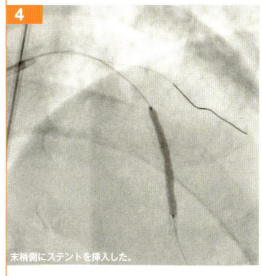
末梢側にステントを挿入した。

5
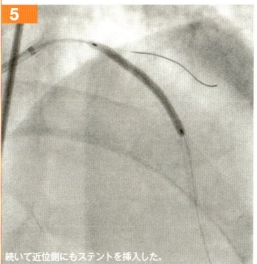
続いて近位側にもステントを挿入した。

6
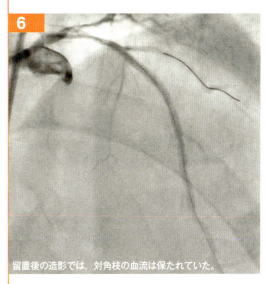
留置後の造影では，対角枝の血流は保たれていた。

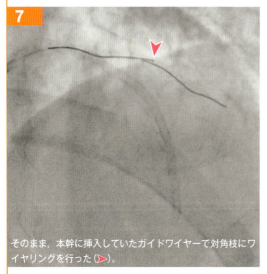

7 そのまま，本幹に挿入していたガイドワイヤーで対角枝にワイヤリングを行った（▶）。

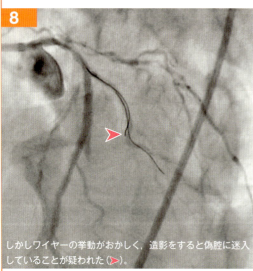

8 しかしワイヤーの挙動がおかしく，造影をすると偽腔に迷入していることが疑われた（▶）。

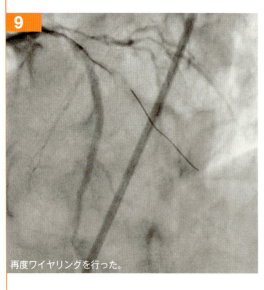

9 再度ワイヤリングを行った。

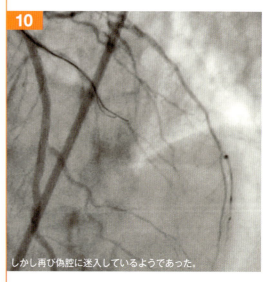

10 しかし再び偽腔に迷入しているようであった。

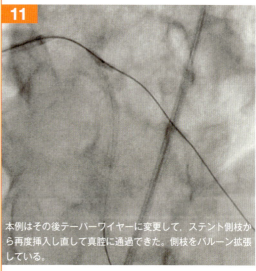

11 本例はその後テーパーワイヤーに変更して，ステント側枝から再度挿入し直して真腔に通過できた。側枝をバルーン拡張している。

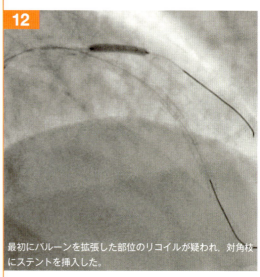

12 最初にバルーンを拡張した部位のリコイルが疑われ，対角枝にステントを挿入した。

リバースワイヤーが有効 症例 36

3 ガイドワイヤー ｜ ステント側枝のワイヤーが偽腔に迷入

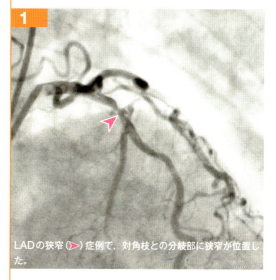

1

LADの狭窄（▷）症例で，対角枝との分岐部に狭窄が位置した。

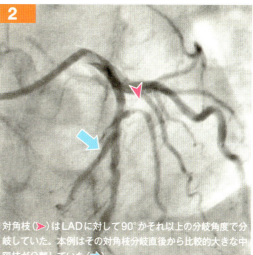

2

対角枝（▷）はLADに対して90°かそれ以上の分岐角度で分岐していた。本例はその対角枝分岐直後から比較的大きな中隔枝が分離していた（⇒）。

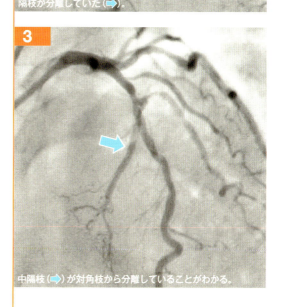

3

中隔枝（⇒）が対角枝から分離していることがわかる。

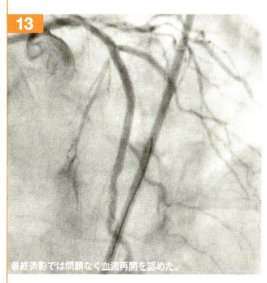

13

最終造影では問題なく血流再開を認めた。

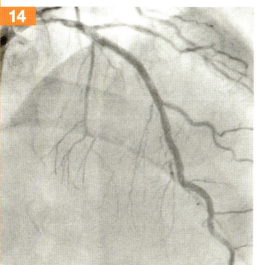

14

ガイドワイヤーを再挿入時にテーパーワイヤーにし，あまり造影をしなかったことで偽腔を進展させずにベイルアウトできたと考えられた。

4

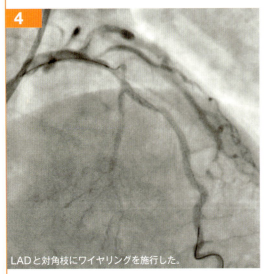

LADと対角枝にワイヤリングを施行した。

5

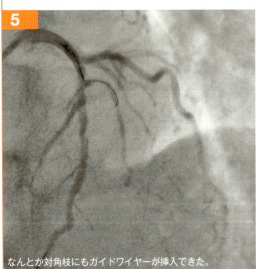

なんとか対角枝にもガイドワイヤーが挿入できた。

6

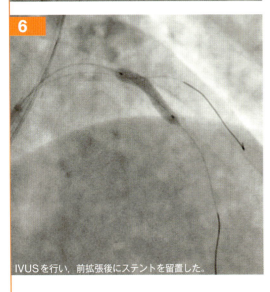

IVUSを行い，前拡張後にステントを留置した。

7

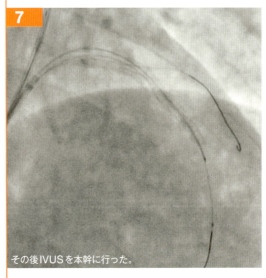

その後IVUSを本幹に行った。

8

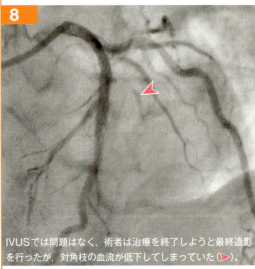

IVUSでは問題はなく，術者は治療を終了しようと最終造影を行ったが，対角枝の血流が低下してしまっていた（▷）。

9

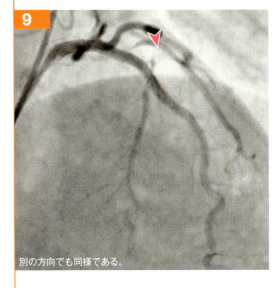

別の方向でも同様である。

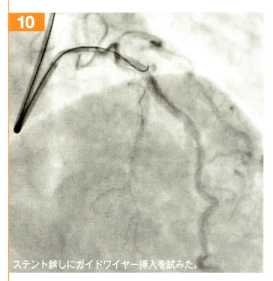

ステント越しにガイドワイヤー挿入を試みた。

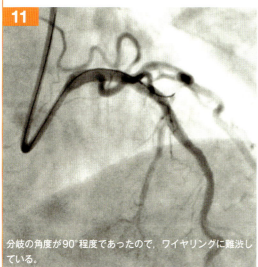

分岐の角度が90°程度であったので，ワイヤリングに難渋している。

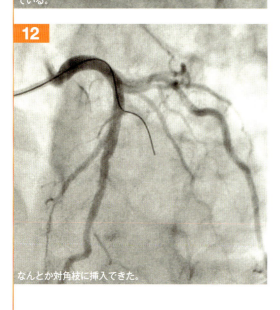

なんとか対角枝に挿入できた。

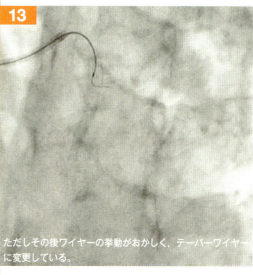

ただしその後ワイヤーの挙動がおかしく，テーパーワイヤーに変更している。

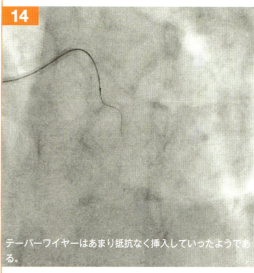

テーパーワイヤーはあまり抵抗なく挿入していったようである。

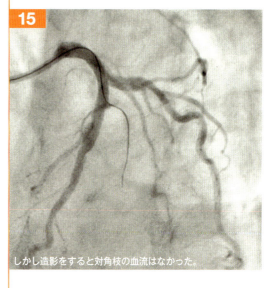

しかし造影をすると対角枝の血流はなかった。

3 ガイドワイヤー｜ステント側枝のワイヤーが偽腔に迷入

16

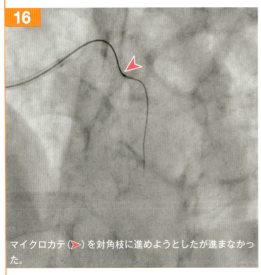

マイクロカテ（▷）を対角枝に進めようとしたが進まなかった。

17

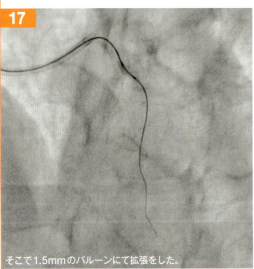

そこで1.5mmのバルーンにて拡張をした。

18

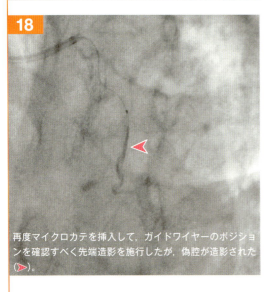

再度マイクロカテを挿入して，ガイドワイヤーのポジションを確認すべく先端造影を施行したが，偽腔が造影された（▷）。

19

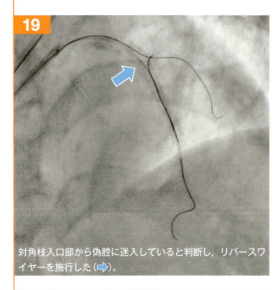

対角枝入口部から偽腔に迷入していると判断し，リバースワイヤーを施行した（⇨）。

20

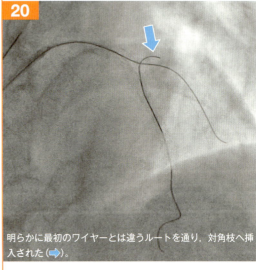

明らかに最初のワイヤーとは違うルートを通り，対角枝へ挿入された（⇨）。

21

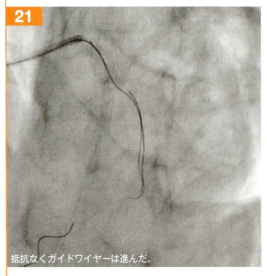

抵抗なくガイドワイヤーは進んだ。

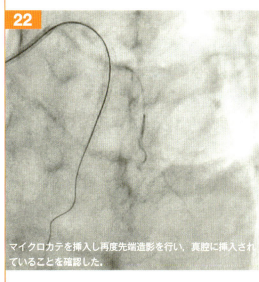

22 マイクロカテを挿入し再度先端造影を行い，真腔に挿入されていることを確認した．

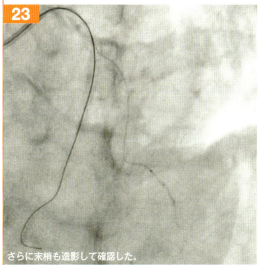

23 さらに末梢も造影して確認した．

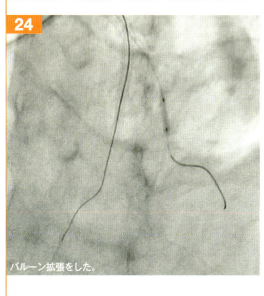

24 バルーン拡張をした．

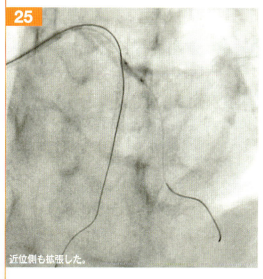

25 近位側も拡張した．

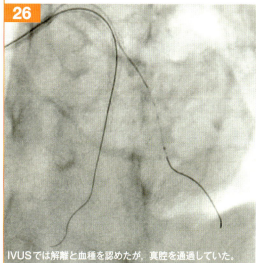

26 IVUSでは解離と血腫を認めたが，真腔を通過していた．

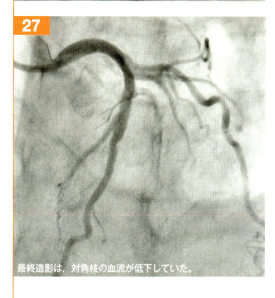

27 最終造影は，対角枝の血流が低下していた．

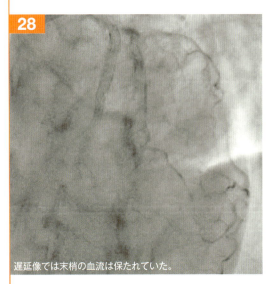

遅延像では末梢の血流は保たれていた。

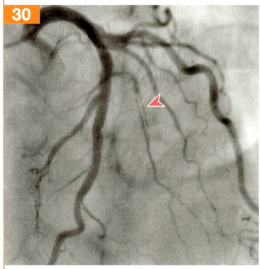

LAO cranial view でも二腔の状態になっていたが，血流は保たれており問題はなかった。

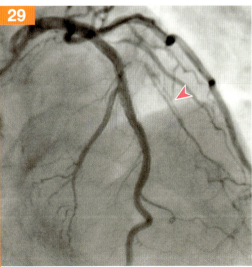

本例はその後イベントなく経過し，1.5年後の造影では対角枝は流れていたが一部二腔（▶）の状態となっていた。ステント等の挿入できるサイズではないため，このまま経過観察となった。

4. IVUS

IVUSスタック

Point
- スタックになかなか気づかないので注意.
- ほとんどの例はIVUSのexit portがステントの遠位端にスタックする.
- IVUSを抜去する際は,透視を確認する.
- スタックしたら,まずは引っ張らない.
- IVUSが奥に押せれば,少しずつ回転させる.
- IVUSが押せなければ,奥に押すための方法を講じる.
- スタック部をバルーニングしてもよい.

なぜ生じる？

Exit portでスタックする

　IVUSスタックのほとんどは,IVUSカテーテルのガイドワイヤーの,通過ルーメン出口部(exit portと呼ぶ)と,ステントストラットとが干渉して生じる(**図1**)。

　ステントに対するスタックは,以前のステントだとストラットが厚く,IVUSがスタックすることは稀であった。しかし近年,ステントのストラットが非常に薄くなったことや,2.25mmなどの小口径のステントの出現などによるためか,その頻度は増してきていると思われる。

スタックしやすい状況

　スタックする可能性の高い状況とは,
1. ステント遠位端へのIVUS挿入,
2. ステント留置後の小血管へのIVUS挿入,
3. ロングステントを用いたIVUS挿入,
4. ステント留置後の屈曲病変へのIVUS挿入,
5. ステント留置後の側枝へのIVUS挿入,
などが挙げられる。

ワイヤーとのセパレートも危険

　機械操作式IVUSのガイドワイヤールーメンは非常に短いモノレール構造になっているため,血管に強い屈曲があった場合に,稀にIVUSカテーテルとガイドワイヤーがセパレートすることがある(**図2**)。屈曲部に対して挿入する際にIVUSのカテー

ルが逸脱してしまったり（図3），逆に引き抜く際にガイドワイヤーを巻き込んでしまうことから，ガイドワイヤーとともにスタックが生じてしまうこともある（図4）。

臨床上，回旋枝入口部などはIVUSカテーテルとガイドワイヤーがセパレートすることが多く，カテーテルスタックの好発部位である。

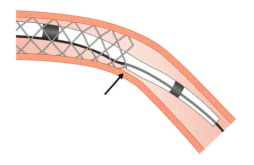

図1 IVUSのスタックのほとんどが，IVUSのexit portがステントの端に引っかかる。

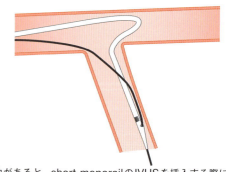

図3 屈曲があると，short monorailのIVUSを挿入する際に逸脱する可能性がある。

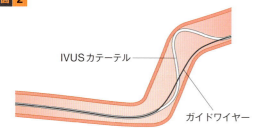

図2 挿入時も抜去時も，ガイドワイヤーとのセパレートが生じうるので注意する。

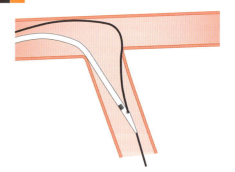

図4 また屈曲部から引き抜く際にはガイドワイヤーが逸脱してしまう可能性があり，それによりIVUSがスタックすることもあり注意が必要である。

どうする？

引っ張らない

まずは予防として，ステントがスタックする可能性の高い状況を認識し，その際には透視を確認しながらIVUSを操作することが大切である。

IVUSがスタックしたと認識した際には，まず，それ以上IUVSカテーテルを引っ張らないことが重要である。これまでの自分の経験や*in vitro*の実験でも，IVUSカテーテルを引っ張ってスタックが解除されることはまずないからである。むしろ，無理やり引っ張ることでステントの変形をきたしたり，exit portの変形が強くなり

IVUSを奥に押しこめなくなったりしてしまい，状況は次第に悪いほうへと向かってしまう。

ステントの極端な変形をまねくまでの状況になると，内科的なベイルアウトはかなり厳しい状況となってしまうため，そのような状況になる前に，なんとかベイルアウトできるような手段を講じることが重要である。

遠位部へ押す

ではどうするかというと，スタックを認識した際には，まずIVUSのカテーテルを遠位部に押すことができるかどうか試みる．スムーズに動くようなら，IVUSカテーテルを回転させつつ先端へトルクが伝わるように，細かく前後させているうちにスタックが解除されることが多い．しかしIVUSのカテーテルはトルク伝達性が非常に悪いため，トルクが伝わらないからといってIVUSを過度に回転させすぎると，IVUSのカテそのものがねじれてしまうことがあるので注意が必要である（図5～9）。

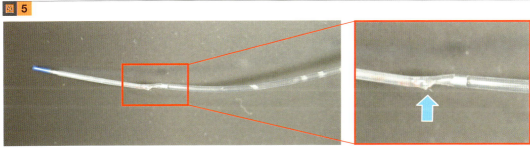

図5　実際にスタックを解除できたIVUSであるが，exit portが変形している。

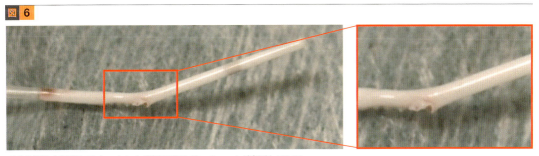

図6　このIVUSも実際にスタックした症例であるがexit portが変形している。

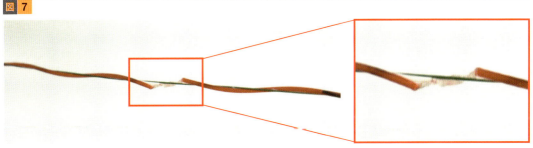

図7　これは別の症例でIVUSをローテーションしながら抜去した例のIVUSであるが，IVUSのカテーテルはトルク伝達が非常に悪いため，あまりローテーションしすぎるとこのようになることもあり，注意が必要である。

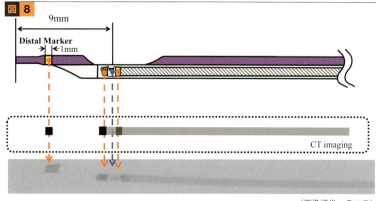

図8　Navifocus® WR：Exit portにはマーカーがついていないので，透視で見ているとスタック部位が認識しにくいことがある。Exit portの位置を知っておくとスタックを認識しやすい。

（画像提供：テルモ）

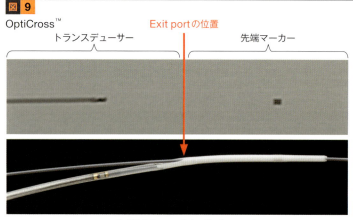

図9　OptiCross™

一般的に使用されているIVUSカテーテルのexit portは見えない部位に存在するため，実臨床だとスタックに気付きにくい。

© 2019 Boston Scientific Corporation. All rights reserved.

バルーンを用いる

　上記の手技を何度か試みてもスタックが解除されていなければ，他の部位からシースおよびガイディングカテーテルを挿入し，ステントのスタックしている部位に対してバルーンで拡張を行い，解除を試みてもよい。

　もしIVUSカテーテルがまったく動かないという状況であれば，その場合も同部をバルーンで拡張するか，スタックしているIVUSのガイドワイヤーに小口径のバルーンを挿入して，IVUSが遠位に移動するか試してみる。またそのバルーンを拡張して解除を試みてもよい。

その他

　IVUSのトランスデューサーを引き抜き，そこにstiffガイドワイヤーを挿入したり，IVUSとガイドワイヤーに子カテを挿入し，まずはIVUSのカテーテルをスタック部位の遠位に押せないかを試みることで，大抵の例ではスタックは解除できるはずである。

　筆者の経験では，IVUSカテが奥に押せない状況では，ダブルガイド等にしてスタック部位をバルーニングしてしまうことで解除できることが多く，まず試みるべき手技だと考えている。

　最後にベイルアウトのフローチャートをまとめたので参考にしていただきたい（図10）。

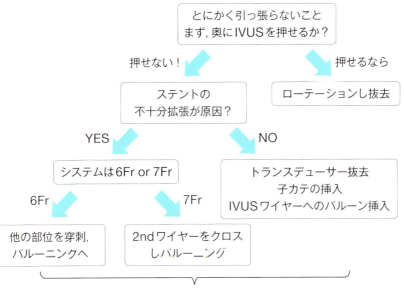

図10

最後の一手は何か？どこで諦めるか？

では先の手を講じても解除ができなかった場合はどうすればいいか？

IVUSを通過させているガイドワイヤーは，基本的には抜去しないほうがいいといわれているが，最終的にはそのワイヤーを，スタックしているexit portの少し近位部まで抜いてみる．Exit portに挿入されているガイドワイヤーがなくなることで，スタックしている部位の角度が多少変わり，抜去できることがありうる．

あくまでも，この方法は最後に講じるべき手技と筆者は考えている．IVUSをマウントしているワイヤーがなくなると，IVUSカテを末梢側に移動させる手段が絶たれるからである．

以上の各種処置をしてもベイルアウトができなければ，最終的には外科的処置も検討しないといけない．筆者はIVUSスタックでオペを行った経験はないが，タイミングを失えば長時間IVUSカテが挿入されていることから急性心筋梗塞をまねく可能性が高く，それから外科に依頼しても手遅れになる可能性がある．

ベイルアウトできない可能性が高いと判断したら，ある程度のタイミングで外科にコンサルトを行うべきである．早期にIABPを挿入したり，スムーズにオペができるようにSwan-Ganzカテーテルを挿入したり，オペ待ちの時間にできうることをすべて施行しておくことが，最悪の事態を避けるためには重要である．

IVUSを押して ローテーション　手技 1

1

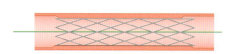

ベイルアウトの手段をシェーマで示す。ステントを留置したところ。

2

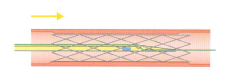

ステント留置後のIVUSを施行。

3

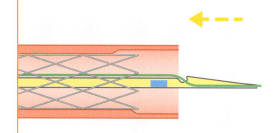

ステントの遠位部からpullbackをしている。

4

スタック

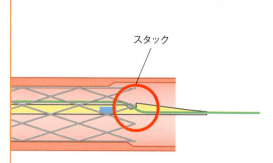

通常はステントの遠位端でスタックが生じる。

5

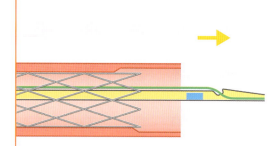

まずはIVUSが押せるかどうか？　奥に押せるなら押してあげて……

6

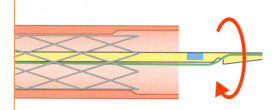

IVUSを少しずつローテーションしてあげることでexit portとの当たりが変わる。

症例 37 IVUSを ローテーションし 抜去

1

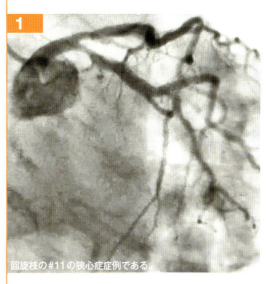

回旋枝の#11の狭心症例である。

2

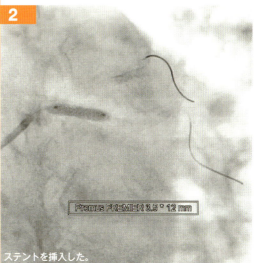

ステントを挿入した。

3

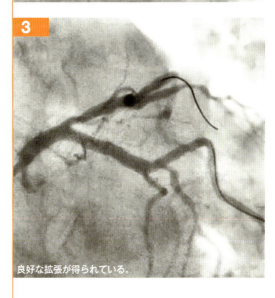

良好な拡張が得られている。

7

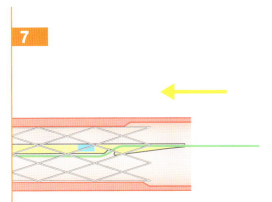

抜去できる。

8

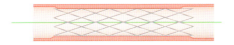

これが最も一般的な抜去方法である。

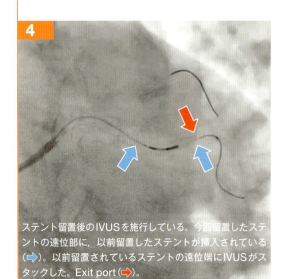

4 ステント留置後のIVUSを施行している。今回留置したステントの遠位部に，以前留置したステントが挿入されている（⇨）。以前留置されているステントの遠位端にIVUSがスタックした。Exit port（⇨）。

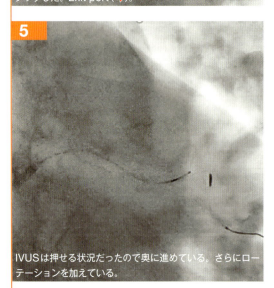

5 IVUSは押せる状況だったので奥に進めている。さらにローテーションを加えている。

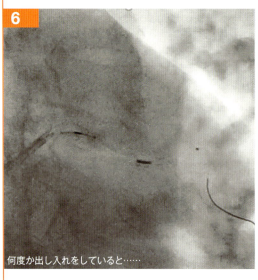

6 何度か出し入れをしていると……

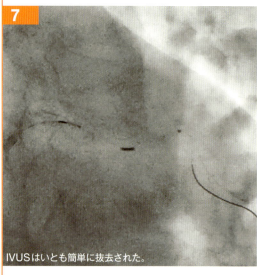

7 IVUSはいとも簡単に抜去された。

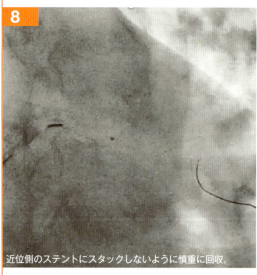

8 近位側のステントにスタックしないように慎重に回収。

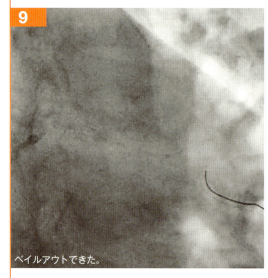

9 ベイルアウトできた。

スタック部位をバルーニング　手技 2

1

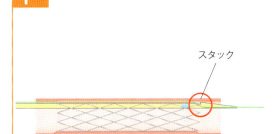

ステントの遠位端でスタックした。

2

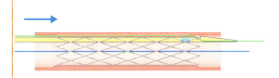

IVUSが挿入されているのとは別のシステムを挿入したりして、ガイドワイヤーをもう一本挿入する。

3

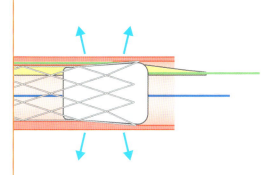

そしてスタックしていると思われる部位をバルーンで拡張する。

4

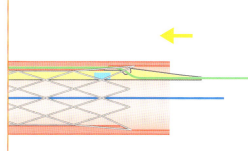

そのままゆっくりIVUSを引いてくると……

5

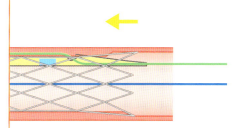

スタックが解除されていて、抜去可能となっていることが多い。

6

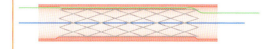

この方法は、スタックの原因がステントの不十分拡張であると認識した時には絶対的に有効であるし、そうでないと思っていても解除できることがほとんどである。

バルーニングし抜去 (1) 症例38

LAD：左前下行枝

1

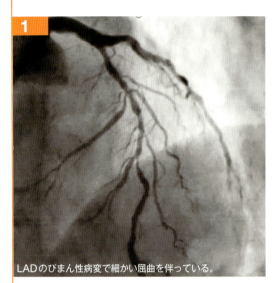

LADのびまん性病変で細かい屈曲を伴っている。

2

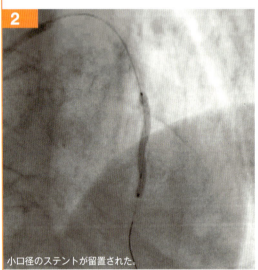

小口径のステントが留置された。

3

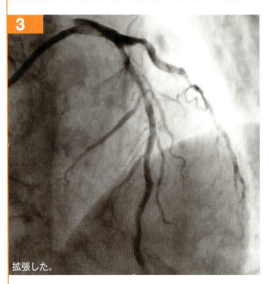

拡張した。

4

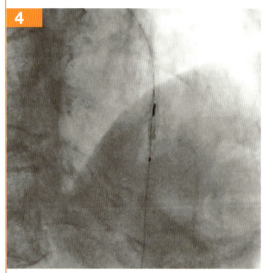

ステントの状態をみるためにIVUSを挿入すると，ステント遠位端と思われる部位でスタックした。すでにIVUSは奥には押せなかった。ガイドは橈骨動脈から6Frのシステムを組んでいた。

5

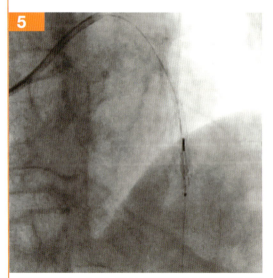

胸痛が出現し，他のシステムを構築すべく鼠径を早急に穿刺した。

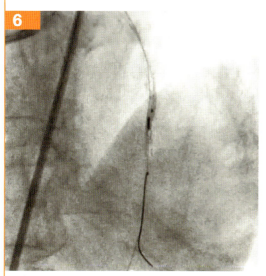

ガイドワイヤーをもう一本ステント内に通過させ，バルーニングを行った。

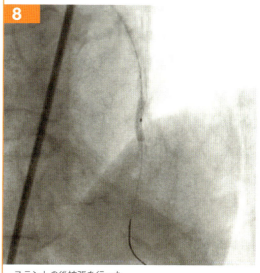

ステントの後拡張を行った。

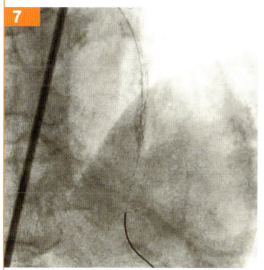

バルーン解除後，IVUSは何の抵抗もなく抜去できた。

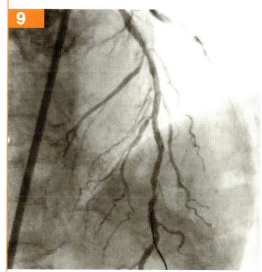

再度IVUSによる確認は行わず，血管造影でend pointを決定し終了した。

バルーニングし抜去 (2)   症例 39

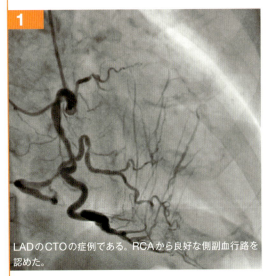

1 LADのCTOの症例である。RCAから良好な側副血行路を認めた。

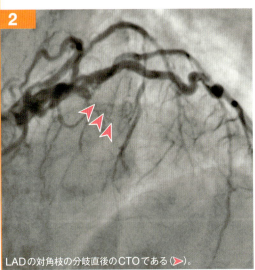

2 LADの対角枝の分岐直後のCTOである（▶）。

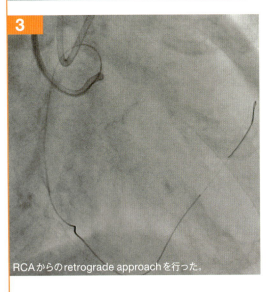

3 RCAからのretrograde approachを行った。

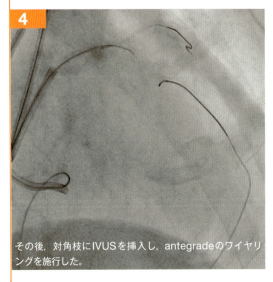

4 その後，対角枝にIVUSを挿入し，antegradeのワイヤリングを施行した。

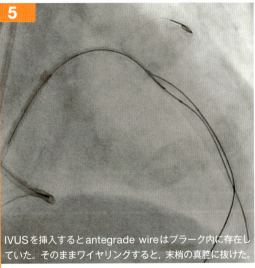

5 IVUSを挿入するとantegrade wireはプラーク内に存在していた。そのままワイヤリングすると，末梢の真腔に抜けた。

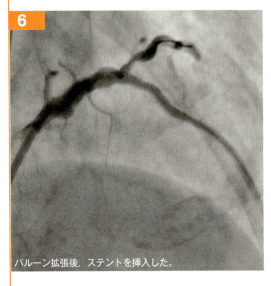

6 バルーン拡張後，ステントを挿入した。

7

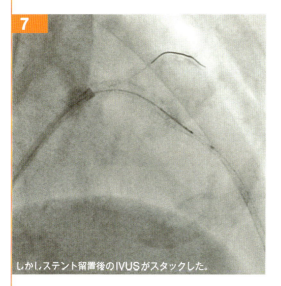

しかしステント留置後のIVUSがスタックした。

8

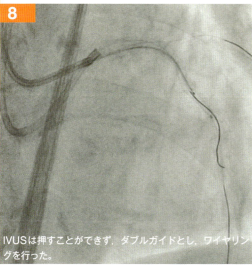

IVUSは押すことができず，ダブルガイドとし，ワイヤリングを行った。

9

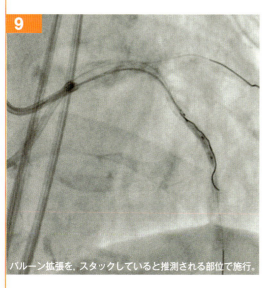

バルーン拡張を，スタックしていると推測される部位で施行。

10

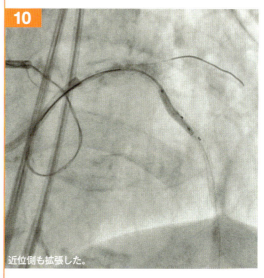

近位側も拡張した。

11

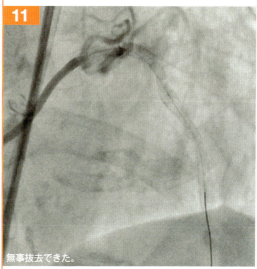

無事抜去できた。

重要

近年のステントは，ステントのconformabilityが良好なことから，屈曲病変にステントを留置すると，その屈曲が維持されることが多い。そのことは悪いことではなく，むしろ好ましいことではあるが，ステント留置後のIVUSを施行する際にはステントの遠位端やストラットの接線方向に接触するリスクが高くなり，逆にスタックする危険が高まるといってよい。かかる病変にステントを留置した後のIVUS施行は，十分にスタックのリスクを認識しながら施行することが望ましい。

バルーニングし抜去 (3) 症例40

1

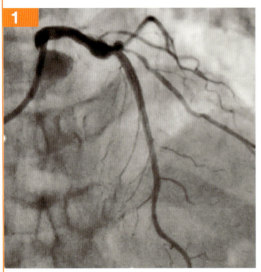

対角枝の狭窄で虚血が陽性の症例である。LADの#6にステントが留置されており、対角枝はjailされている。

3

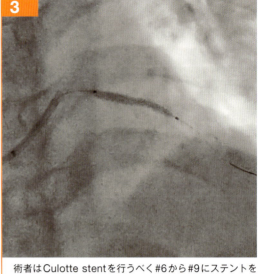

術者はCulotte stentを行うべく#6から#9にステントを挿入した。

2

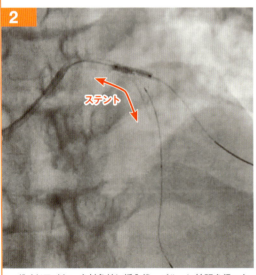

ガイドワイヤーを対角枝に挿入後、バルーン拡張を行った。

4

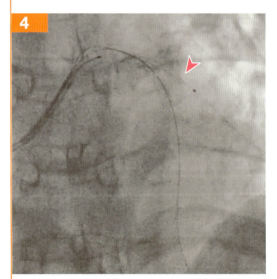

ステント挿入後の、#9のステント遠位部のIVUSを施行した際に、#9でステント遠位端にIVUSがスタックした。

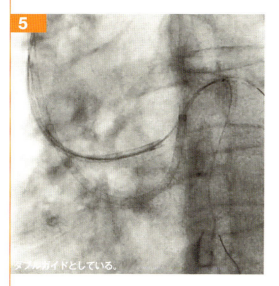

ダブルガイドとしている。

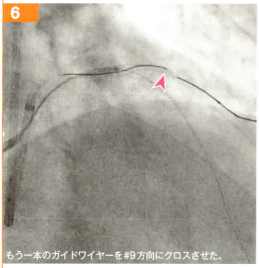

もう一本のガイドワイヤーを#9方向にクロスさせた。

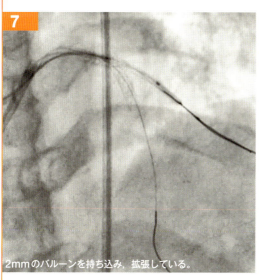

2mmのバルーンを持ち込み,拡張している。

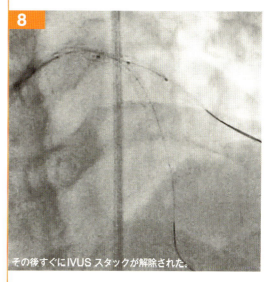

その後すぐにIVUSスタックが解除された。

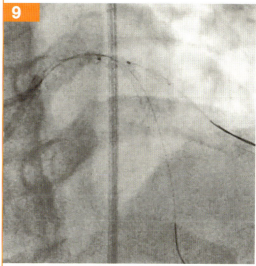

引き抜く際には,必ず透視を確認しながら引き抜くことが重要である。

トランスデューサーを抜去（1）　手技3

1

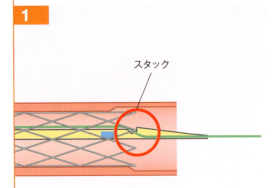

スタック

ステントの遠位端にスタックし，IVUSが奥に押せない状況である。

2

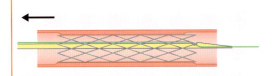

トランスデューサーを引き抜く。これはトランスデューサーはまったく腰がないためで，そこのルーメンに固いワイヤーを挿入すれば，IVUSを奥に押しこむことが可能となる可能性があるからである。

3

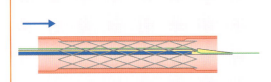

0.014インチのガイドワイヤーを挿入してもよいが，さらにpushabilityのある0.018インチのワイヤーなども挿入できるため，なるべく太いものを挿入する。

4

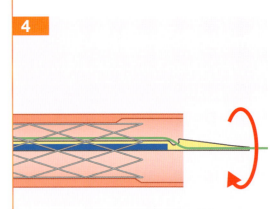

IVUSが奥に押せるなら，その状況でローテーションをしてあげればよい。

5

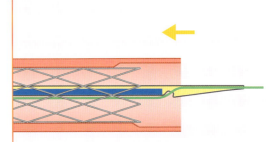

あとは一般的な抜去法と同様である。

6

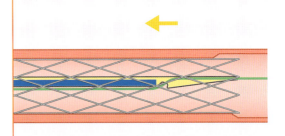

挿入するガイドワイヤーは決して反対から挿入したりしてはいけない。透視では見えないからである。必ず，先端の不透過部分が確認できる先端方向から挿入する。

トランスデューサーを抜去（2） 手技 4

1

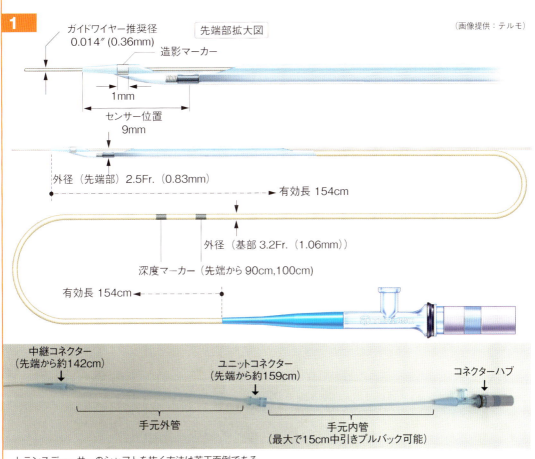

トランスデューサーのシャフトを抜く方法は若干面倒である。

2

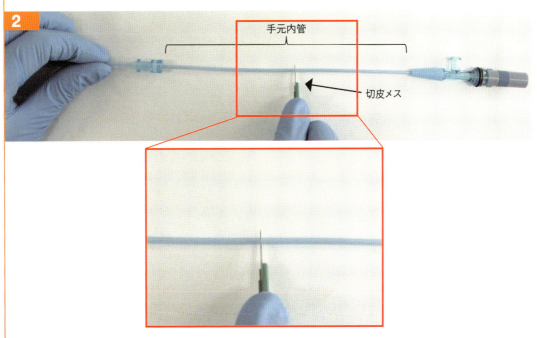

メスなどで，手元内管の中央部付近を切断する。ハサミだと全部を切断してしまうため難しい。

3

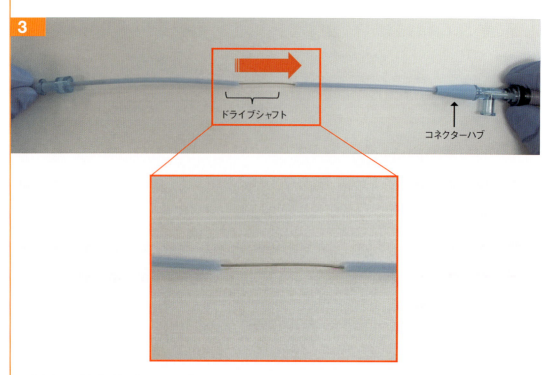

コネクターハブを手元側に引き，ドライブシャフトを引き抜く。

4

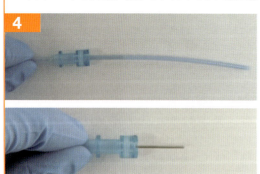

手元内管を手元外管内に挿入し，サポートコイルを露出させる。あとはここに0.018インチガイドワイヤーなどを挿入する。OptiCross™はサポートコイルはなく，トランスデューサーそのものが引き出せたら，そのままそこにワイヤーを挿入してしまう。

5

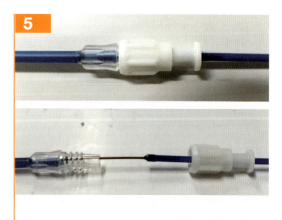

Altaview®はドライブシャフトが簡単に抜けるように作られている。メスなどは必要ない。

症例 41 トランスデューサーを抜去

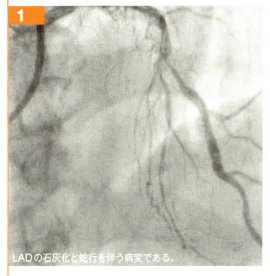

1 LADの石灰化と蛇行を伴う病変である。

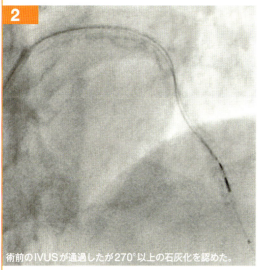

2 術前のIVUSが通過したが270°以上の石灰化を認めた。

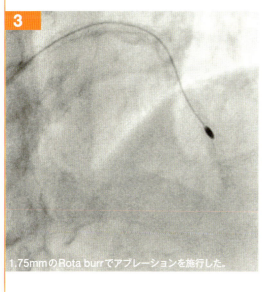

3 1.75mmのRota burrでアブレーションを施行した。

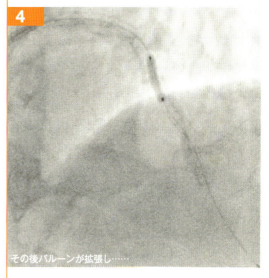

4 その後バルーンが拡張し……

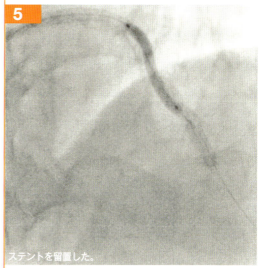

5 ステントを留置した。

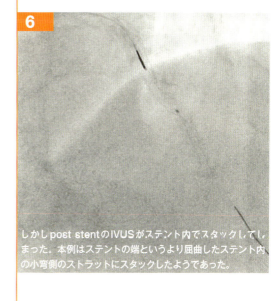

6 しかしpost stentのIVUSがステント内でスタックしてしまった。本例はステントの端というより屈曲したステント内の小弯側のストラットにスタックしたようであった。

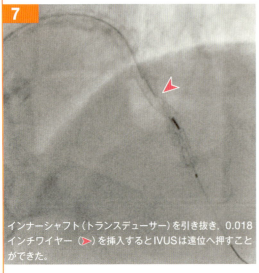

インナーシャフト（トランスデューサー）を引き抜き，0.018インチワイヤー（▶）を挿入するとIVUSは遠位へ押すことができた。

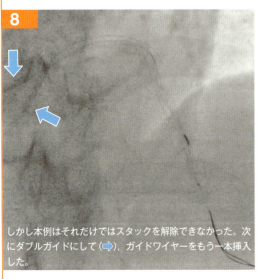

しかし本例はそれだけではスタックを解除できなかった。次にダブルガイドにして（⇨），ガイドワイヤーをもう一本挿入した。

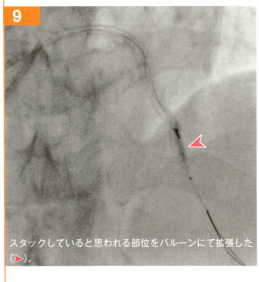

スタックしていると思われる部位をバルーンにて拡張した（▶）。

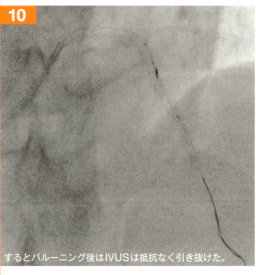

するとバルーニング後はIVUSは抵抗なく引き抜けた。

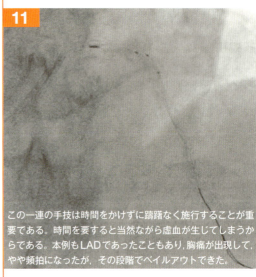

この一連の手技は時間をかけずに躊躇なく施行することが重要である。時間を要すると当然ながら虚血が生じてしまうからである。本例もLADであったこともあり，胸痛が出現して，やや頻拍になったが，その段階でベイルアウトできた。

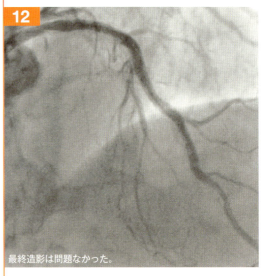

最終造影は問題なかった。

元のワイヤーに バルーン通過　手技 5

1

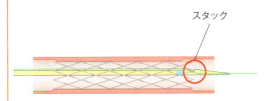

ステント遠位端にスタックしている。

2

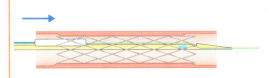

IVUSで使用しているガイドワイヤーにバルーンを通過させていく。

3

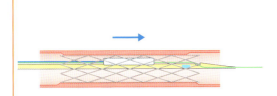

7Fr以上のガイドカテの時には可能である。

4

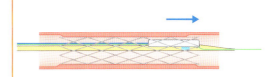

スタックしているところまで可能な限り進めてしまう。

5

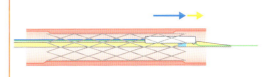

そのまま，スタックしているところを末梢へ押し進めることができればよい。

6

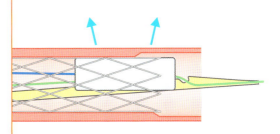

あるいはその場所でバルーンを拡張してもよい。

バルーンで押して抜去 (1) 症例 42

1

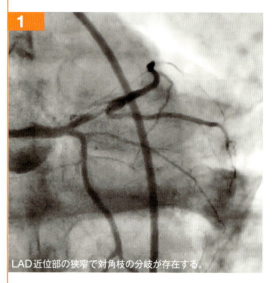

LAD近位部の狭窄で対角枝の分岐が存在する。

7

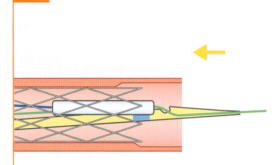

あとはそのままゆっくりIVUSを引いて，スタックが解除されているかを確認する。

2

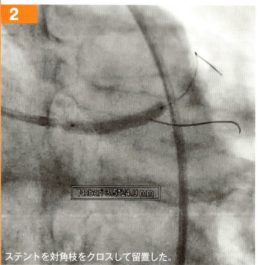

ステントを対角枝をクロスして留置した。

8

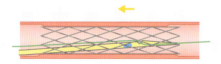

解除された。もしスタックするなら再度拡張をしたり，末梢に押せた時点でバルーンを引き抜きIVUSをローテーションしてもよい。

3

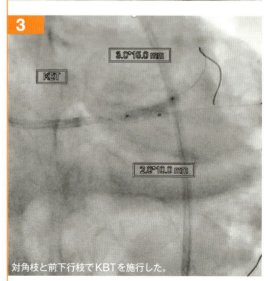

対角枝と前下行枝でKBTを施行した。

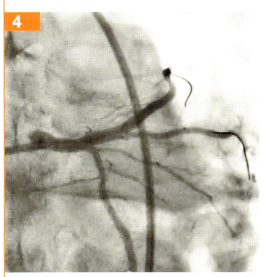

良好に拡張した。

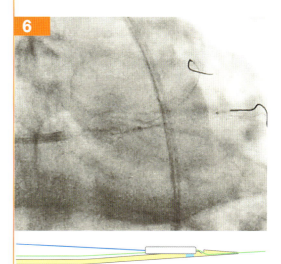

そこでIVUSに載っているガイドワイヤーにバルーンを挿入した。

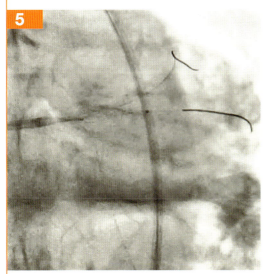

対角枝にIVUSを施行したが，対角枝でIVUSがスタックした。

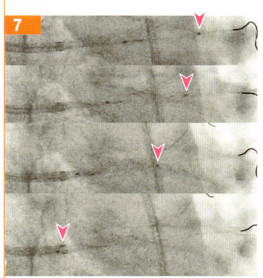

バルーンを拡張後IVUSをゆっくり引いてくると，何の抵抗もなくIVUSは引けてきた。IVUSの先端マーカー（▶）。

バルーンで押して抜去 (2) 症例43

ELCA：エキシマレーザー冠動脈形成術

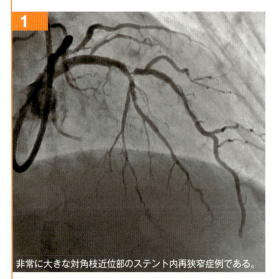

1 非常に大きな対角枝近位部のステント内再狭窄症例である。

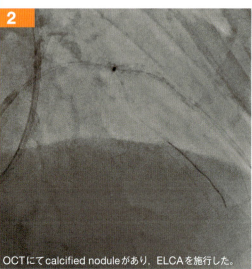

2 OCTにてcalcified noduleがあり，ELCAを施行した。

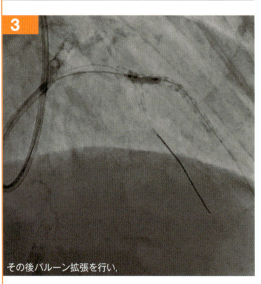

3 その後バルーン拡張を行い，

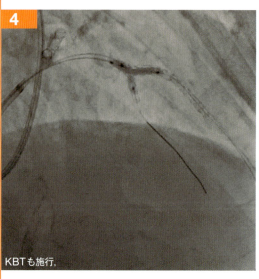

4 KBTも施行，

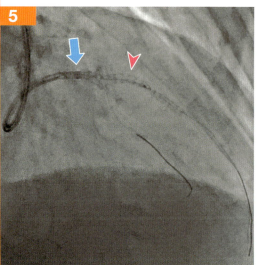

5 そしてIVUSを施行したが，スタックしてしまった（おそらくexit portはこの辺▶）。既に引き抜こうとかなりの力で引っ張ってしまっており，ガイドカテがかなりdeepに挿入してしまっている（➡）。

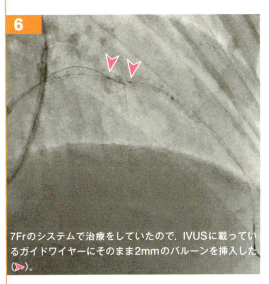

7Frのシステムで治療をしていたので，IVUSに載っているガイドワイヤーにそのまま2mmのバルーンを挿入した（▶）。

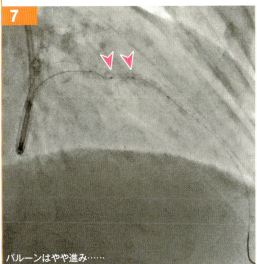

バルーンはやや進み……

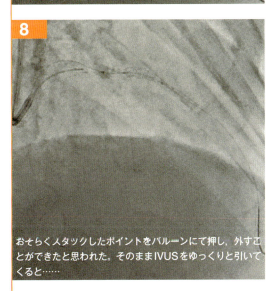

おそらくスタックしたポイントをバルーンにて押し，外すことができたと思われた。そのままIVUSをゆっくりと引いてくると……

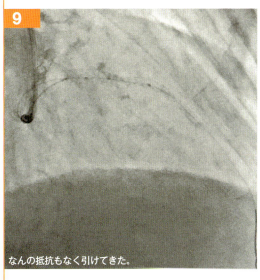

なんの抵抗もなく引けてきた。

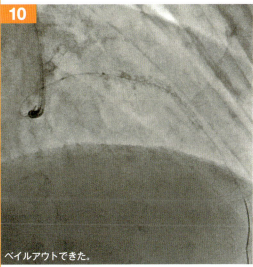

ベイルアウトできた。

子カテを用いる　手技6

1

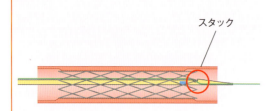

さらなる方法は，

2

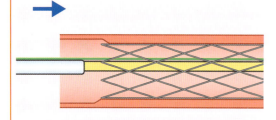

IVUSに子カテを挿入してしまう．

3

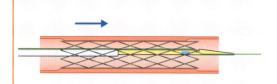

可能な限り進めていき，

4

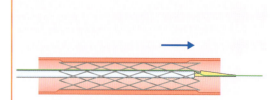

スタックしているところを超えてしまえば問題ない．

5

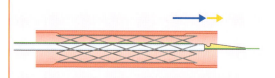

そのまま解除できる可能性が高い．

6

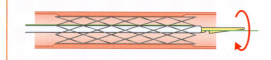

少しローテーションを加えてもよい．

ワイヤーを引いてみる　手技7

1

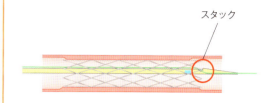

最終手段のひとつ。

2

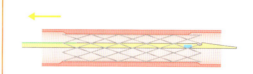

IVUSのガイドワイヤーを，exit portの近位側まで引いてしまう。

3

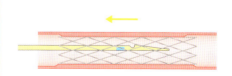

それだけでスタックが解除できる可能性がある。

7

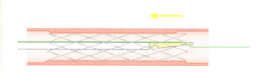

この方法は，スタックしている部位が比較的近位部であれば有用である。

重要

IVUSのスタックは，速やかにスタックの原因を考えて，どのベイルアウト法が適切かを判断し，手技を進めていくべきである。あまり長時間かけていると，虚血や血栓形成をまねき，急変してしまう可能性を考えながらベイルアウトしてほしい。

> 心構え

経験がない術者がパニックにならない方法とは？

　ある程度生まれ持っている，個人の気質や性質にも左右される部分があると思いますが，普段から手技がうまくいかない時にカテ室内で怒鳴り散らしている術者や，自分の責任を病変のせいなどにする術者ほど，まず緊急時にはパニックに陥ります．合併症が生じた際にも「自分のせいではない」などと考えてしまうからです．そのような時は，すぐに救命の順序を考え，どの方法が最良か判断し実行できないといけません．

　自身がパニックにならないように，普段から自分を見つめ直してみてください．もし，そういう状況でパニックになってしまったら，まだまだだと自覚することです．

　ところが，経験がなくても割と冷静にいられる術者も存在します．そういう術者に共通していることは普段の行いが良いということです．なんとも月並みな言い方ですが，普段からいい加減な治療をしていないということでもあります．イライラすることなく，普段からきちんとした治療を心がけていると，うっかりミスをあまりしません．

　そしてまた，いろいろなことに気が配れています．病変のこと，患者のこと，カテ室の全体のことなど，いろいろなところに目が行き届いています．だから自身の未知なる合併症に対しても，何らかの解決方法をイメージできていると思いますし，決して「こうしたらうまくいく，ああしたらうまくいく」という楽観的なイメージだけでPCIをしていません．「ひょっとしたらうまくいかないかも，うまくいかない時はこの手でいこう」などと，いろいろなことを考えながら手技を進めているはずです．そのような術者は，経験値が少なくても合併症の発生率は低く，また合併症発生時もパニックになりにくいと思います．

　一方で，几帳面な術者がいいかというと，そうでもありません．そのあたりは難しいところで，ある程度大胆でないと，思い切ったベイルアウト方法に踏み切れず，結局は成功に導けないということもあります．

　抽象的ですが，普段から行いを良くすることがパニック回避につながるということです．

5. バルーン

デフレートできない

Point
- まずは何度もデフレートする。
- そのまま，冠動脈から大動脈まで引き抜けないか試す。
- バルーン手元のシャフトを切断し，デフレートできないか試す。
- 子カテの先端を切断し，バルーンに挿入しバルーンに押し付ける。
- デフレートできなければ，外科的処置も早期に検討する。

なぜ生じる？

稀だが危険

バルーンがデフレートできないという合併症は非常に稀であり，おそらく経験者がまずいない合併症の一つと思われる。自験でもこれまで2例のみ経験しただけであるが，本合併症の適切なベイルアウト法を知っておかないと，場合によっては急性虚血から重大な心事故に至る可能性もあり，ベイルアウトの知識だけは必ず頭の片隅に置いておくべき合併症である。

シャフトに異常

バルーンがデフレートできない要因は，製品に初めから不具合があって生じる場合と，操作の最中にバルーンのシャフト部分が折れたり，過度に長軸方向に押してしまったりすることでデフレートできなくなるという場合とに分けられる。

製品に最初から不具合がある場合は，それを予防することはできないが，製品に術前は問題がないにもかかわらず，使用中にデフレートできなくなるということは避けねばならない。実験上は，バルーンのシャフトの部分のキンク，ねじれ，過伸展が原因でデフレート困難になることがわかっている。そのような誤動作により，バルーンのルーメンがチェックバルブ状になる（図1）。

したがって，取り出したバルーンは慎重に扱わないといけないし，一度キンクしてしまったバルーンを再度使用するようなことは避けねばならない。

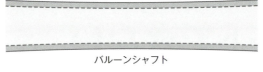

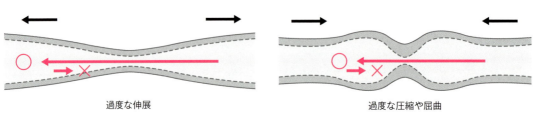

過度な伸展　　　　　　　　　　　過度な圧縮や屈曲

どうする？

できることは何か？

　バルーンがデフレートできなくなった際には，まず何度もデフレートを繰り返すことである．

　もし無効であれば，ガイディングカテーテル（ガイドカテ）のポジションに注意しながら，バルーンがそのまま冠動脈外に引き抜けないか試みることである．

　ガイドカテのポジションに注意する理由は，バルーンを引き抜こうとする際には，当然ながらガイドカテが冠動脈内に引き込まれていくためである．もしも5Frのような細いガイドカテを使用している状況であれば，あえてガイドカテを引くのではなく，逆にdeep engageしてしまい，バルーンごと引き抜けないか試してもよいと思われる．

切断してみる

　それでも引き抜けなければ，次はバルーンの手元のシャフト部分で切断してみる．

　クーパー剪刀などで簡単に切断は可能である．手元のハブなどの不具合であれば，それで解消する可能性はある．

子カテを用いる

　切断が無効であれば，デフレートできなくなっているバルーンシャフトへ先端を切断した子カテを挿入し，バルーンを穿孔させることが，現在のところ唯一で最終的なベイルアウト方法であると思われる．

　現在いくつかの子カテが使用可能であるが，近年のガイドエクステンションカテーテルではデフレート不可能である．理由は先端のカテーテル部分がやわらかいからである．これまで十数回施行した*in vitro*の実験では，5Frのストレートカテーテルの先端を，ただ単純に垂直に切断したものを用いたときが，最も高率にデフレートが可能となる．

たとえ一回でデフレートできなくても，カテを取り出し，再度先端をカットし挿入すると，たいていはデフレートが可能となるので，実際に症例を経験してしまった場合は諦めずに，冷静に対応してほしいと思う．

手術？

上記の手技が不可能であれば，それ以外にベイルアウトできる術はなく，なるべく早い段階で心臓外科医に状況を伝えて，緊急手術のスタンバイをしてもらわないといけない．

Cutting balloon？

過去の教科書等には「cutting balloonを用いる」と記載してあるものもあるが，同軸にcutting balloonを持ちこむことは不可能である．分岐部があり，そこに逸脱するようにデフレート困難なバルーンが存在しているときには，側枝方向へcutting balloonを持ち込みバーストできる可能性はあるが（図2），なかなかそのようなシチュエーションでデフレート困難に陥ることはないと思われる．

ガイドワイヤーを用いる？

*In vitro*の実験では，子カテを持ち込み，アンカーをかけながらガイドワイヤーを反対側から挿入しバルーンをバーストさせることが不可能ではないが，実臨床ではワイヤーの後端はX線では透過してしまい目視が不可能である．そしてそのガイドワイヤーはバルーンの肩の部分で滑ってしまい，場合によっては冠動脈外に穿孔してしまうリスクがあり，現実的には施行は不可能だと思われる（図3）．

過拡張？

その他，筆者は施行したことはないが，海外では「バルーンを過拡張し無理やりバーストさせればよい」ということをよく言われるが，バルーンがバーストする際に冠動脈損傷をきたす可能性もありうるので筆者は推奨しない．そもそもバルーンのシャフトを切断してしまったら，その手技を行うことは不可能である．まずはシャフトを切断し，そこに子カテを挿入するべきであると思われる．

レーザー，ロータブレーター？

筆者は施行したことはないが，もしバルーンの脇にガイドワイヤーが通過したとすれば，Tornusを施行してみる価値はある．Tornusでバルーンをバーストできなかったとしても，そのままガイドワイヤーをRota Wire™に変更してしまえばロータブレーターを施行可能である．近年はDiamondbackも使用可能である．そのようなデバイスが持ち込める状況になれば，バーストは可能かと思われる．

その他，これも筆者は経験したことはないが，施設によってはエキシマレーザーが使用できる．

もしレーザーのカテーテルがバルーンにまで挿入できるようであれば，おそらくバーストさせることは可能かと思われる．デフレート困難に陥っている冠動脈の部位

によっては，施行する価値のあるベイルアウト法かもしれない。

ただし，造影剤との反応には注意しないといけない。

その他

冠動脈内でデフレート困難なバルーンの穿孔に成功したら，あとはデバイスをそのまま回収すればいい。バルーンがデフレートできていない状態で，バルーンのサイズがシースより小さければ何ら問題はないが，もしシースのサイズがバルーンよりも小さければ，バルーンは体外に持ち出せなくなってしまう。

シースを大口径にすることもできないため，ここではいくつかの方法を紹介する。

まず橈骨動脈アプローチにて手技を進めていた場合は，鎖骨下動脈あたりまでバルーンとガイドカテを引き抜いてくる。鼠径部からのアプローチであった場合は，下行大動脈にまでガイドカテを引いてくる。

そして症例45に示したが，いわゆるバルーンスリップの応用を行い抜去できることがある。もしそれが不可能であれば，冠動脈内と同様に，子カテを切断し挿入すればバーストできると思われる。機会があれば，一度はベイルアウトのシミュレーションをしてみてもいいかもしれない。

本実症例も大いに参考にしていただきたい（左主幹部でバルーンがデフレート困難に陥ってベイルアウトしている症例は本邦で初だと思う）。ポイントは透視で子カテが見えないというところにある。

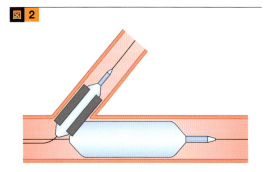

図2 デフレーションできなくなったバルーンの近位側に，たまたま側枝が存在していた場合は，側枝にワイヤリングを行いcutting balloonを持ち込み，バルーンをバーストさせるという方法は可能かもしれない。

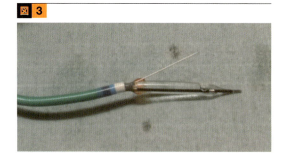

図3 Conquestでさらに子カテを持ち込み刺そうとしたが一度も成功せず。むしろ血管外にワイヤーが飛び出して危険極まりない。絶対に施行しないでいただきたい。
ちなみに in vitro の実験ではガイドワイヤーの後端部分を切断し，それを子カテをアンカリングしながら穿刺するとバーストさせることができる。しかしこの方法も in vitro では可能かもしれないが，透視を見ながら vitro で施行しようとするとガイドワイヤーが透視で見えないため実行は不可能である。

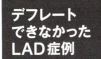 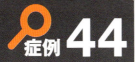

デフレートできなかったLAD症例 症例44

LAD：左前下行枝　　KBT：kissing balloon technique

1
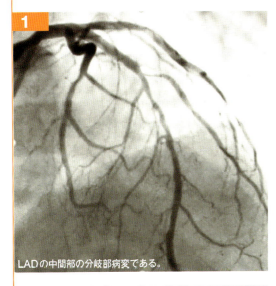
LADの中間部の分岐部病変である。

2
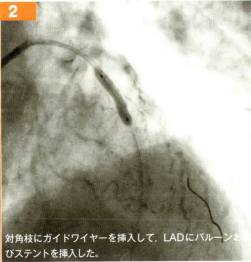
対角枝にガイドワイヤーを挿入して，LADにバルーンおよびステントを挿入した。

3
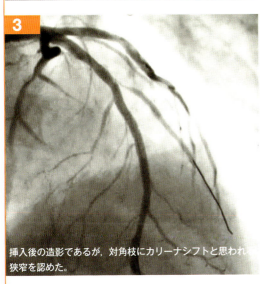
挿入後の造影であるが，対角枝にカリーナシフトと思われる狭窄を認めた。

4
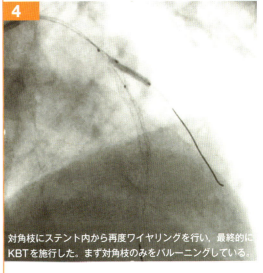
対角枝にステント内から再度ワイヤリングを行い，最終的にKBTを施行した。まず対角枝のみをバルーニングしている。

5
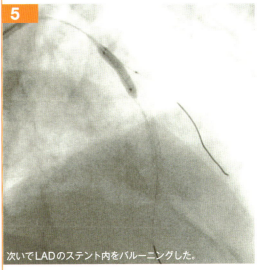
次いでLADのステント内をバルーニングした。

6
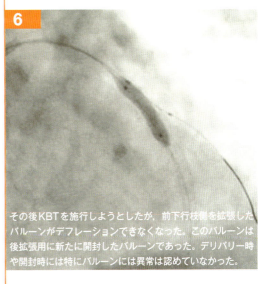
その後KBTを施行しようとしたが，前下行枝側を拡張したバルーンがデフレーションできなくなった。このバルーンは後拡張用に新たに開封したバルーンであった。デリバリー時や開封時には特にバルーンには異常は認めていなかった。

5 バルーン｜デフレートできない

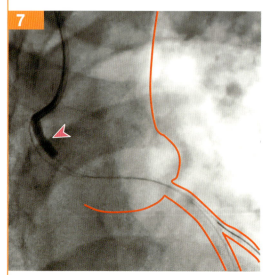

本症例ではガイドカテをdeep engageさせ,バルーン(▶)を強く引っ張ると大動脈まで引き抜くことができた。

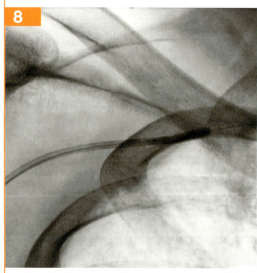

橈骨動脈アプローチにて手技をしていたため,まずは上行大動脈から鎖骨下動脈までバルーンを引き抜いた。上行大動脈でさまざまな処置をしようとすれば,万が一血栓が付着したりデバイスの一部が剥離や断裂をきたしたとすると,その塞栓物は頭部に塞栓を起こす可能性があるからである。

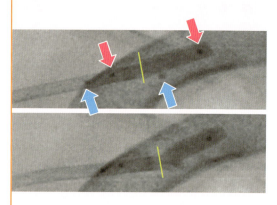

鎖骨下動脈まで回収できたバルーンであるが,いくらバルーンを引いてもガイドカテ内には回収はできなかった。本例は子カテを用いてバルーンを穿孔させようとしていたが,その前にバルーンスリッピング法で抜去できないか試みた。デフレーションできなくなったバルーンA(➡)の脇に,2mmのバルーンBを挿入し(➡),ガイドカテの先端(黄線)から1/3ほど突出させる。次にバルーンBを拡張し,そのバルーンBをデフレーションする際に,バルーンAをガイドカテ内に引き込んだ。

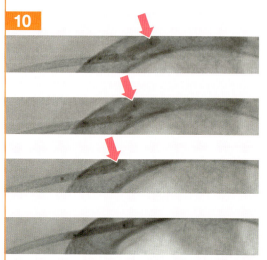

スリッピングバルーンの拡張収縮を繰り返し行うと,バルーンA(➡)が次第にガイドカテへ回収された。

Heartrail® ST01でベイルアウト　手技 8

Heartrail®（テルモ）

1

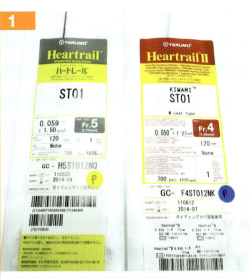

筆者が実験で，そして実臨床で成功させているベイルアウト方法は，このHeartrail®のST01を用いる方法である。

2

Heartrail®はstraight typeのガイドカテであり，通常は親子カテとしての子カテとして用いられる。5Frと4Frのものがある。その先端部分をクーパー剪刀等でそのままカットする。

3

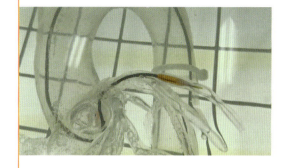

4Fr ST01 KIWAMIであるが，デフレートできないバルーンにいくら押し付けてもバーストさせることはできない。

4

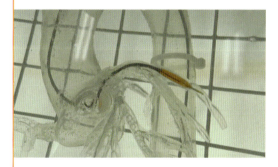

4Fr ST01 KIWAMIの先端を不整にカットしてもバーストは不可能である。

5

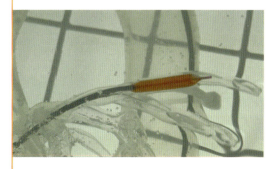

次に5FrのST01を持ち込むと……

5 バルーン｜デフレートできない

LMT：左冠動脈主幹部

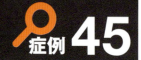

5Fr ST01でベイルアウト 症例45

1

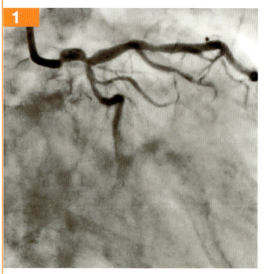

LMTのtrue bifurcationの症例で，LMTの近位部にも狭窄を認めた。

2

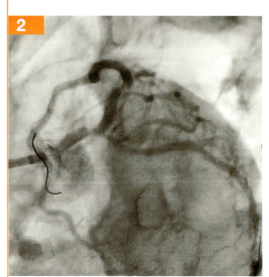

患者の要因によりバイパス術は施行不可能であり，PCIが施行された。回旋枝入口部にも狭窄を認め，最初から2本のステントを用いた治療を予定した。

6

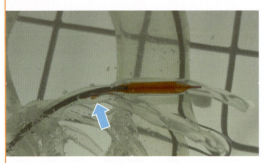

ほぼ100％，バーストが可能となる。漏出したバルーン内の染色液が見える（→）。ということで，5FrのST01がベイルアウトには有用であるし，唯一のベイルアウト方法かもしれない。

3

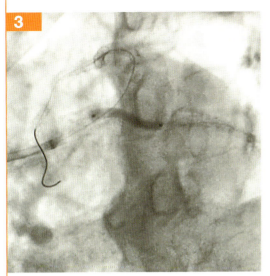

回旋枝とLADにワイヤリングを行った。Culotte stentを施行すべく,まず回旋枝方向へ前拡張後にステントを留置した。

4

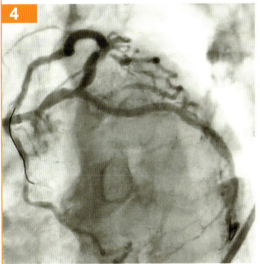

その後の造影であるが,LAD方向へのカリーナシフトを認めた。

5

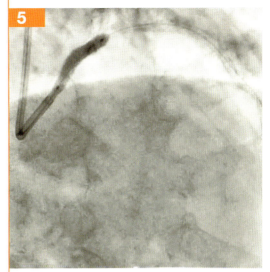

続いて,回旋枝方向に留置したステント内からLAD方向にガイドワイヤーを挿入し直し,バルーンで拡張後にステントをLMTからLAD方向に留置した。画像はRAO cranial viewでステント拡張時である。

6

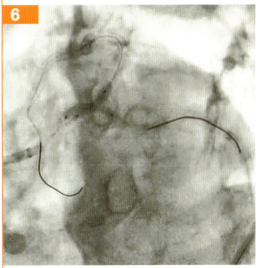

その後,回旋枝にワイヤリングを行い,ワイヤーの軌道をIVUSにて拡張した後に,最終的にKBTを施行した。

7

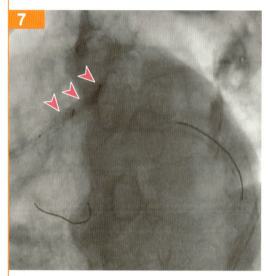

するとLMTからLADに挿入したバルーンがデフレーションできなくなった（▶）。回旋枝側のバルーンは写真の如く抜去できた。この画像は透視画像ではあるが，当院の連続シネ記録装置の画像を呼び起こしたものとなる。したがって画質が悪い。

9

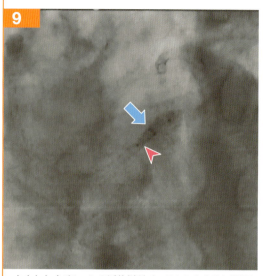

なんとなくバルーンの近位側がバーストしたような状況に見えた。そしてバルーンの近位側のバルーンマーカーが，ガイドカテ内（ガイドの先端➡）に挿入されていることが確認できた（▶）。

8

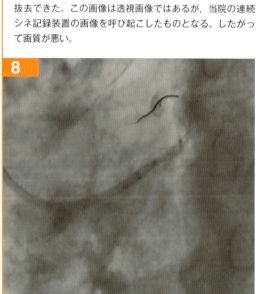

患者は胸痛を訴え，心電図も胸部誘導の広範囲でSTが低下した。本例は躊躇せずにST01をカットし，切断したバルーンのシャフトから挿入した。*In vitro* の実験では子カテの状況を見ながら手技ができるが，臨床の状況だと透視ではカットした子カテの先端部分は見えなくなってしまう。本例も子カテは透視では見えなかったが，子カテを最大限挿入したうえで，バルーンのシャフトを引っ張りバーストを試みた。

10

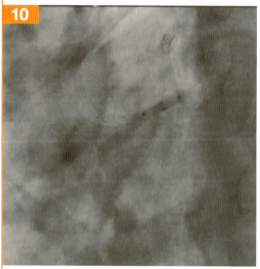

その状況でバルーンの一部はバーストできていると判断し，ガイドカテごと冠動脈外に引き抜けないか試みると……

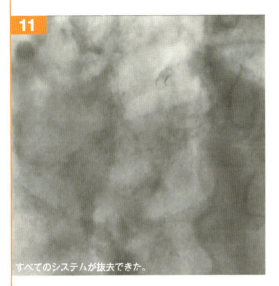

すべてのシステムが抜去できた。

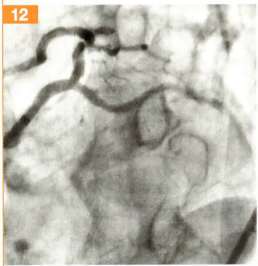

再度KBTを施行し，本例は事なきを得た。本例のベイルアウトに要した時間はおそらく5分かからずに施行できた（連続透視記録があり時間経過を調べた）ことで，致命的な虚血などをまねかずベイルアウトできたと思われる。

アドバイス

バルーンのデフレーション困難は，遭遇することはまずない合併症と思われるが，万が一の遭遇時は迷いなく子カテを持ち込み，速やかにベイルアウトしていただきたい。判断力と時間との勝負が，成否を分けると思う。

5. バルーン

Ruptureしてしまった

Point
- すぐにインディフレーターをデフレートする。
- 冠動脈損傷がないかを造影して確認する。
- 解離していれば以降造影を控え，IVUSを併用しながらベイルアウト法を考える。
- もし冠動脈穿孔をきたしていたら，perfusion balloonやカバードステントなどを検討する。
- 外科的処置も検討する。

なぜ生じる？

冠動脈損傷は生じる？

　皆さんは一度くらいあるであろうか？　バルーン拡張中にバルーンが破裂してしまったことが？　「はい」という人がいても，そのほとんどはその後何も起こらなかったのではないだろうか？

　各雑誌や教科書には，"バルーンが破裂したら，その瞬間に冠動脈穿孔が生じているかもしれない"と記載されている。本当にそんなことは生じるのであろうかと訝しんでいる方も少なくないであろう。当施設でも，1万例以上の症例のうちバルーンがruptureした症例は50例程度である。しかしそのなかで冠動脈に穿孔を生じた症例はたった1例だけである（症例47）。

原因は？

　バルーンが破裂してしまう要因として最も多い状況は，筆者の経験からいうとステント再狭窄へのバルーン拡張である。バルーンがステントの何らかの鋭利部分に接触してしまうことに起因していると思う（図1）。

　次に多いのは，小口径のバルーン，特にセミコンプライアンス（セミコン）のバルーンを用いて，拡張時に十分な拡張が得られず，加圧限界（RBP）以上に圧を上げて拡張してしまった際に破裂をすることが多いと思われる。また，病変に起因するのが石灰化病変へのバルーン拡張である。石灰化を拡張しきれずにバルーンが破裂してしまう。突出した石灰化（いわゆるcalcified nodule）などもバルーン破裂の要因となる（図2）。

稀な症例

筆者が経験した稀な一例は、ステントバルーンが後拡張時に破裂し、その際にバルーンの亀裂が冠動脈ステントのストラットに引っかかり、そのままバルーンが断裂して2つのピースにちぎれてしまったというものである。現在は使用できないステントであり問題はないかと思うが、このようなことが生じうるということは知っておいてもよいと思われる（症例48）。

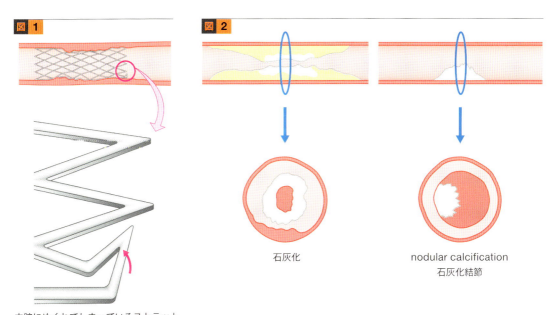

内腔にめくれてしまっているストラット

石灰化

nodular calcification
石灰化結節

どうする？

デフレートし，造影する

バルーンの穿孔が起これば、同時にバルーンを拡張しているインディフレーターのゲージも瞬時に低下する。その際はすぐにデフレートを行うことが大切である。

続いて、少々の造影剤を用いて軽く冠動脈造影を行う。なぜかというと、バルーンの破裂と同時に冠動脈解離が生じている可能性があるからで、勢いよく造影をすれば解離は一気に冠動脈末梢側まで進展してしまい、その後のベイルアウトに難渋する可能性があるため、最小限の量と圧で造影を行うべきである。

造影にて冠動脈解離がなく順行性血流が保たれていれば、引き続き手技を進めればよい。

穿孔を生じたら

　しかし稀に，バルーンが破裂した瞬間に冠動脈末梢が造影されずに，バルーン拡張部の血管外と思われる部位に造影剤が濃染してしまうことがある．

　その場合は間違いなく解離が同部で生じ，あるいは最悪の事態であるが冠動脈穿孔が生じている可能性を考えないといけない．

　もしバイタルが崩れてきていれば心タンポナーデを疑い，速やかに心エコーを行いつつ，出血部位と思われる部位に新たなバルーンやperfusion balloonなどを持ち込み，止血を行うことが重要である．

　心筋内に造影剤が濃染し心タンポナーデには至らない場合には，引き続き手技を続けても問題はないと思われるが，バルーンが破裂をした原因をよく考え，さらなる合併症を生じないような手法を選択しないといけなくなる．

石灰化病変だったら

　筆者が経験した例では，病変部が石灰化であったため同部の再拡張を避け，バイパス手術を選択してベイルアウトしている（症例47）．

　石灰化病変の場合，バルーン拡張していない段階でバルーン破裂をきたしてしまうと，その時点の病変部は不十分拡張の状態であるため，その後perfusion balloonなどを挿入できなかったり，カバードステントを挿入することも不可能となりうる．

　バルーンによる解離や穿孔を抑制するためには，原則的にはバルーンはRBPを超えて拡張をしないことはいうまでもなく，拡張時にはその後の対処の可能性を考慮しながら治療をする必要がある．

Ruptureして末梢が解離 症例46

LAD：左前下行枝

1

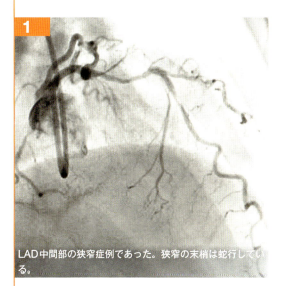

LAD中間部の狭窄症例であった。狭窄の末梢は蛇行している。

2

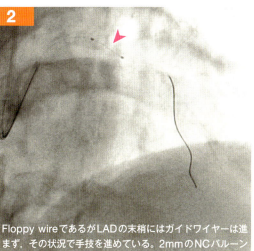

Floppy wireであるがLADの末梢にはガイドワイヤーは進まず，その状況で手技を進めている。2mmのNCバルーンを持ち込んだが通過しなかった（▶）。

3

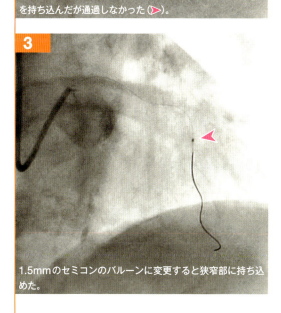

1.5mmのセミコンのバルーンに変更すると狭窄部に持ち込めた。

4

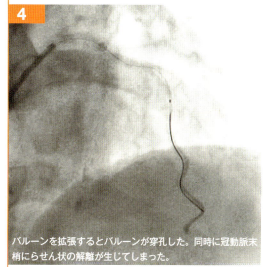

バルーンを拡張するとバルーンが穿孔した。同時に冠動脈末梢にらせん状の解離が生じてしまった。

5

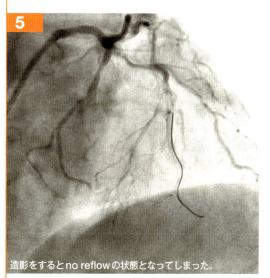

造影をするとno reflowの状態となってしまった。

6

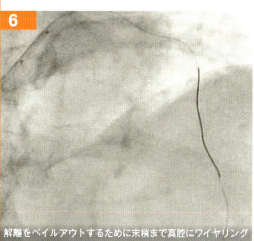

解離をベイルアウトするために末梢まで真腔にワイヤリングをする必要があり，より先端荷重の低いワイヤーを進めると，最初に留置したワイヤーよりも末梢へ進んだ。

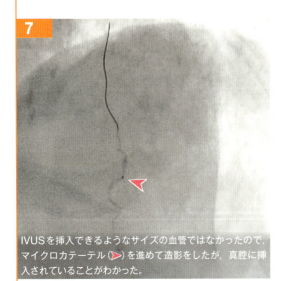

IVUSを挿入できるようなサイズの血管ではなかったので，マイクロカテーテル（▶）を進めて造影をしたが，真腔に挿入されていることがわかった。

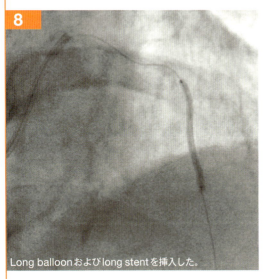

Long balloonおよびlong stentを挿入した。

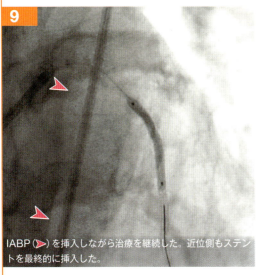

IABP（▶）を挿入しながら治療を継続した。近位側もステントを最終的に挿入した。

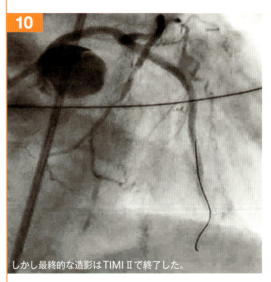

しかし最終的な造影はTIMI Ⅱで終了した。

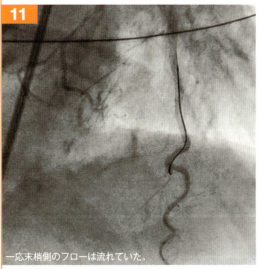

一応末梢側のフローは流れていた。

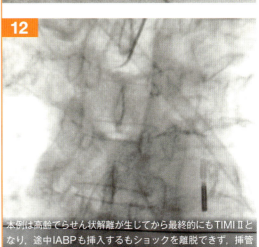

本例は高齢でらせん状解離が生じてから最終的にもTIMI Ⅱとなり，途中IABPも挿入するもショックを離脱できず，挿管もせざるを得なかった症例である。バルーンの破裂をまねいた結果，このような状況にまで至る症例はありうるのである。

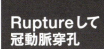

Ruptureして冠動脈穿孔 — 症例47

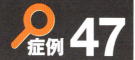

1 臨床的には不安定狭心症にて来院し，準緊急的に冠動脈造影を施行したところ，LADの中間部の高度狭窄を認めた．

2 RAO caudal viewでも高度狭窄を認めた（▷）．

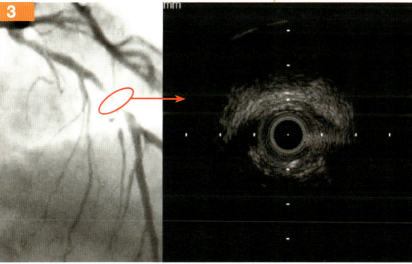

3 そのままPCI治療を行う方針として，ガイドワイヤー通過後にIVUSを施行した．IVUSは病変を難なく通過した．最も狭窄の強い部位は，著明なエコー減衰を伴う不安定プラークの存在が示唆された．

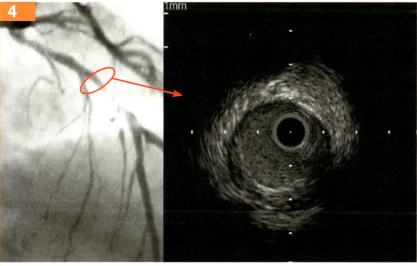

4 近位部になると軽度のfibrous plaqueを認めた．

5 バルーン｜Ruptureしてしまった

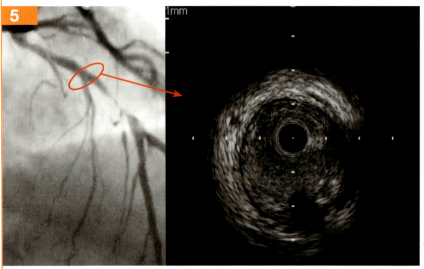

ちょうど中隔枝の位置であるが，内腔はアンギオと同様保持されている。

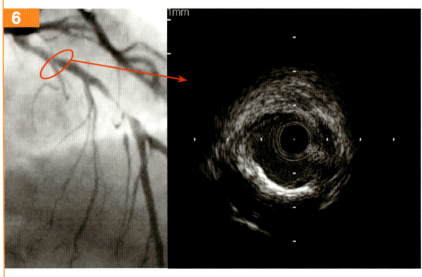

しかし，そのさらに近位部を観察すると，約90°程度の表層性石灰化が出現しだした。

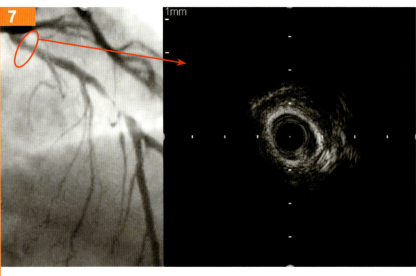

そしてLAD近位部の，やや狭窄がきつく見える部位をIVUSで見てみると，360°の表層性石灰化を認めた。5時の方向の石灰化が途切れて見えるが，ガイドワイヤーのアーチファクトであり，完全な全周性の石灰化を認めた。

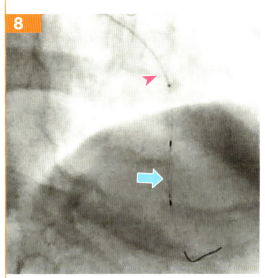

しかしながら術前のIVUSが挿入されていることから末梢保護デバイスを併用して遠位LADの病変を治療することとした。末梢保護デバイスは難なく病変の遠位に留置が可能であった（マイクロカテ▶，末梢保護デバイス➡）。

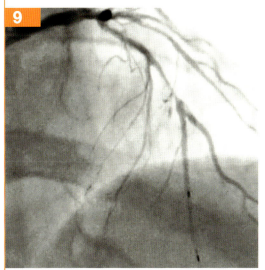

末梢保護デバイスは良好な位置に留置できた。

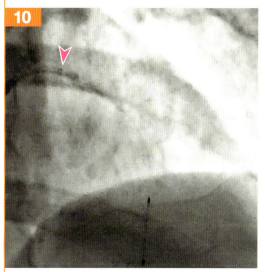

IVUSの所見から，責任病変には前拡張はかなりのslow flowのリスクがあると判断した。IVUSで観察していたことからも直接ステントを留置しようとステントを持ち込んだが，近位側の石灰化の部位でステントはデリバリーできなかった。そこで子カテ（▶）を介してのステント持ち込みを試みた。

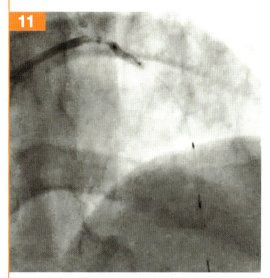

しかし子カテを用いてもステントのデリバリができなかったため，近位部の石灰化を呈しているところだけhigh pressure balloonにて拡張を行った。しかしその際にバルーンがruptureをしてしまった。

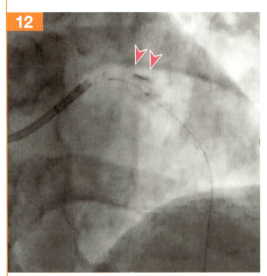

バルーンがruptureした瞬間に患者は胸痛を突発した。造影剤は冠動脈内に濃染せず，冠動脈外？と思われる部位にstainがみられた（▶）。

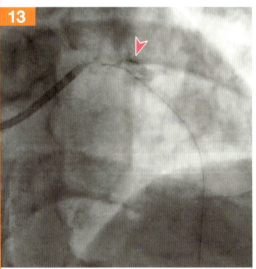

少し時間が経っても造影剤の濃染は持続していたため，造影剤は冠動脈外の心筋内に存在していると思われた。

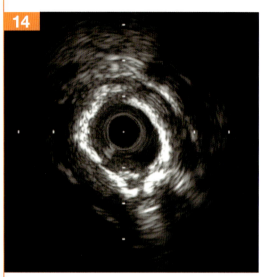

すぐにIVUSを施行したが，石灰化には数カ所クラックが入っていることがわかる。血管全体は石灰化のエコー減衰が強く，hematomaの存在などは確認できなかった。

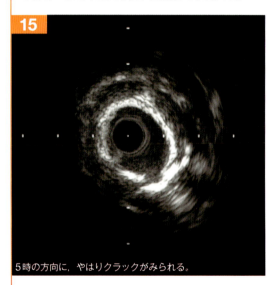

5時の方向に，やはりクラックがみられる。

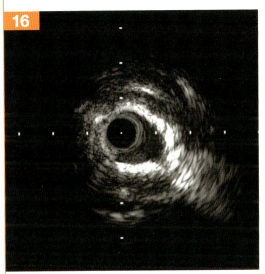

ここでは4時方向にクラックが見え，同部から血管外方にバルーンがruptureした可能性が示唆された。

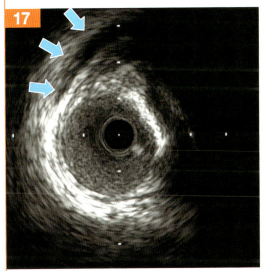

近位部にIVUSを持ってくると，一部であるがhematomaか一部血管への穿孔を示唆するIVUS像を認めた（→）。冠動脈穿孔時のIVUSは，このように低エコーのエリアが血管外と推測される部位に認められることが多い。

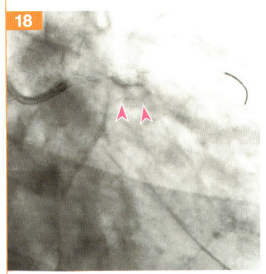

RAO caudal viewでは造影剤のstainは残存していた（▶）。経胸壁エコーでは幸い心嚢液の貯留はなく，バイタルも安定していた。

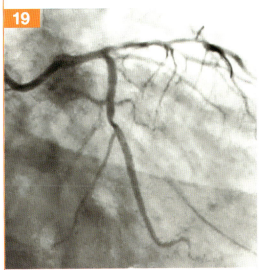

造影をするとblowout perforationはきたしていなかったが，LADの近位部は不十分拡張であり，ベイルアウトするとなるとさらに同部を拡張しないといけないと判断した。当然，それはさらなるhematomaの進展やperforationの助長を促すだけの治療になる可能性もあることから，本例はこれ以上のPCI治療は断念し，CABGの方針とした。

em CABG：緊急冠動脈バイパス術

症例48 Ruptureしてステントにスタック

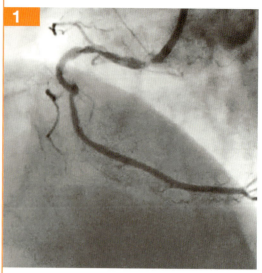

RCA入口部の狭心症の症例である。ガイドのエンゲージが難しく，MACカーブのカテを用いて造影を施行し得た。

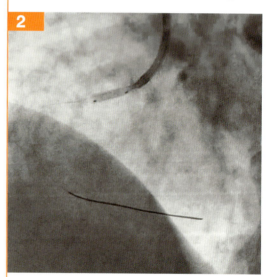

術前のIVUSは挿入できなかった。透視では石灰化を認めたため，スコアリングデバイスにて前拡張を行った。

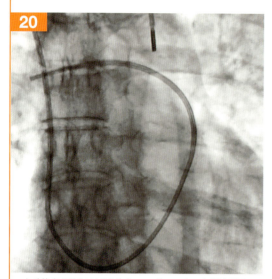

オペ待ちの間にIABPやSwan-Ganzカテなどを挿入し，em CABGを施行した。LADの一枝バイパスを施行した。心嚢液貯留はなく，またLAD近位部は可視範囲（実際には近位部は肺動脈等があり確認できない）では出血は認めなかったため処置は行わなかった。

本例はバルーンの破裂時にpin hole perforationが瞬時に発生した症例であった。病変を十分に拡張した直後にバルーン穿孔が生じたのであれば，perfusion balloonやステントを挿入することでベイルアウトできるかもしれないが，本例は小口径のバルーンで十分に拡張ができていない状況でhematomaが生じてしまったため，外科的治療を選択した。穿孔後はおそらくcheckvalveのような機序で瞬時に穿孔が消失していたと思われた。

重要

石灰化病変に対し，アブレーションやバルーン拡張ができていない状態で穿孔などが生じた場合，まずは止血を図らないといけない。最終的にカバードステントが挿入できないと判断した場合は，外科へコンサルトしつつベイルアウトする必要がある。重要なのは，心タンポナーデにしないことと，心筋梗塞にしないことである。
Perfusion balloonが挿入できない場合，OTWバルーンを挿入し拡張後，OTWルーメンに血液をフラッシュし，末梢を灌流するという裏技がある（冠動脈穿孔の項，234ページ参照）。

RCA：右冠動脈

3

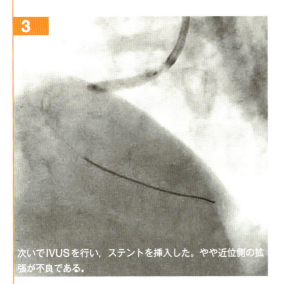

次いでIVUSを行い，ステントを挿入した。やや近位側の拡張が不良である。

4

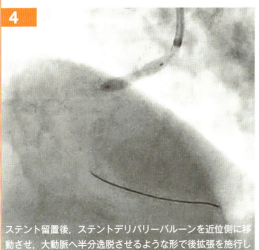

ステント留置後，ステントデリバリーバルーンを近位側に移動させ，大動脈へ半分逸脱させるような形で後拡張を施行した。

5

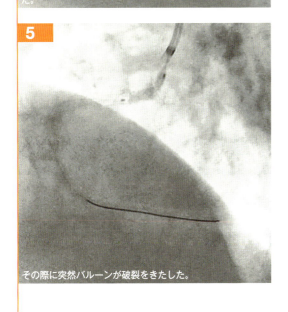

その際に突然バルーンが破裂をきたした。

6

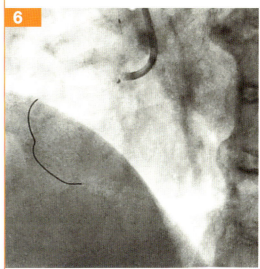

すぐにインディフレーターをデフレートしてバルーンを回収しようとしたが，バルーンが回収できなくなった。原因はわからないものの，何とか回収をしようと子カテを用いたり，ダブルガイドとしてスタックしていると思われる部位をバルーンで拡張してみたりするも，一向に抜去ができなかった。最終的に子カテを再度持ち込みバルーンを引き抜くと，バルーンは抜去された。

7

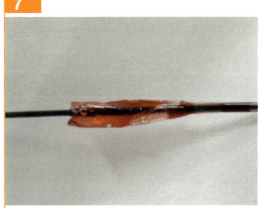

実際に抜去されたバルーンであるが，ちょうど真ん中あたりで完全断裂をきたしており，先端部分の半分は確認できなかった。

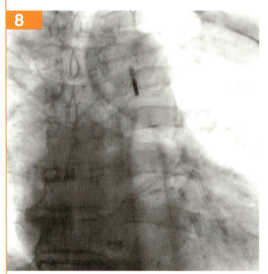

8 本例はバイタルなどは問題はなかったが，内科的には断裂したバルーンの回収は不可能と判断し，外科にコンサルトしてオペを施行した。

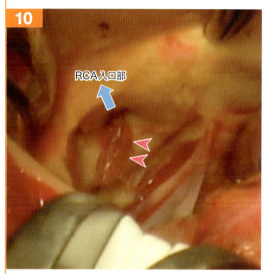

10 バルーン（▶）が見えている。

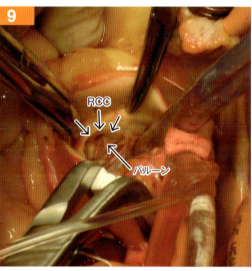

9 オペ時の所見である。RCA入口部から大動脈側に，断裂して遺残したバルーンの先端部分が見えた。

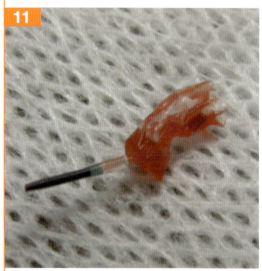

11 鉗子で摘まみ，用手的に引き抜いてもらうと，若干の抵抗を伴い引き抜けた。これがバルーンの先端部分である。本例はバルーンが穿孔した際に断裂し，それを引いた際にたまたまステントのストラットにバルーンが引っかかった可能性が示唆された。ステントは十分には拡張していないと判断していたため，RCA末梢に一枝だけバイパスを施行して問題なく退院となった。

6. ステント

脱落と回収

Point

- まずは冠動脈から大動脈への回収を試みる。
- そのまま、その部位で他のステントを挿入して圧排させ、留置してしまってもよい。
- 大動脈に回収後は、ステントの変形状況で回収方法を検討する。
- 上行大動脈での手技継続は、塞栓が生じた際、脳に塞栓を生じるリスクがあり、下行大動脈に移動するか鎖骨下動脈などに移動して手技を継続する。
- さまざまな回収方法を知っておく。

なぜ生じる？

以前のステント

　冠動脈ステントが登場した1990年代は、いかにステント脱落をせずに病変にステントを留置するかがPCIにおける重要なポイントのひとつであった。初期はステントのストラットも厚く、フレキシビリティーもなく、ステントバルーンへのクリッピングも不良であったため、ステントの脱落はしばしば経験する合併症であった。当時ステントは脱落するものという認識の下でPCIを施行していたといっても過言ではなかった。

　その後20数年が経過し、ステントはより薄いストラットとなり、デザイン変更も進みフレキシビリティーも格段に改良された。結果、ステントの脱落を目にする機会は激減し、ステント脱落を経験したことのない医師も少なくなっているのが現状であろう。

　しかしながらステント脱落は起こりうる合併症のひとつであり、そのベイルアウトには難渋することも少なくなく、その要因と対応は知っておく必要がある。

原因は

　冠動脈ステントが脱落する要因はいくつか考えられる。当初のステントはクリッピングが不良であり、屈曲性病変や石灰化病変へステントを無理に押し込むと、容易に脱落をきたした。しかしステントのデリバリー性能が向上した近年のステントでは、ステントを押し込む際に脱落することは少なくなり、脱落のほとんどはデリバリーが困難なステントをガイディングカテーテルに引き戻す際に生じていることが多いと思われる（図1）。

　ガイドカテ先端に干渉したステントのエッジ部分が変形してしまい、さらにバルー

ンのみがガイドカテ内に回収されると，ステントは完全に脱落してしまうことになる．

子カテが危ない

　子カテを用いたステント留置の際に，ステントが留置できず回収せざるを得ない場合にも，子カテは径が小さいためステントの再収納が難しく，脱落が生じやすいので注意が必要である．

　その他，ステントを冠動脈の屈曲部や石灰化病変へ無理やり挿入しようとしたり，既に留置されているステントの遠位部やストラット越しの側枝へ挿入しようとする際に，ステントが脱落する可能性がある．

脱落予防をする

　ステントの脱落は，その予防が大切である．ステントを回収する際にガイドカテに干渉してしまう際には，ステントとガイドカテを同軸にしつつ回収を試みることが大切であり，ステントを引き抜く際に抵抗を感じたら，無理に引かないことが重要である．透視を見ながら手技をすることはいうまでもない．

　屈曲や石灰化などの病変や，既に留置してあるステントなどにスタックする可能性のある状況では，ステントを単独で留置しようとせず，ガイドカテをdeep engageしたり，子カテ等を用いて留置するなど，その状況を前もって回避できないかを検討するべきである．

　ステントの脱落は，ステントがマウントバルーンに乗っている状況でステントエッジが変形してしまっており，脱落はしていないもののガイドカテへの回収は不能になっている場合と，完全にステントデリバリーバルーンからステントが脱落してしまっている場合がある．また時によっては，ステントの中のガイドワイヤーが完全に抜去してしまっていることも経験する．冠動脈近位部でステントが脱落した場合は，そのステントが単独で大動脈へ脱落してしまわないように，細心の注意を払わないといけない．頭部などに脱落させてしまったら最悪の事態が生じかねない．

図 1

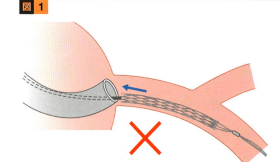 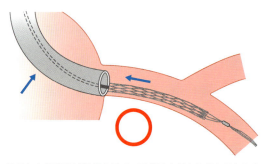

同軸性が保たれていない状態でステントを無造作に回収しようとすると，ステントは脱落しうる．　　ステント回収時は透視を見て，同軸性を保ちながら回収しないといけない．

どうする？（図2）

冠動脈外に回収

　ステントが脱落してしまっていたら，まずは冠動脈からそのステントを冠動脈外（大動脈）に回収することを考えることが大切である．脱落したステントを回収する方法としてはスネアワイヤー（Goose Neck™，EN Snare®）を用いることが多い．ときにガイドワイヤーを数本挿入しステントに絡めつけて回収する方法も提唱されているが，この方法は冠動脈近位部までの回収に成功しても，そこからガイドカテに回収，あるいは大動脈に抜き出したとしてもガイドカテには挿入できないため，大動脈でステントを脱落させてしまう可能性があり，最初に選択すべき手技ではない（絡めているガイドワイヤーがほどけてしまうことがあるからである）．

バルーンを用いる

　脱落したステントにガイドワイヤーが通過している場合は，小口径のバルーンをガイドワイヤーに挿入し，ステントの中を通過しないか試みる．もしバルーンが通過するようなら，バルーンをステントの遠位側で拡張し，ステントをバルーンで拡張しながら大動脈に回収できないか試みてもよい．この方法はステントそのものがガイドカテには回収できないことがほとんどであるので，あくまでも大動脈までの回収という手法になる．

留置してしまう

　以上のような方法でもステントの回収が不可能と判断されれば，そのステントが脱落している部位でステントを留置することができないかを検討してもよい．ステントが単独で脱落しガイドワイヤーも挿入されていないという状況であっても，その部位でステントを留置できてしまうのであれば，脱落したステントをcrushし，必要に応じ追加ステントの留置を行ってしまえばよい．大動脈に突出していなかったり，分岐部に逸脱していないという状況であれば，その場での追加ステントは考えてよいベイルアウト法である．

体外へ回収

　もしステントをスネアでガイドカテの部位まで回収（大動脈にまで回収）できたとすると，次に体外へそのステントを取り出す必要がある．スネアで掴んだステントを無理に引っ張ってそのままガイドカテ内に回収する，というのは原則不可能と考えていたほうがよい．

上肢から回収

　橈骨動脈からのアプローチであり，かつステントの変形がそれほど強くないと判断されるようなら，慎重にステントとガイドカテを橈骨動脈まで回収し，あとは4Frのシースを短冊状に切開して，現在使用しているシースの中に挿入し回収を試みる．ま

た，上腕動脈に7〜8Frのシースを順行性に穿刺し，橈骨からのガイドワイヤーをプルスルーして上腕動脈のシース外に取り出し，そこにスネアを挿入し回収することも可能である．

下肢から回収

　もしステントの変形が強く，橈骨動脈からの回収が不可能と判断されれば，鼠径動脈から可能な限り大きめの7〜9Frのシースを挿入し，ガイドカテも挿入してしまう．そしてそこから大きなループのスネアを挿入し，まずは上行大動脈に存在するステントを捕獲してしまい下行大動脈に移動させる（上行大動脈内での操作中，血栓形成やステント脱落が生じると脳塞栓のリスクがあり，下行大動脈にすべてのデバイスを移動した上で回収を行ったほうが安全である）．

　ステントの変形がそれほど強くなければ，そのままガイドカテに回収できないか試みる．近年のステントはストラットが薄く，比較的大きなスネアで掴めば，そのままステントをガイドカテの中に回収することが可能である．もしそれが不可能であれば，リトリーバル鉗子などで鈍的にステントを掴み取ってしまえば回収は可能である．

　手技中にはステントを大動脈内で再度脱落させないように，細心の注意を払いながら手技をする必要がある．

図2

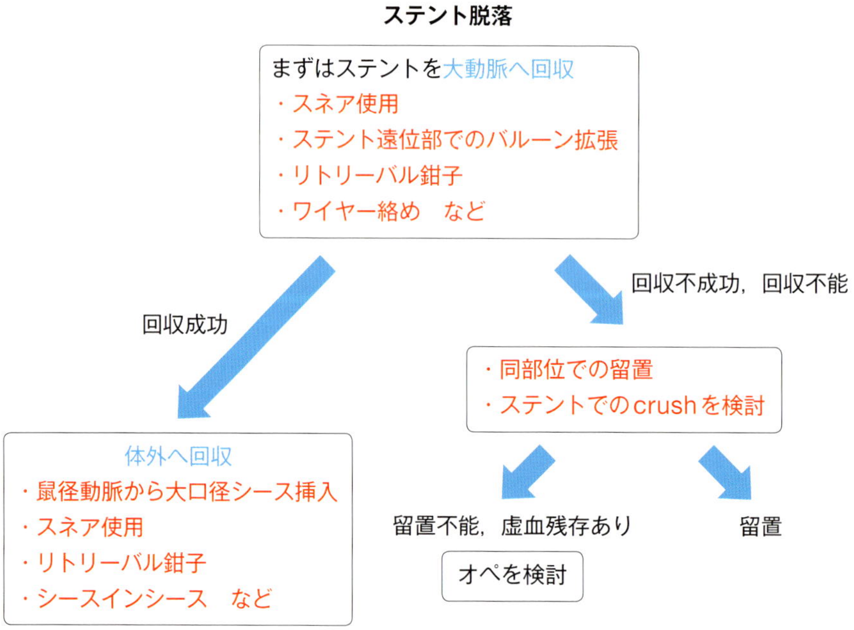

ステント脱落

まずはステントを大動脈へ回収
・スネア使用
・ステント遠位部でのバルーン拡張
・リトリーバル鉗子
・ワイヤー絡め　など

回収成功 → 体外へ回収
・鼠径動脈から大口径シース挿入
・スネア使用
・リトリーバル鉗子
・シースインシース　など

回収不成功，回収不能 →
・同部位での留置
・ステントでのcrushを検討

留置不能，虚血残存あり → オペを検討

留置

Column

- 回収にはスネアや鉗子など，いくつかの使い慣れないデバイスを使用することになるが，使用法やスペックはある程度知っておく必要があり紹介しておく．
- スネアにはsingle loopのGoose Neck™とtriple loopのEN Snare®があり，いずれも有用である（376ページ参照）．
- それぞれのスネアには各種サイズがあり，ステントの脱落した部位に応じてサイズを選択するとよい．Goose Neck™のほうがデリバリーに優れており，冠動脈末梢部位での脱落の際には第一選択となる．
- EN Snare®はデリバリー性能には劣るものの，3つのループが存在することでステントを捕獲する能力は非常に高く，冠動脈近位部での脱落の際は第一選択にすることが多い．
- それぞれのスネアとも，in vitroでの実験では比較的容易に脱落したステントを捕捉することができるが，実際の冠動脈内で実施すると操作性は悪く，それなりにテクニックを要する．少なくとも一度は実物を使用しておくことは必要ではなかろうか？
- Retrieval鉗子は特殊な鉗子で，原則冠動脈には使用できないが，大動脈内で脱落物などを捕捉するには格好の鉗子であり，個人的には時々使用している（377ページ参照）．視認性に優れ，簡単に異物や脱落物を捕捉可能である．

EN Snare®と異物除去鉗子を使用 症例49

RCA：右冠動脈

1
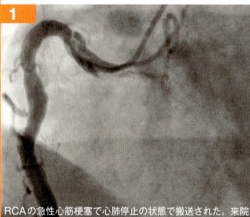
RCAの急性心筋梗塞で心肺停止の状態で搬送された。来院時は心拍再開していたが意識はなく，挿管し緊急カテが施行された。RCAの#1に冠解離所見を認めたが，自然再疎通をきたしていた。

2
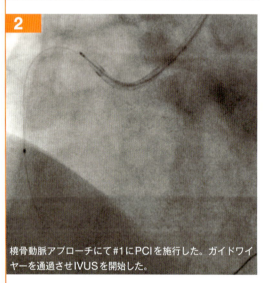
橈骨動脈アプローチにて#1にPCIを施行した。ガイドワイヤーを通過させIVUSを開始した。

3
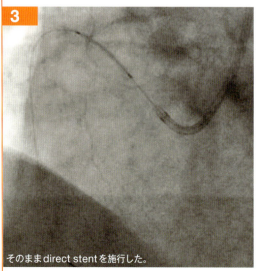
そのままdirect stentを施行した。

4
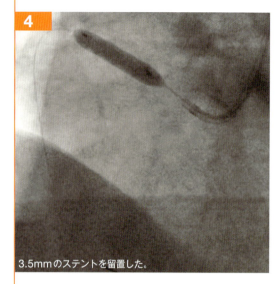
3.5mmのステントを留置した。

5
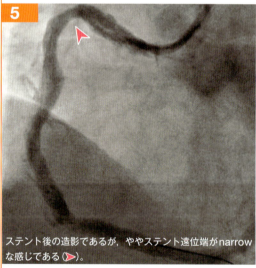
ステント後の造影であるが，ややステント遠位端がnarrowな感じである（▶）。

6
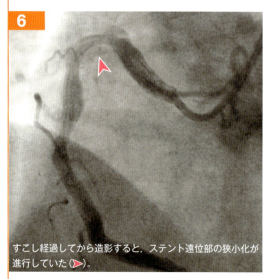
すこし経過してから造影すると，ステント遠位部の狭小化が進行していた（▶）。

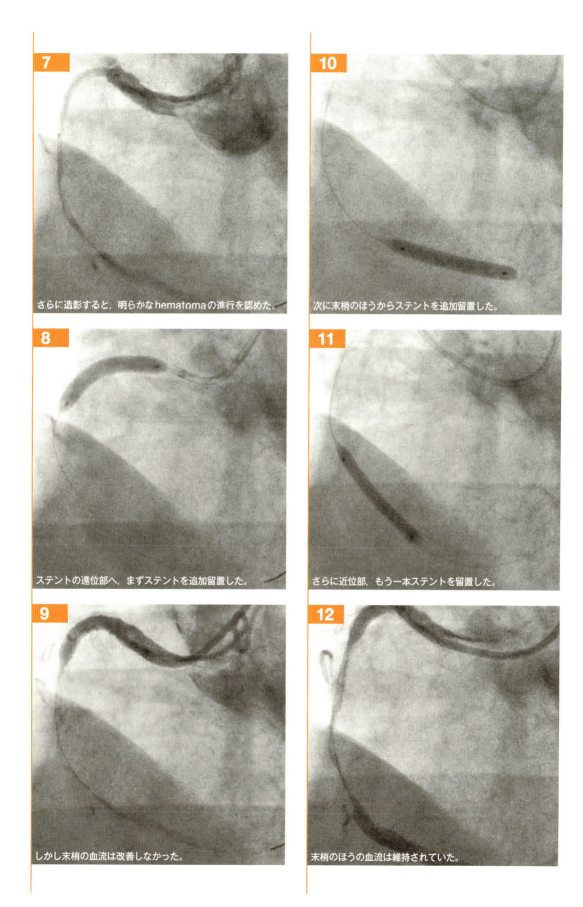

7 さらに造影すると，明らかなhematomaの進行を認めた．

8 ステントの遠位部へ，まずステントを追加留置した．

9 しかし末梢の血流は改善しなかった．

10 次に末梢のほうからステントを追加留置した．

11 さらに近位部，もう一本ステントを留置した．

12 末梢のほうの血流は維持されていた．

EN Snare® (Merit Medical Systems)

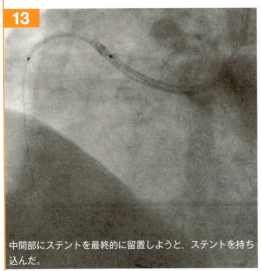

13

中間部にステントを最終的に留置しようと，ステントを持ち込んだ。

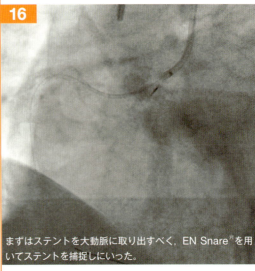

16

まずはステントを大動脈に取り出すべく，EN Snare®を用いてステントを捕捉しにいった。

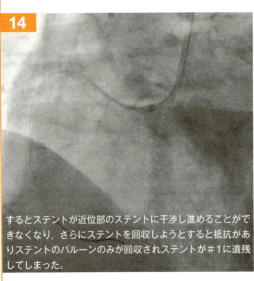

14

するとステントが近位部のステントに干渉し進めることができなくなり，さらにステントを回収しようとすると抵抗がありステントのバルーンのみが回収されステントが#1に遺残してしまった。

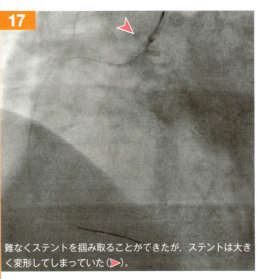

17

難なくステントを掴み取ることができたが，ステントは大きく変形してしまっていた（▶）。

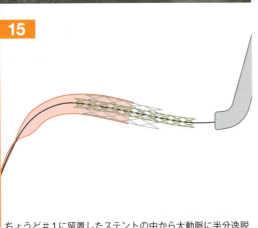

15

ちょうど#1に留置したステントの中から大動脈に半分逸脱したような状態でステントが遺残してしまった。アプローチは右橈骨動脈6Fr。どのようにベイルアウトすべきだろうか？

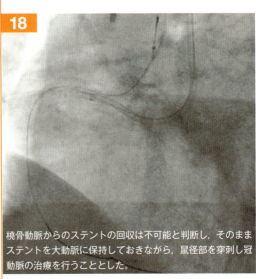

18

橈骨動脈からのステントの回収は不可能と判断し，そのままステントを大動脈に保持しておきながら，鼠径部を穿刺し冠動脈の治療を行うこととした。

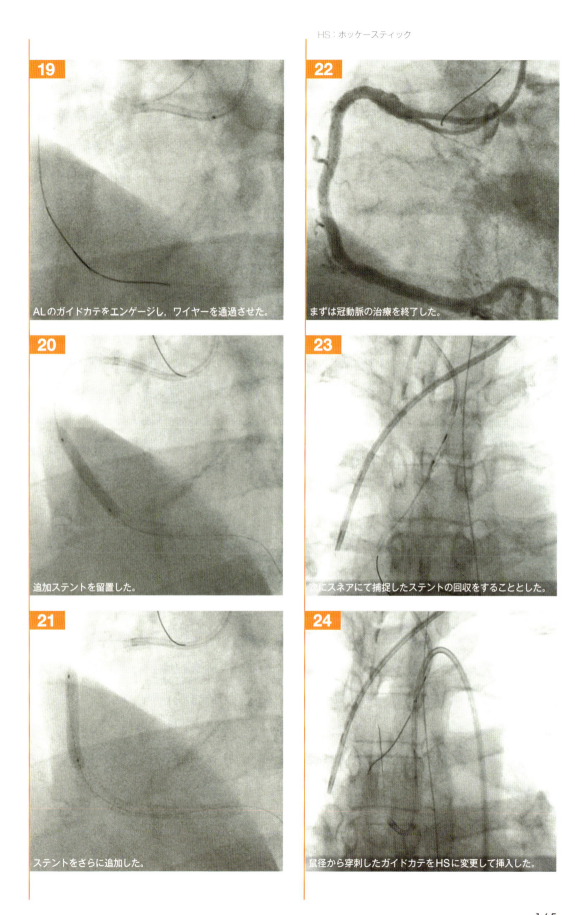

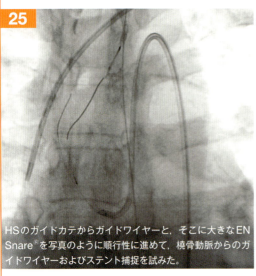

25 HSのガイドカテからガイドワイヤーと，そこに大きなEN Snare®を写真のように順行性に進めて，橈骨動脈からのガイドワイヤーおよびステント捕捉を試みた。

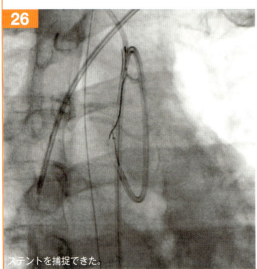

26 ステントを捕捉できた。

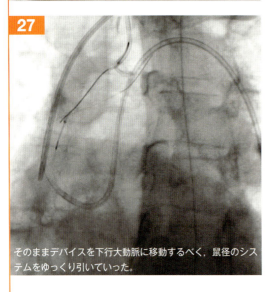

27 そのままデバイスを下行大動脈に移動するべく，鼠径のシステムをゆっくり引いていった。

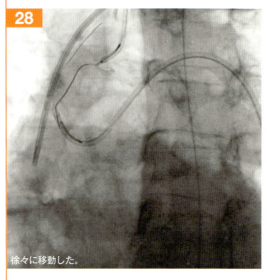

28 徐々に移動した。

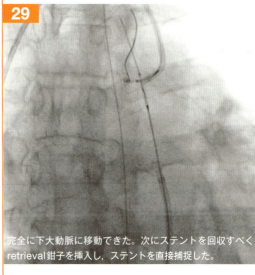

29 完全に下大動脈に移動できた。次にステントを回収すべくretrieval鉗子を挿入し，ステントを直接捕捉した。

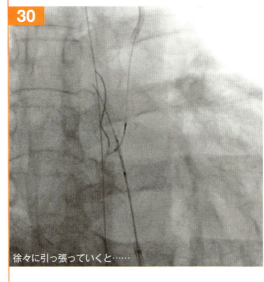

30 徐々に引っ張っていくと……

ACS：急性冠症候群

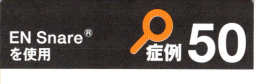

1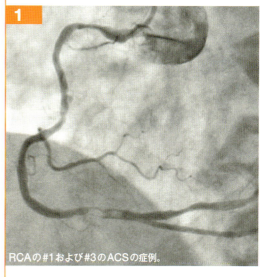
RCAの#1および#3のACSの症例。

2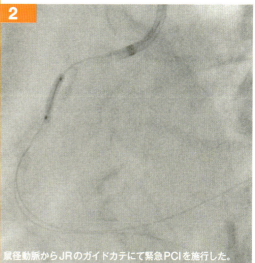
鼠径動脈からJRのガイドカテにて緊急PCIを施行した。

3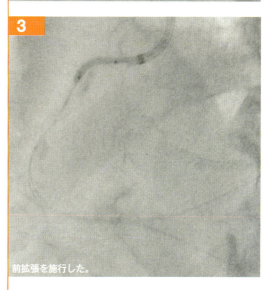
前拡張を施行した。

31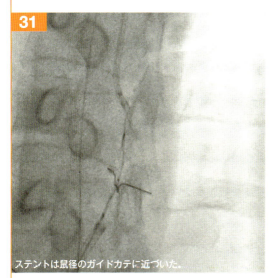
ステントは鼠径のガイドカテに近づいた。

32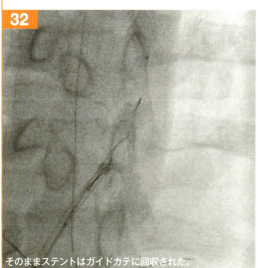
そのままステントはガイドカテに回収された。

33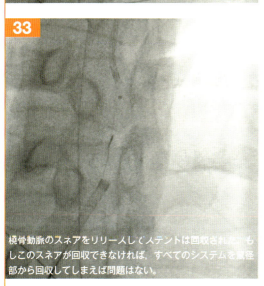
橈骨動脈のスネアをリリースしてステントは回収された。もしこのスネアが回収できなければ、すべてのシステムを鼠径部から回収してしまえば問題はない。

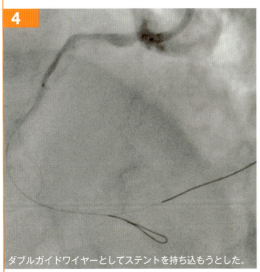

ダブルガイドワイヤーとしてステントを持ち込もうとした。

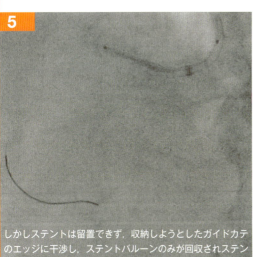

しかしステントは留置できず，収納しようとしたガイドカテのエッジに干渉し，ステントバルーンのみが回収されステントが脱落してしまった。

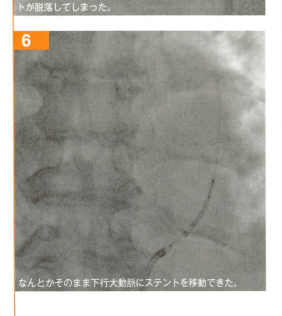

なんとかそのまま下行大動脈にステントを移動できた。

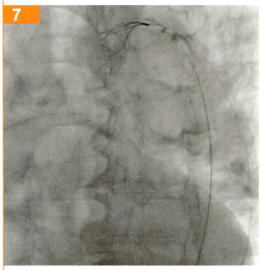

本例は，ステントの近位端は既に変形してしまっている可能性が高く，その状況で小さなスネアでステントを仮に捕まえても，通常はガイドの中にステントを引き込むことは不可能である。そこで鼠径を穿刺して7Frのロングシースを挿入し，大きなEN Snare®を挿入した。ちょうど大動脈弓部の大弯側にスネアを留置し，そこに脱落したステントの中を通っているガイドワイヤーを通過させた。

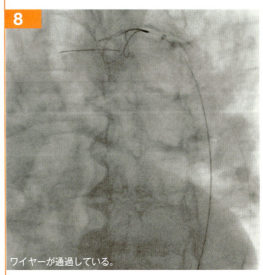

ワイヤーが通過している。

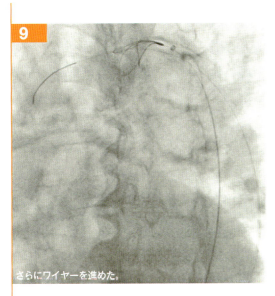
さらにワイヤーを進めた。

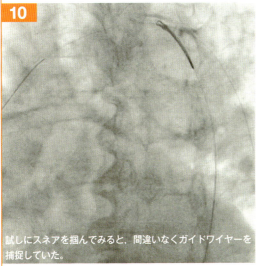
試しにスネアを掴んでみると、間違いなくガイドワイヤーを捕捉していた。

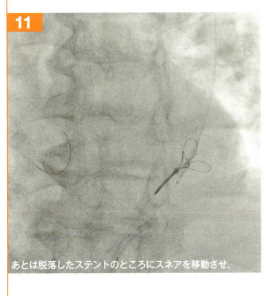
あとは脱落したステントのところにスネアを移動させ，

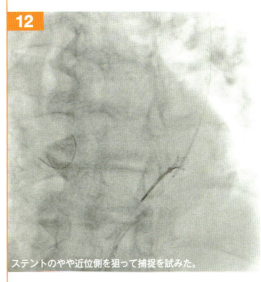
ステントのやや近位側を狙って捕捉を試みた。

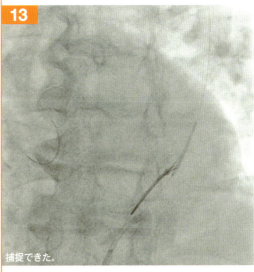
捕捉できた。

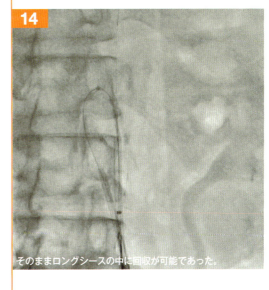
そのままロングシースの中に回収が可能であった。

上腕動脈を順行性に穿刺　症例51

1

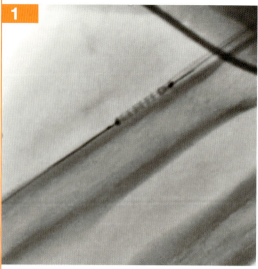

冠動脈穿孔に対してGRAFTMASTER®ステントを持ち込もうとしたが，脱落し前腕まで回収した例。ステントの近位側は変形していないため，上腕動脈を順行性に穿刺して7Frのシースを挿入した。そこからワイヤーを挿入し，Goose Neck™ Snareを挿入した。

2

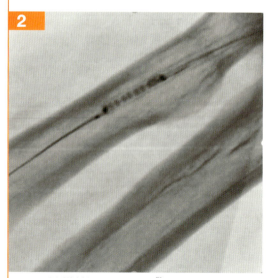

ステント近位側をGoose Neck™で掴み，シースへの回収を試みると，

15

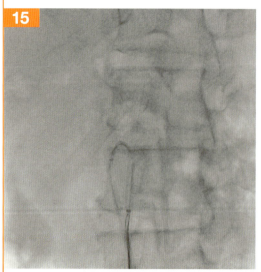

大きなスネアだと，ステントを捕捉した後は強引にシースやガイドカテ内に回収が可能である。

16

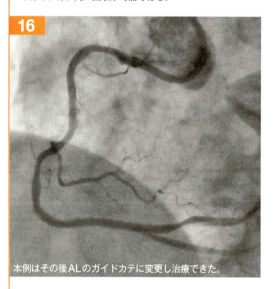

本例はその後ALのガイドカテに変更し治療できた。

手技 9 上腕動脈を順行性に穿刺

Goose Neck™ Snare (Medtronic)

3
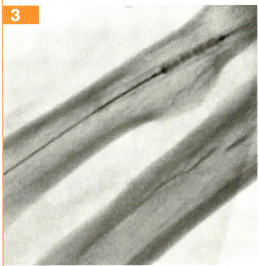
シースに挿入できた。

1
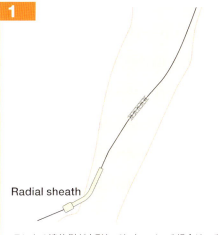
Radial sheath

ステントの遠位側が変形してしまっている場合は，そのまま橈骨動脈のシースからの回収は困難である。

2
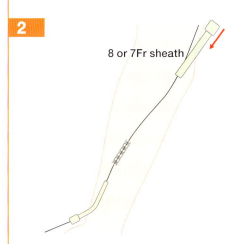
8 or 7Fr sheath

そんな時は上腕動脈を順行性に穿刺する。可能なら大きなシースを挿入する。

3
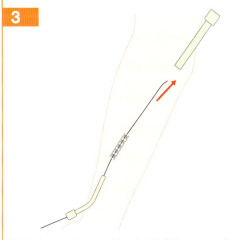

橈骨動脈からのガイドワイヤーを上腕動脈のシースに挿入する。比較的簡単にシースに入れることが可能である。

4

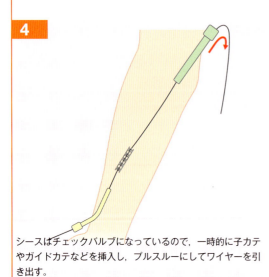

シースはチェックバルブになっているので，一時的に子カテやガイドカテなどを挿入し，プルスルーにしてワイヤーを引き出す。

5

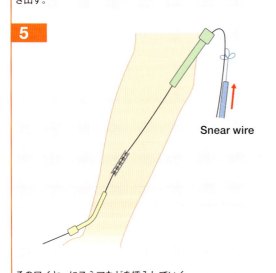

Snear wire

そのワイヤーにスネアなどを挿入していく。

6

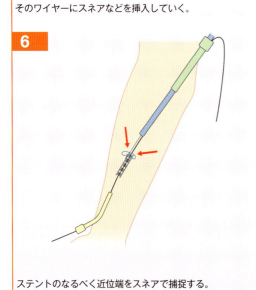

ステントのなるべく近位端をスネアで捕捉する。

7

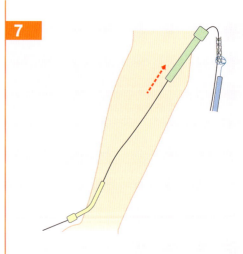

透視を見ながら慎重にシースに引き込む。

シースインシース 🔍 症例52

LCA：左冠動脈　　SVG：大伏在動脈
LITA：左内胸動脈　RITA：右内胸動脈
PD：後下行枝　OM：鈍角枝　LAD：左前下行枝

1

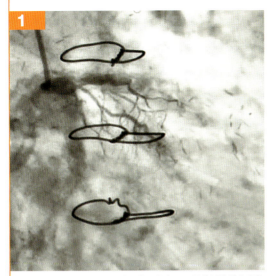

他院でCABG施行後の狭心症の患者で，冠動脈造影を行うとLCAはLADおよび回旋枝ともに近位側で完全閉塞をきたしていた。

2

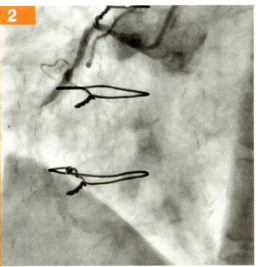

RCAを造影すると，RCAも#2で完全閉塞をきたしていた。

3

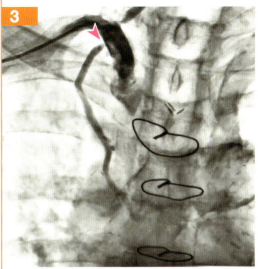

SVGやLITAは冠動脈にバイパスされておらず，RITAを造影すると入口部に狭窄を認めていた。

4

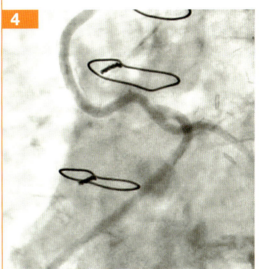

RITAは途中で橈骨動脈とシーケンシャルに接続されており，4PDとOMそしてLAD遠位に接続されていた。

Corsair（朝日インテック）

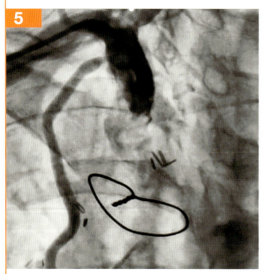

5 つまり狭心症の責任病変はRITA入口部の狭窄であると判断した。

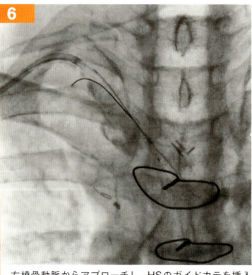

6 右橈骨動脈からアプローチし，HSのガイドカテを挿入した。Antegradeからwireが挿入できなかったためreverse wireを施行した。

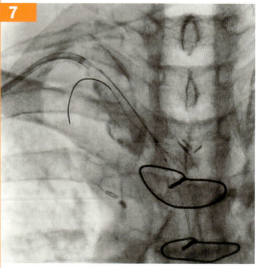

7 ワイヤーはなんなくRITAに挿入できた。

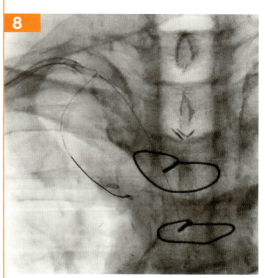

8 リバースした部位でガイドワイヤーが挿入できなくなったため，この位置で……

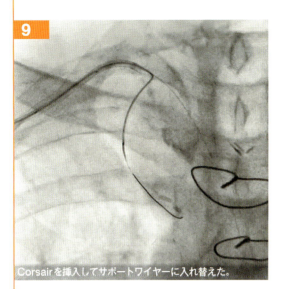

Corsairを挿入してサポートワイヤーに入れ替えた。

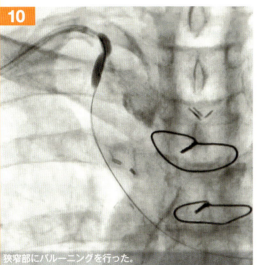

狭窄部にバルーニングを行った。

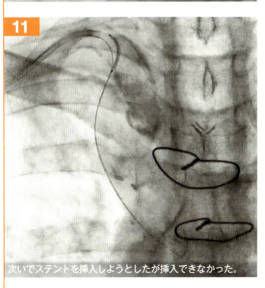

次いでステントを挿入しようとしたが挿入できなかった。

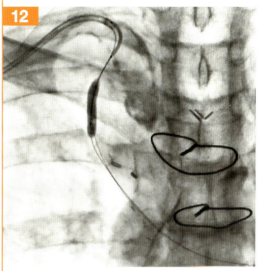

ダブルガイドワイヤーとして，一方にバルーンを挿入して自己アンカーを行い，ステントを挿入しようとした。

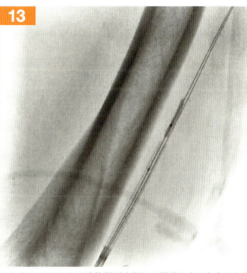

しかしステントの遠位側が変形して脱落した。なんとか前腕部まで回収できた。ステントの遠位側が変形してしまっているため，上腕動脈の穿刺を行うのは不可能と思われた。

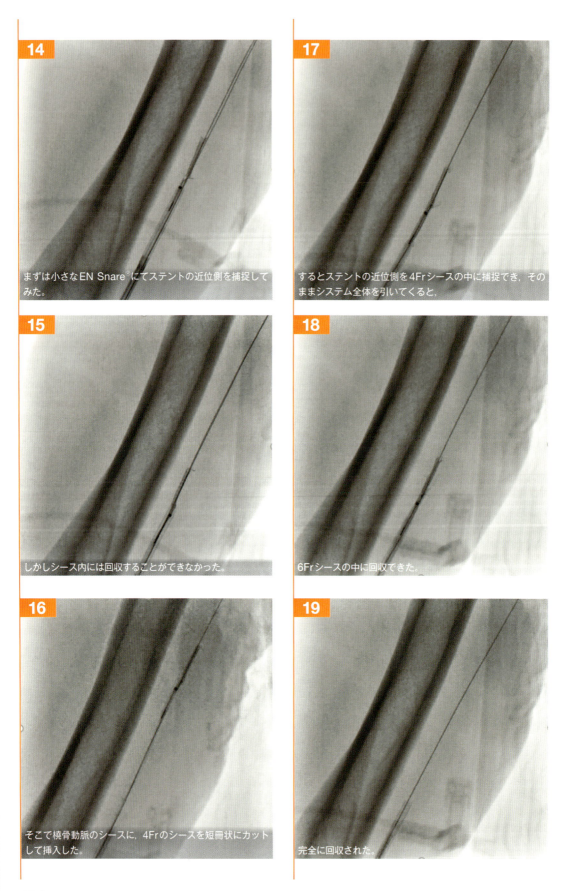

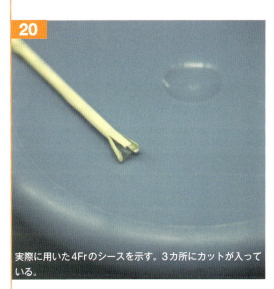

20 実際に用いた4Frのシースを示す。3カ所にカットが入っている。

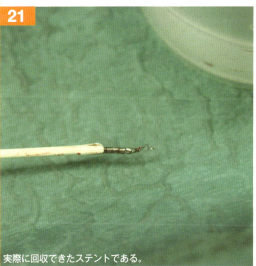

21 実際に回収できたステントである。

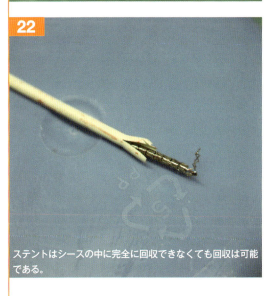

22 ステントはシースの中に完全に回収できなくても回収は可能である。

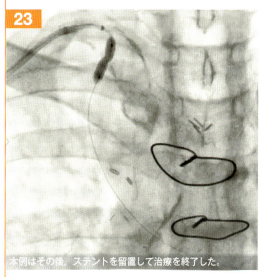

23 本例はその後、ステントを留置して治療を終了した。

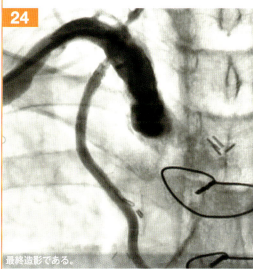

24 最終造影である。

4 in 6Fr シースの実験　手技 10

1

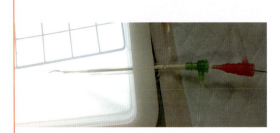

以前に in vitro の実験をしていた時の写真である。

2

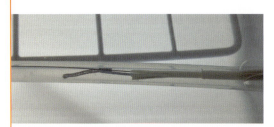

画像は6Frシースに4Frシースを挿入して，さらに脱落したステントをスネアで捕まえて回収しようとしているところである。この方法なら多少ステントの端が変形していても回収が可能である。短冊状にカットしたシースを挿入する際に，血管損傷を生じないように気を付ける必要がある。

その場に留置　症例 53

1

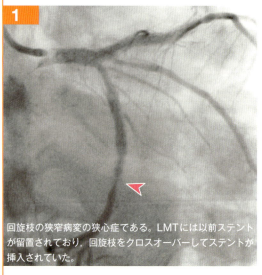

回旋枝の狭窄病変の狭心症である。LMTには以前ステントが留置されており，回旋枝をクロスオーバーしてステントが挿入されていた。

2

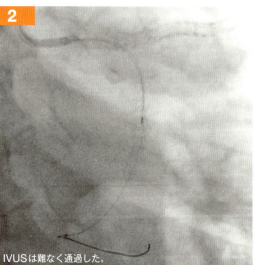

IVUSは難なく通過した。

3

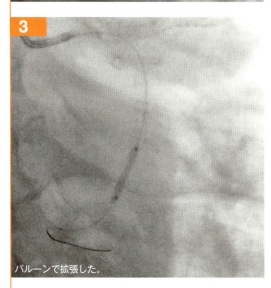

バルーンで拡張した。

LMT：左冠動脈主幹部

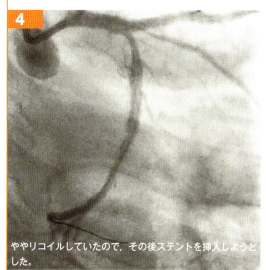

4 ややリコイルしていたので，その後ステントを挿入しようとした。

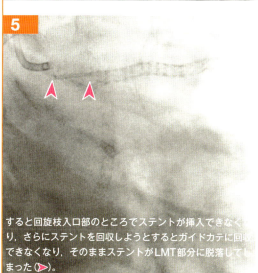

5 すると回旋枝入口部のところでステントが挿入できなくなり，さらにステントを回収しようとするとガイドカテに回収できなくなり，そのままステントがLMT部分に脱落してしまった（▶）。

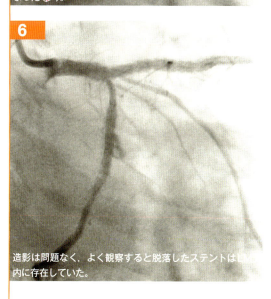

6 造影は問題なく，よく観察すると脱落したステントはLMT内に存在していた。

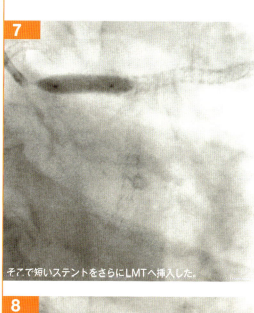

7 そこで短いステントをさらにLMTへ挿入した。

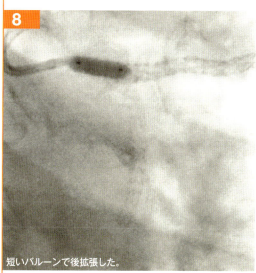

8 短いバルーンで後拡張した。

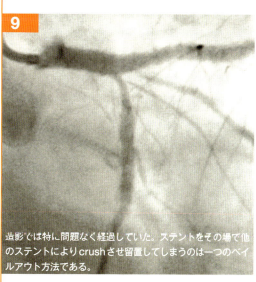

9 造影では特に問題なく経過していた。ステントをその場で他のステントによりcrushさせ留置してしまうのは一つのベイルアウト方法である。

6　ステント — 脱落と回収

ガイドカテ内でバルーントラップ　症例54

1

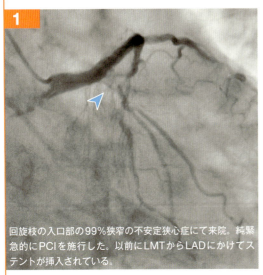

回旋枝の入口部の99％狭窄の不安定狭心症にて来院。純緊急的にPCIを施行した。以前にLMTからLADにかけてステントが挿入されている。

2

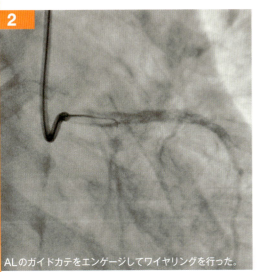

ALのガイドカテをエンゲージしてワイヤリングを行った。

3

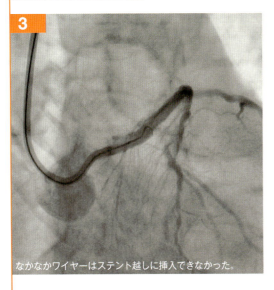

なかなかワイヤーはステント越しに挿入できなかった。

4

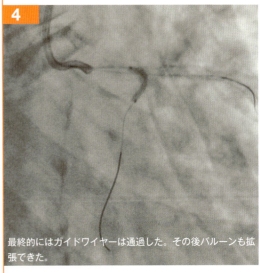

最終的にはガイドワイヤーは通過した。その後バルーンも拡張できた。

5

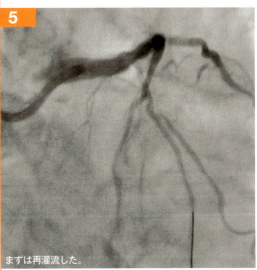

まずは再灌流した。

6

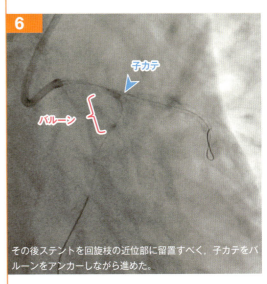

その後ステントを回旋枝の近位部に留置すべく、子カテをバルーンをアンカーしながら進めた。

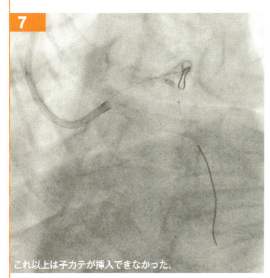

これ以上は子カテが挿入できなかった。

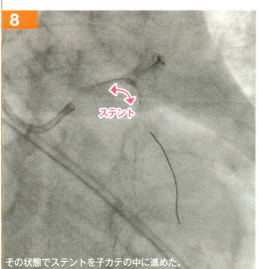

その状態でステントを子カテの中に進めた。

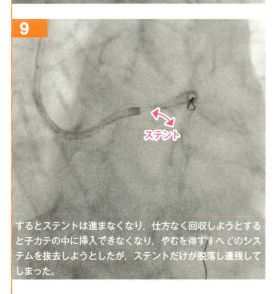

するとステントは進まなくなり，仕方なく回収しようとすると子カテの中に挿入できなくなり，やむを得ずすべてのシステムを抜去しようとしたが，ステントだけが脱落し遺残してしまった。

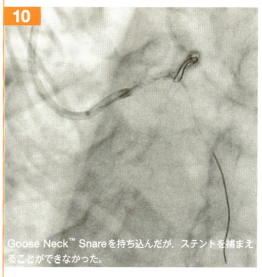

Goose Neck™ Snareを持ち込んだが，ステントを捕まえることができなかった。

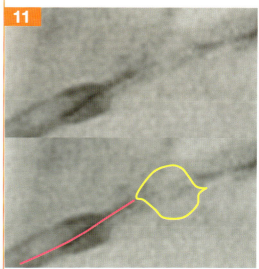

拡大したところ。

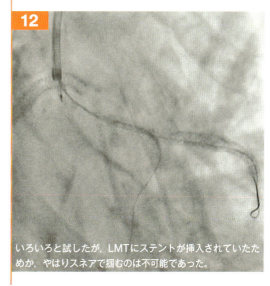

いろいろと試したが，LMTにステントが挿入されていたためか，やはりスネアで掴むのは不可能であった。

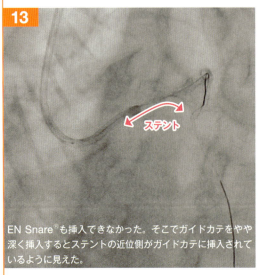

13 EN Snare®も挿入できなかった。そこでガイドカテをやや深く挿入するとステントの近位側がガイドカテに挿入されているように見えた。

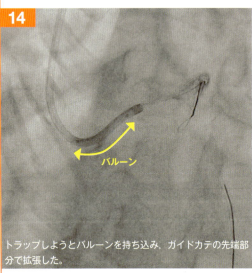

14 トラップしようとバルーンを持ち込み，ガイドカテの先端部分で拡張した。

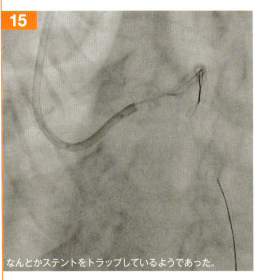

15 なんとかステントをトラップしているようであった。

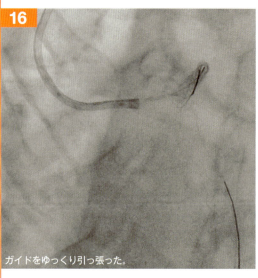

16 ガイドをゆっくり引っ張った。

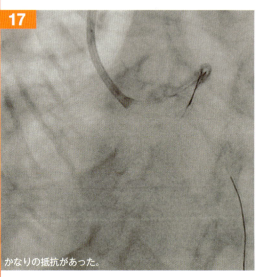

17 かなりの抵抗があった。

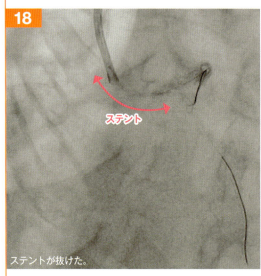

18 ステントが抜けた。

DCB：薬剤被覆バルーン

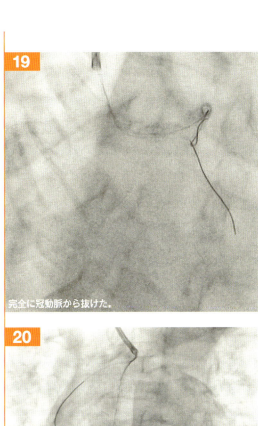
19 完全に冠動脈から抜けた。

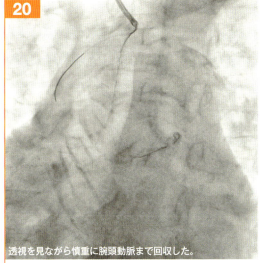
20 透視を見ながら慎重に腕頭動脈まで回収した。

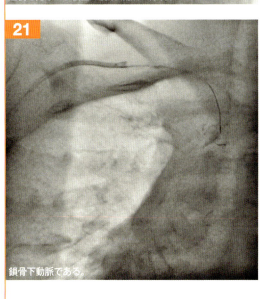
21 鎖骨下動脈である。

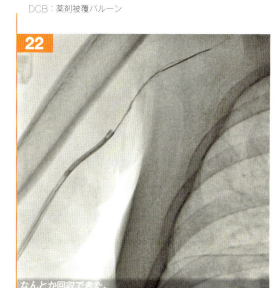
22 なんとか回収できた。

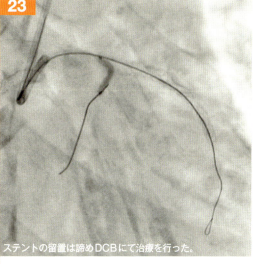
23 ステントの留置は諦めDCBにて治療を行った。

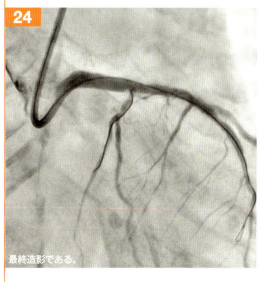
24 最終造影である。

6. ステント

ステントの外をバルーン拡張してしまった

Point
- 分岐部ステント後の後拡張時に生じやすい。
- 近年のバルーンはステント外を容易に通過する。
- 状況把握にはIVUSが有用である。
- 再ワイヤリングの成否もIVUSにて見極める。

なぜ生じる？

分岐部に注意

　ステントを留置後に，ステントの外からバルーンを拡張してしまうようなことは常識的には考えにくい状況ではあるが，近年のステントやバルーンであると，そのような状況に陥ることがありうる。

　発生しやすい状況は分岐部病変に治療を行っている際，ステントを側枝に対してクロスオーバーして留置し，その後ステントの中から側枝へガイドワイヤーを挿入し，側枝に対してバルーン拡張をする際に生じてしまう。

　つまり，その際の側枝へのワイヤーがステントの外側を通過したまま側枝に挿入されると，ステントの外からステントを変形させてしまうことになる（図1〜3）。

バルーンの性能向上

　かつてのバルーンであると，ステントの外をガイドワイヤーが通過してしまった場合に，バルーンを挿入しようとしても抵抗があり挿入できないことが多く，ステントの外からステントを拡張してしまうということはなかった。

　しかし近年のバルーンはデリバリー性能が格段に向上したことから，抵抗を感じることなくステントの外側を通過してしまい，かかる状況をまねきうる。

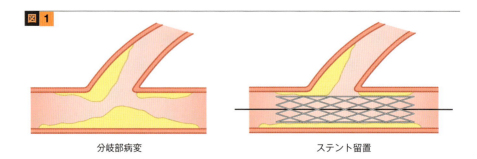

図1　分岐部病変　　ステント留置

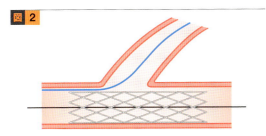

図2

ステント外から側枝へワイヤリングが行われている。

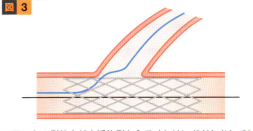

図3

ステントの側枝よりも近位側からワイヤリングがなされてしまっている。

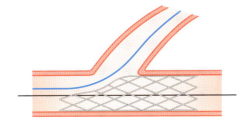

側枝に対してバルーン拡張をすると，ステントが変形（crush）してしまう。

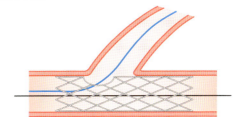

側枝に対してバルーン拡張をすると，側枝よりも近位側のステントが広がり，カリーナにはステントが残存してしまうことが多い。

どうする？（図2）

再拡張をする

さて，ステントがcrushされてしまった後にどうすればいいのであろうか？

もちろんcrushしたステントの再拡張を行うことが最終ゴールであるが，ステントの中を通過しているガイドワイヤーを留置したままであれば，そのワイヤーを介してステントの再拡張を行えば問題はない。

IVUSを用いる

もしステントの中のガイドワイヤーが挿入されていない状況であれば，ワイヤーをステント内に再挿入する必要がある。その際に重要なのはIVUSの使用である。

ステントの外に挿入されているワイヤーにIVUSを乗せて，まずは状況把握をする。そして変形したステントの方向を透視の方向と一致させて，2ndワイヤーでどちらの方向を狙えばいいかを検討する。この場合は，IVUSを挿入してイメージングを見ながら2ndワイヤーを操作してもよい。

ダブルルーメンカテーテルを用いる

ワイヤーの操作性があまりよくない時は，ステント外に挿入されているガイドワイヤーにダブルルーメンカテーテル（DLC）を挿入すると，2ndワイヤーの操作性が安定することがある。

2ndワイヤーの種類はシェイピングのメモリー性が高く，かつトルク伝達性能の高いものが望ましい。

発症予防のポイントは？

　ステント留置後にステント内から側枝へのガイドワイヤーを挿入する際には，ダブルルーメンカテーテルなどを用いて確実に行うことが推奨されている。

　筆者はその上で，ワイヤー通過後にひと手間かけて本幹からIVUSを行い，側枝のワイヤーの軌道を確認するようにもしている。そうしておけば，ステント外からバルーニングをしてしまうことは原則的にない。

心構え

絶えず頭をリセット

　合併症が生じ，ベイルアウトの手段を講じても事態が徐々に悪い方向に向かってしまうときには，攻め続ける（ベイルアウトする）ためのあらゆる方法を考えると同時に，頭を一度リセットして，「どうしてこうなったのか？」「最初の状態はどうだったのか？」「この時点で撤退して，治療を終了してしまうことはできないか？」「外科的治療法のほうが結果的に良いのではないか？」などと冷静に考え直す必要もあります。

　また，他人の意見を聞く（ここではその場の他のスタッフ）ことも重要ですが，決して足を引っ張り合うようなことはお互い言うべきではありません。そのようなことは，すべてが終わってから話すべきです。時間をかけて考えている余裕はないので，短時間で自分のすべてのアイデアをプラスにもマイナスにも考えて，リセットし，治療方法を選択することが重要です。

　上手な術者ほど，そのあたりの判断が早く正確であることは間違いありませんし，決断力がすべてを左右します。

LMTのバルーニングでcrush 症例55

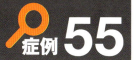

LMT：左冠動脈主幹部

1

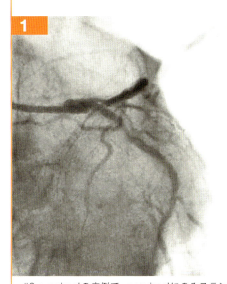

#6 proximalの症例で，proximalにのみステントを留置するのは不可能と判断し，LMTからクロスオーバーステントを行う方針とした。

2

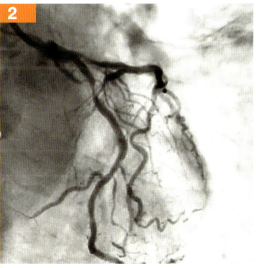

RAO caudal viewである。

3

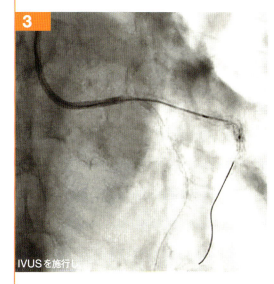

IVUSを施行し，

4

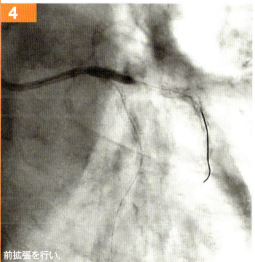

前拡張を行い，

5

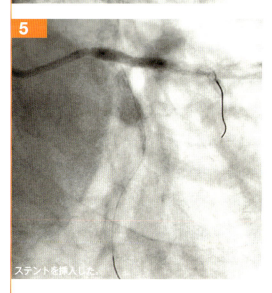

ステントを挿入した。

ステント｜ステントの外をバルーン拡張してしまった

6

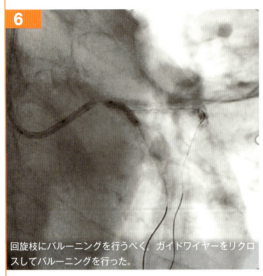

回旋枝にバルーニングを行うべく,ガイドワイヤーをリクロスしてバルーニングを行った。

7

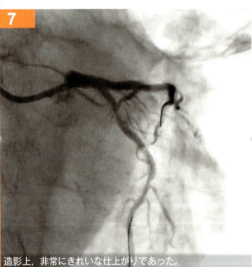

造影上,非常にきれいな仕上がりであった。

8

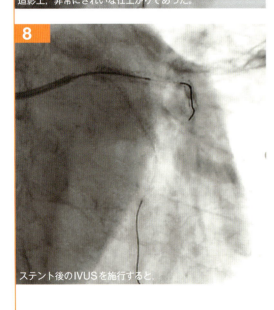

ステント後のIVUSを施行すると,

9

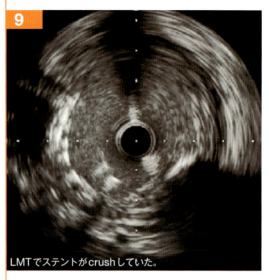

LMTでステントがcrushしていた。

10

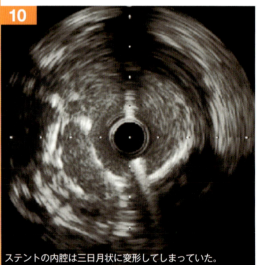

ステントの内腔は三日月状に変形してしまっていた。

11

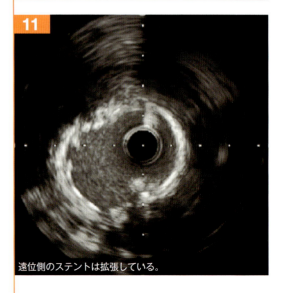

遠位側のステントは拡張している。

KBT : kissing balloon technique
POT : post optimization technique

12

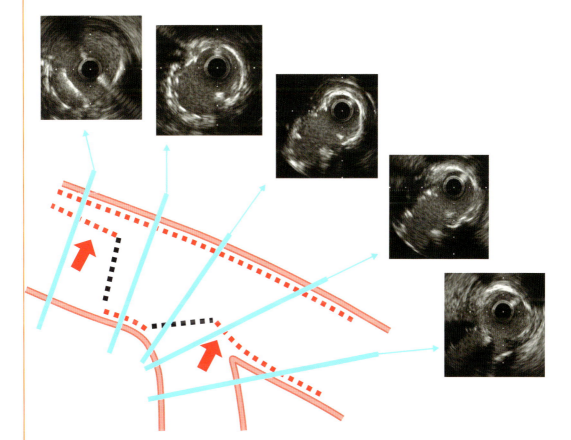

本例では，側枝へのガイドワイヤーがステントの外から挿入されていた。

13

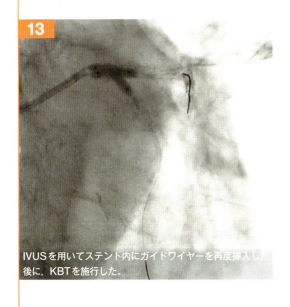

IVUSを用いてステント内にガイドワイヤーを再度挿入した後に，KBTを施行した。

14

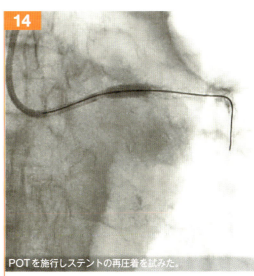

POTを施行しステントの再圧着を試みた。

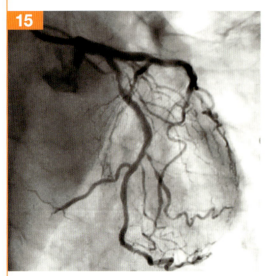

再拡張に成功した。

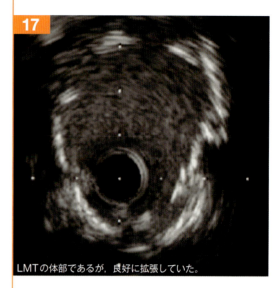

LMTの体部であるが,良好に拡張していた。

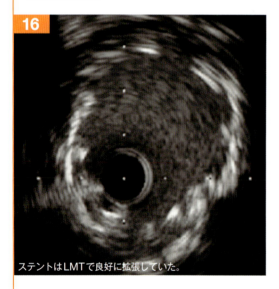

ステントはLMTで良好に拡張していた。

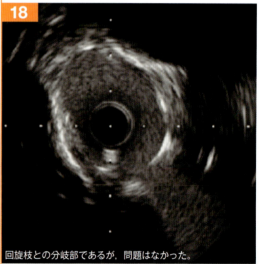

回旋枝との分岐部であるが,問題はなかった。

症例 56 LMTのステントをガイドカテで変形

RCA：右冠動脈　　LCA：左冠動脈　　LAD：左前下行枝
Cx：回旋枝　　HL：高位側壁枝
Corsair / XT-R / Gaia / Conquest（朝日インテック）

1

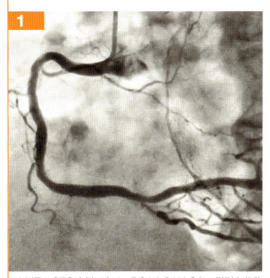

LMTのCTO症例である。RCAからはLCAへ側副血行路が発達していた。

2

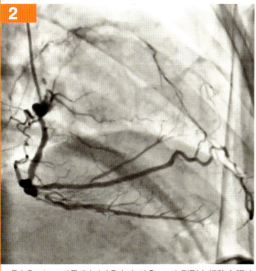

RAO viewで見るとLADおよびCxへの側副血行路を認めた。

3

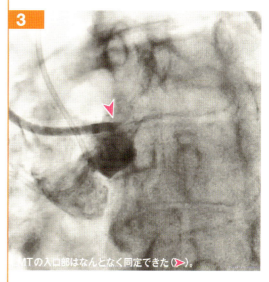

LMTの入口部はなんとなく同定できた（▷）。

4

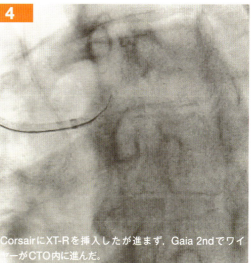

CorsairにXT-Rを挿入したが進まず、Gaia 2ndでワイヤーがCTO内に進んだ。

5

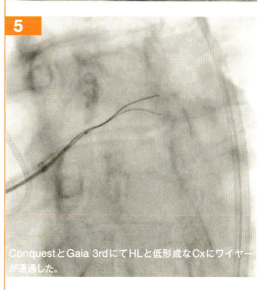

ConquestとGaia 3rdにてHLと低形成なCxにワイヤーが通過した。

6 ステント｜ステントの外をバルーン拡張してしまった

Tornus（朝日インテック）
Rota Wire™ / Rotablator™ (Boston Scientific)

CART：controlled antegrade and retrograde tracking

6

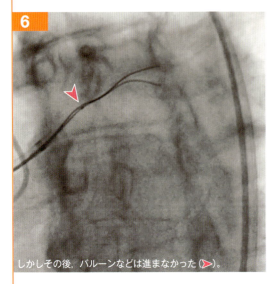

しかしその後，バルーンなどは進まなかった（▶）。

7

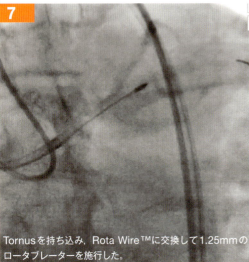

Tornusを持ち込み，Rota Wire™に交換して1.25mmのロータブレーターを施行した。

8

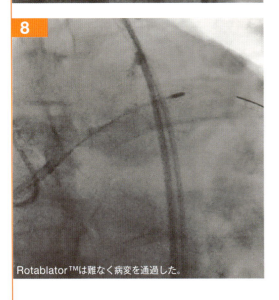

Rotablator™は難なく病変を通過した。

9

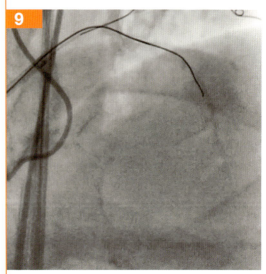

続いてLADへのワイヤリングを開始したが，石灰化が著明でantegradeのワイヤーはこれ以上進まなかった。

10

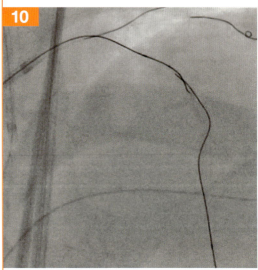

Retrogradeのシステムを組み，reverse CARTを施行した。

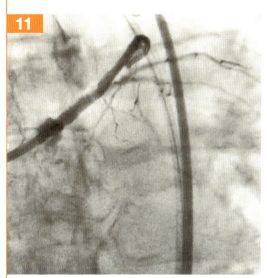

ワイヤー通過後, LMTからLADにステントを挿入した。KBTを施行しようとしたが, 患者の状態が悪くなりstaged interventionを施行することとなった。

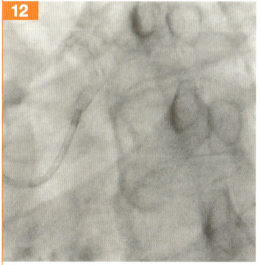

約1週間後に再度KBTを施行するべくPCIが行われた。鼠径動脈から7Frのシースおよび7Frのガイドカテを挿入しエンゲージしようとしたところ, ガイドカテでステントを外から押しつぶすようにエンゲージされた。

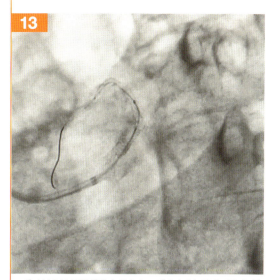

ガイドカテの形状を小さなカーブのものに変えてみたが, 同じところにしかエンゲージができないため, そのまま同部からステント内にワイヤリングを行い, 引き続きIVUSを施行してみた。

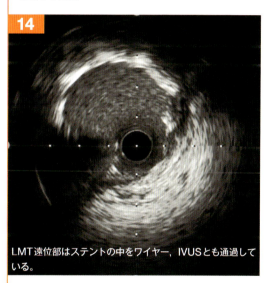

LMT遠位部はステントの中をワイヤー, IVUSとも通過している。

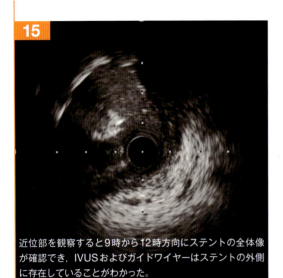

近位部を観察すると9時から12時方向にステントの全体像が確認でき，IVUSおよびガイドワイヤーはステントの外側に存在していることがわかった。

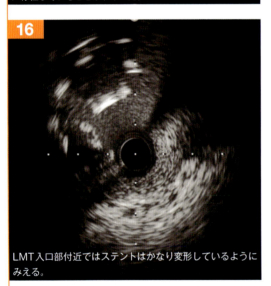

LMT入口部付近ではステントはかなり変形しているようにみえる。

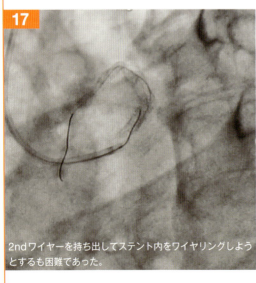

2ndワイヤーを持ち出してステント内をワイヤリングしようとするも困難であった。

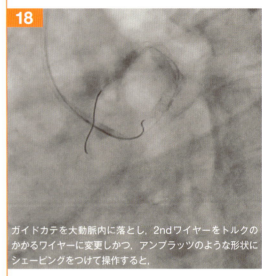

ガイドカテを大動脈内に落とし，2ndワイヤーをトルクのかかるワイヤーに変更しかつ，アンプラッツのような形状にシェーピングをつけて操作すると，

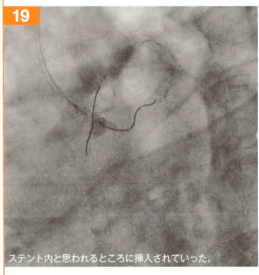

ステント内と思われるところに挿入されていった。

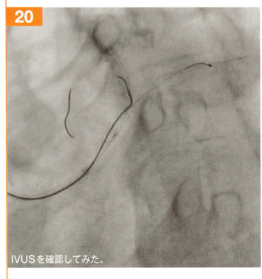

IVUSを確認してみた。

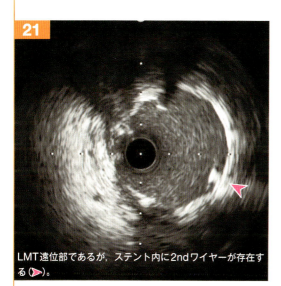

LMT遠位部であるが，ステント内に2ndワイヤーが存在する（▶）。

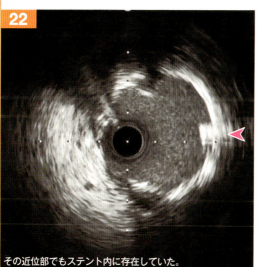

その近位部でもステント内に存在していた。

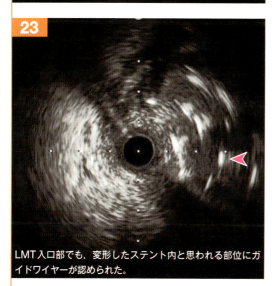

LMT入口部でも，変形したステント内と思われる部位にガイドワイヤーが認められた。

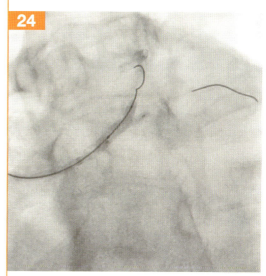

ガイドワイヤーをサポートワイヤーに変更し，KBTを最終的に施行した。

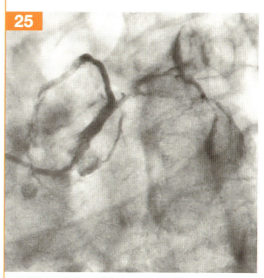

最終造影である。変形したステントに対してリワイヤーを行う場合に重要なのは，IVUSによる確認である。ステント再拡張の確認も，IVUSを用いることが重要である。

6. ステント

ステントの遠位端が偽腔や側枝に留置

Point
- ステントの遠位端が偽腔に留置されていたり，側枝に挿入されてしまうことはありうる．
- 再治療となった場合は，治療に難渋することが多い．
- 治療時はretrograde approachを行わなければならないことが多い．
- 再治療時のポイントは「ステントの遠位端が，偽腔や側枝に留置されている」ということを盲信せずに，疑いながら治療することである．

なぜ生じる？

CTOに多い

　ステントの遠位端が偽腔に留置されている慢性完全閉塞病変（CTO）はしばしば経験する．筆者の経験では，以前に他院でステント留置され，その慢性期にステント閉塞をきたしCTOに陥っている場合が多いようである．

　どうしてステントの遠位端が間違った部位に挿入されたのか，IVUS等を施行せずにステントを留置したとか，偽腔から真腔に交通している部位のステント留置時に真腔までカバーしきれていなかった（図1）など，原因はいくつか推測されるが，正確なところは不明である．

側枝に迷入

　その他，ステントの遠位端が本幹ではなく側枝に挿入されているステント再閉塞の症例も，しばしば経験する（図2）．多くは左前下行枝と第一対角枝において，そのようなことが起きがちである．また，右冠動脈の右室枝にステント遠位端が留置されていた例も経験したことがある．

　他院で治療がなされていて再治療を行う際には，治療の状況を確認したり，心臓CT等を施行し，術前の情報を確認しておくことが再治療を成功に導くポイントと思われる．しかし以前の治療の状況が不明のまま再治療が行われることも少なくなく，それが治療に難渋する要因となりうる．治療に難渋した際には，ステントの留置部位が間違っている可能性を疑うことも重要である．

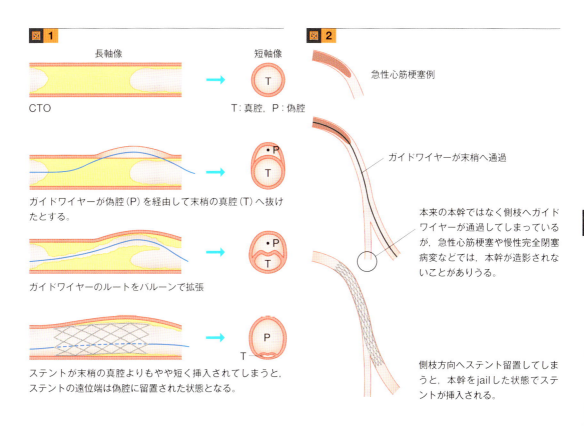

図1

長軸像 → 短軸像

CTO

T：真腔，P：偽腔

ガイドワイヤーが偽腔（P）を経由して末梢の真腔（T）へ抜けたとする。

ガイドワイヤーのルートをバルーンで拡張

ステントが末梢の真腔よりもやや短く挿入されてしまうと，ステントの遠位端は偽腔に留置された状態となる。

図2

急性心筋梗塞例

ガイドワイヤーが末梢へ通過

本来の本幹ではなく側枝へガイドワイヤーが通過してしまっているが，急性心筋梗塞や慢性完全閉塞病変などでは，本幹が造影されないことがありうる。

側枝方向へステント留置してしまうと，本幹をjailした状態でステントが挿入される。

どうする？

Antegrade wiringは無理

　ステントの遠位端が偽腔に留置されている場合は，再治療の際にステントの遠位部分でどんなに慎重にガイドワイヤーを進めても，偽腔に進んでしまうことになる。

　仮にparallel wireを施行しても，両ワイヤーともに偽腔に存在しているため，ほとんどの症例でその状況から真腔を捉えることは不可能である。

IVUSを用いる

　事前に冠動脈CTを施行していても，ステントの遠位端が偽腔に留置されているかどうかは判別困難なことが多い。

　したがって，そのような状況に陥った場合は，まずステント遠位端が偽腔に留置されているかどうかを診断する。そこで重要なのはIVUSの施行である。最小限の小口径バルーンやマイクロカテーテル等を用いて，ステントの遠位部分を少しだけ拡張したのちにIVUSを挿入する。IVUSを施行すれば，ステント遠位端が偽腔に留置されているかどうかは容易に判別可能である。

Antegrade dissection reentry deviceを行う

　しかしステントが偽腔に留置されていることがわかった後に，どうやってベイルアウトすればいいのだろうか？　先ほども述べたように，parallel wireが成功する可能性はまずない。血管径がある程度あり，デバイスのデリバリーの状況によるが，IVUSが通過したのであればantegrade dissection reentry device（ADR）を施行すれば，ベイルアウトできるチャンスはあると思われる。

Retrograde approachを行う

　もう一つのベイルアウト法はretrograde approachを行うことである。Retrograde approachを行い，ステント遠位端の真腔にretrograde wireを進めてしまう。Antegrade wireは偽腔に存在していることから，reverse CARTを施行してもワイヤーの交通は難しい。したがってretrograde wireの操作性が良ければ，retrograde wire direct crossを行うことが，最も良いベイルアウト法であると思われる。

　その際はステントの外側からステント内に向かってワイヤーが通過することになる。そして最終的にステントの遠位部分はcrushしてしまい，ステント内と本来のステント遠位部分の真腔とにステントを留置してしまうのが，妥当な治療法かと思われる。

ステントの遠位端が側枝に留置

　ステントの遠位端が側枝に留置されている場合は，側枝にワイヤリングができるのならIVUSを側枝に対して施行することが重要である。IVUSで閉塞した血管が同定できれば，antegrade approachを施行するチャンスもあると思われるが，確実なのはやはりretrograde approachを施行することであろう。IVUSガイド下にretrograde wire crossを行えば確実である。もしretrograde wireが偽腔へ迷入してしまった場合はantegradeからワイヤリングを施行して，交通を図ればよい。

　ステントの遠位端が偽腔に挿入されている場合も，側枝に挿入されている場合も，retrograde approachを確立することが，ベイルアウトに非常に重要な役割を果たすことになる。

症例57 ステント遠位が偽腔に留置 (1)

CTO：慢性完全閉塞病変　　LAD：左前下行枝

1

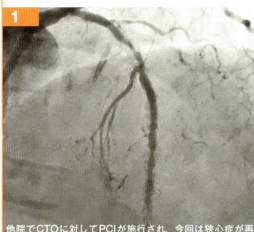

他院でCTOに対してPCIが施行され，今回は狭心症が再発したため治療となった。責任病変はLADのステント内の99%狭窄である。

2

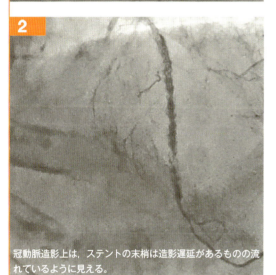

冠動脈造影上は，ステントの末梢は造影遅延があるものの流れているように見える。

3

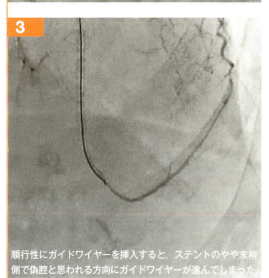

順行性にガイドワイヤーを挿入すると，ステントのやや末梢側で偽腔と思われる方向にガイドワイヤーが進んでしまった。

4

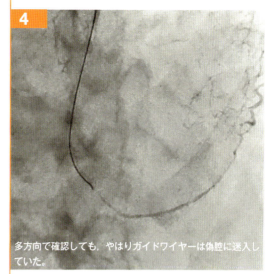

多方向で確認しても，やはりガイドワイヤーは偽腔に迷入していた。

5

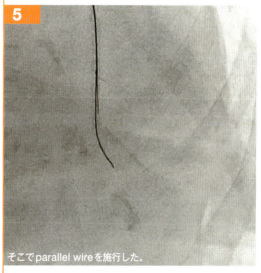

そこでparallel wireを施行した。

6

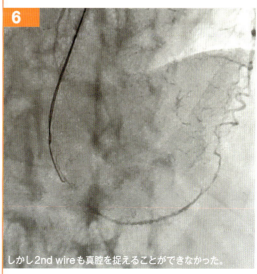

しかし2nd wireも真腔を捉えることができなかった。

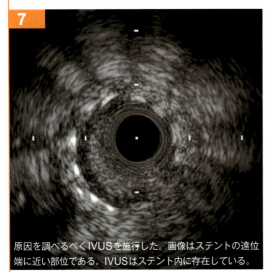

原因を調べるべくIVUSを施行した。画像はステントの遠位端に近い部位である。IVUSはステント内に存在している。

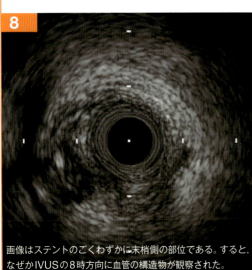

画像はステントのごくわずかに末梢側の部位である。すると，なぜかIVUSの8時方向に血管の構造物が観察された。

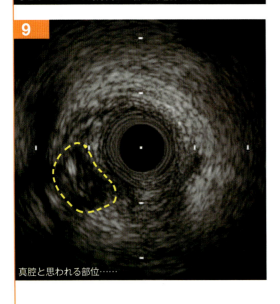

真腔と思われる部位……

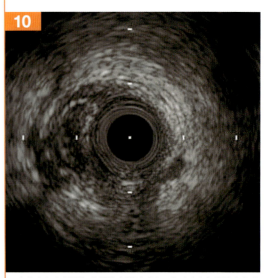

もう少し末梢側にIVUSを進めると，9時方向に明らかな血管と思われる構造物を認めた。本症例は他院からの術前情報はなかった。IVUSの所見からはステントの遠位端が冠動脈の偽腔に留置されていたため，治療時にステントの末梢を真腔まで留置できなかったのか，あるいはあえて偽腔に留置した，ということが推測された。

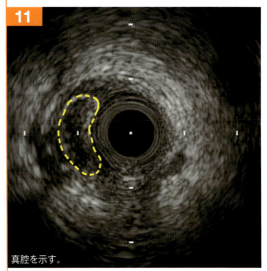

真腔を示す。

12

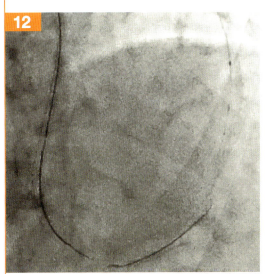

そこでantegradeからの再疎通は不可能と考えて，retrograde approachに切り替えた。回旋枝からのepicardial channelが存在し，ワイヤリングを開始した。

13

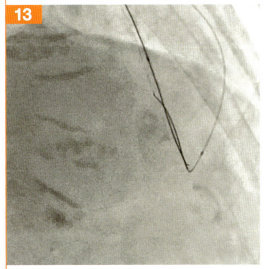

retrogradeチャンネルをワイヤーが通過し，ステント近傍まで進んでいる。見た目ではステントの外側にretrograde wireは進んでいる。ここで多方向から確認しながら，ステント外からステント内にガイドワイヤーを進めた。

14

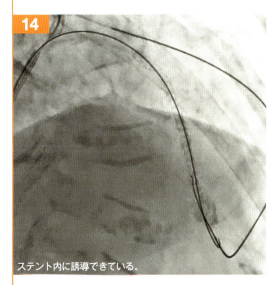

ステント内に誘導できている。

15

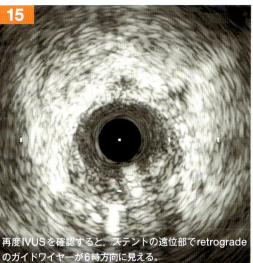

再度IVUSを確認すると，ステントの遠位部でretrogradeのガイドワイヤーが6時方向に見える。

16

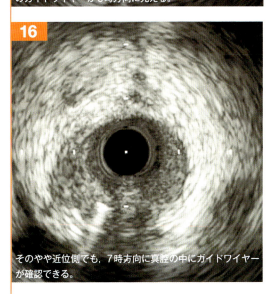

そのやや近位側でも，7時方向に真腔の中にガイドワイヤーが確認できる。

17

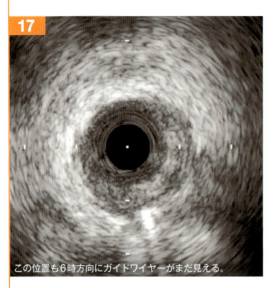

この位置も6時方向にガイドワイヤーがまだ見える。

18

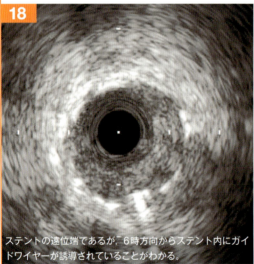

ステントの遠位端であるが，6時方向からステント内にガイドワイヤーが誘導されていることがわかる。

19

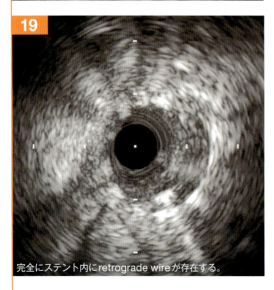

完全にステント内にretrograde wireが存在する。

20

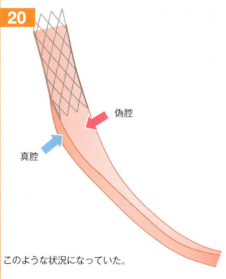

このような状況になっていた。

21

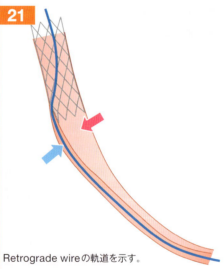

Retrograde wireの軌道を示す。

22

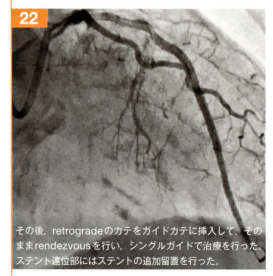

その後，retrogradeのカテをガイドカテに挿入して，そのままrendezvousを行い，シングルガイドで治療を行った。ステント遠位部にはステントの追加留置を行った。

症例 58 ステント遠位が偽腔に留置 (2)

RCA：右冠動脈

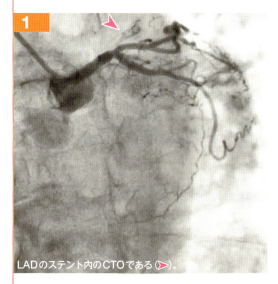

LADのステント内のCTOである（▶）。

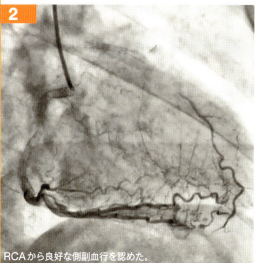

RCAから良好な側副血行を認めた。

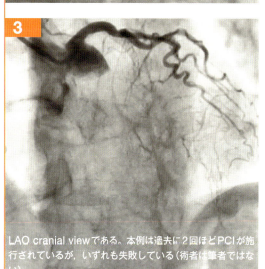

LAO cranial viewである。本例は過去に2回ほどPCIが施行されているが、いずれも失敗している（術者は筆者ではない）。

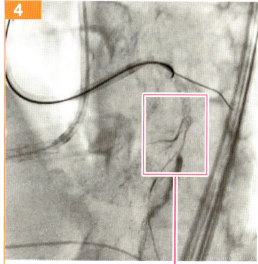

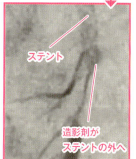

ステント
造影剤が
ステントの外へ

本例は最初にretrograde approachを行い治療を進めた。この写真はretrogradeのマイクロカテからの造影であるが、よく見ると造影剤はステントの外側に存在しているように見える。

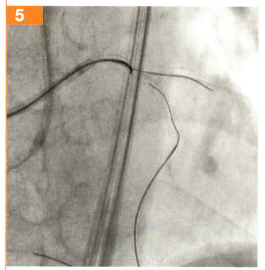

そのままretrogradeからステント内をめざし、retrograde wiringを行った。ワイヤーはステント内に進んだ。

DES：薬剤溶出性ステント

6

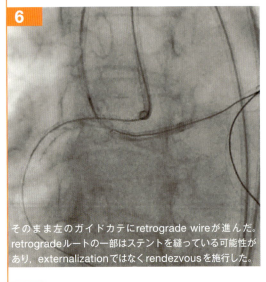

そのまま左のガイドカテにretrograde wireが進んだ。retrogradeルートの一部はステントを縫っている可能性があり，externalizationではなくrendezvousを施行した。

8

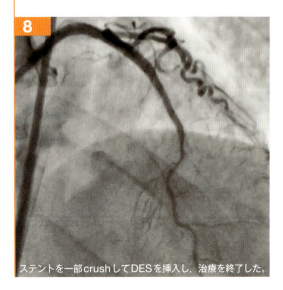

ステントを一部crushしてDESを挿入し，治療を終了した。

7

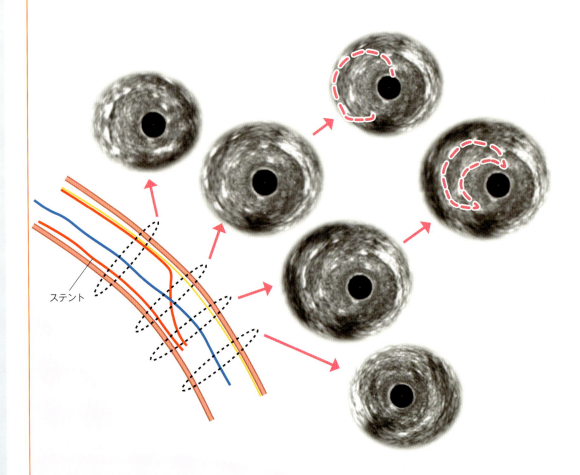

ステント

IVUSを確認すると，ステントの遠位はやはり偽腔に挿入されていたようで，retroのガイドワイヤーの軌道はステント外からステント内へと走行していた。

204

ステント遠位が側枝に留置 症例59

1

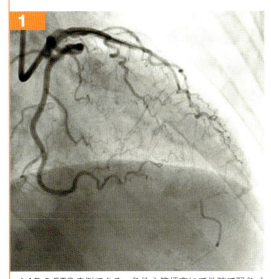

LADのCTO症例である。急性心筋梗塞にて他院で緊急インターベンションが施行された。ところが、その際にLADと判断して留置したステントが、LADから対角枝に留置されてしまっていた。急性期には合併症なく経過したそうである。その後、一度LADへPCIを施行したがfailureに終わっていた。今回筆者がリトライとなった。

2

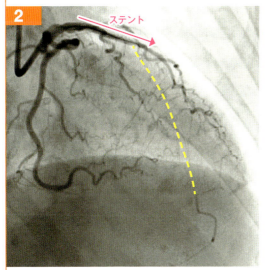

長時間造影をすると、対角枝からの側副血行路が確認できる。LADの閉塞部には、対角枝方向にステントが留置されてしまっていた。

3

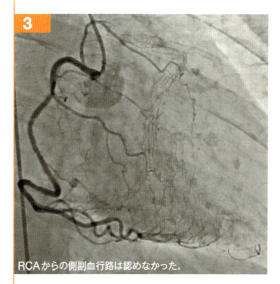

RCAからの側副血行路は認めなかった。

4

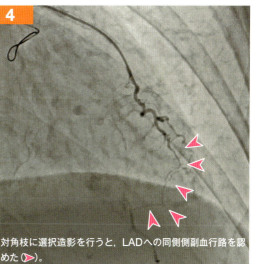

対角枝に選択造影を行うと、LADへの同側側副血行路を認めた（▷）。

5

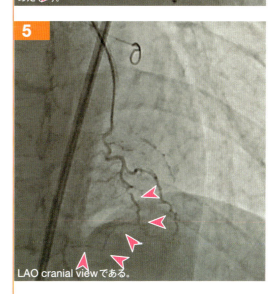

LAO cranial viewである。

6 ステント｜ステントの遠位端が偽腔や側枝に留置

Corsair / SUOH03（朝日インテック）　　Prominent® BTA（東海メディカルプロダクツ）

6

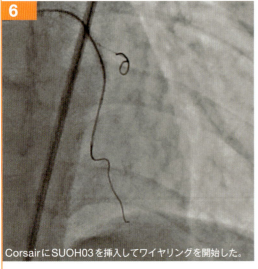

CorsairにSUOH03を挿入してワイヤリングを開始した。

7

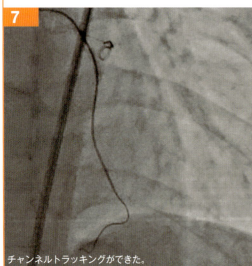

チャンネルトラッキングができた。

8

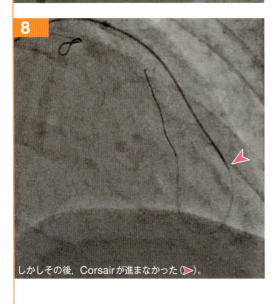

しかしその後，Corsairが進まなかった（▶）。

9

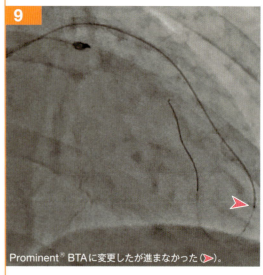

Prominent® BTAに変更したが進まなかった（▶）。

10

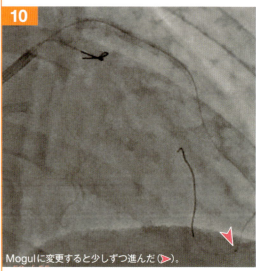

Mogulに変更すると少しずつ進んだ（▶）。

11

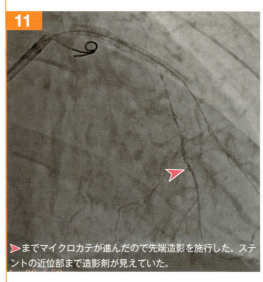

▶までマイクロカテが進んだので先端造影を施行した。ステントの近位部まで造影剤が見えていた。

ULTIMATEbros 3（朝日インテック）

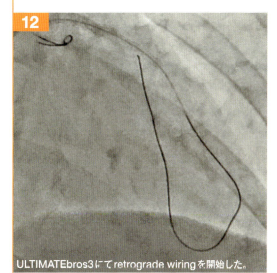

12 ULTIMATEbros3にてretrograde wiringを開始した。

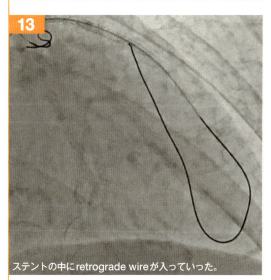

13 ステントの中にretrograde wireが入っていった。

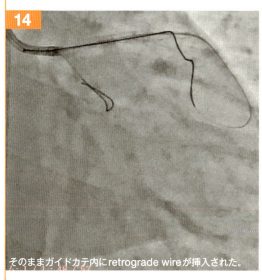

14 そのままガイドカテ内にretrograde wireが挿入された。

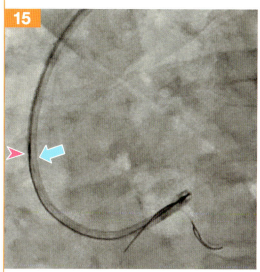

15

本例ではマイクロカテは進まなかった。一般的には、こ こでダブルガイドにしてバルーンアンカーを行い、 externalizationしようとすると思われるが、このような ipsilateral channelをexternalizationしてしまうと、一 定の頻度でchannel injuryを生じてしまうリスクがあると 思われる。筆者はほとんどの症例でダブルガイドにはせず、 ガイドカテの中にCorsair（▶）を挿入してrendezvous （retro wire ➡）を施行して、antegradeからだけのワイ ヤリングを施行するようにしている。

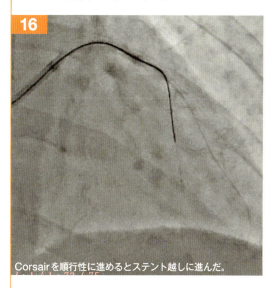

16 Corsairを順行性に進めるとステント越しに進んだ。

KBT：kissing balloon technique

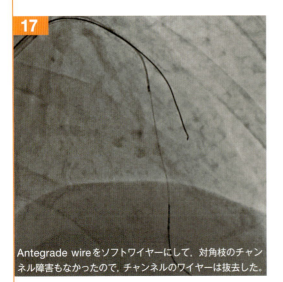

17

Antegrade wireをソフトワイヤーにして，対角枝のチャンネル障害もなかったので，チャンネルのワイヤーは抜去した。

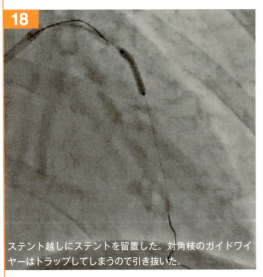

18

ステント越しにステントを留置した。対角枝のガイドワイヤーはトラップしてしまうので引き抜いた。

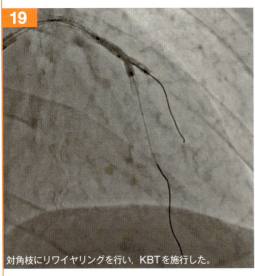

19

対角枝にリワイヤリングを行い，KBTを施行した。

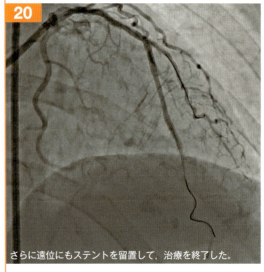

20

さらに遠位にもステントを留置して，治療を終了した。

7. ロータブレーター

Rota burrがスタックしてしまった

Point
- Rota burrを無理やり押し付けて通過させない。
- ステント再狭窄病変または屈曲病変へのロータブレーターが，スタックのリスクである。
- 子カテの挿入が，スタック解除に最も効果的である。
- 外科的な手法も必要となる例があるため，外科医へのコンサルトを早めに検討すべきである。

なぜ生じる？

構造に起因

　Rota burr（以下burrと略）がなぜスタックしてしまうかというと，burrの構造に起因するところが大きい。Rotablator™先端のburrは，遠位側にダイアモンドがちりばめられており，それが冠動脈石灰化を切除可能とするが，ダイアモンドはburrの近位側には存在しない。またRotablator™のシャフトは比較的やわらかく，強く押したり引いたりという操作がほとんどできない構造となっている。

　したがって，burrは順行性方向へは，非常に強い切削力で石灰化プラークの切除が可能であるが，burrがかろうじて石灰化を通過した場合などは，瞬時にburrの近位側が石灰化の壁に干渉，すなわちスタックしてしまい，引き抜けないという事態に陥る。

 図 1

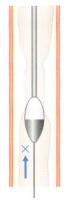

Rota burrをやや無理矢理通過させてしまった直後には，burrがスタックしやすい。

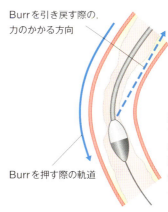

屈曲を伴った石灰化病変では，burrが通過した後にスタックが生じやすい。Burrを引き戻す際の力の働く方向が，押す時と変わるためである。

Burrを引き戻す際の，力のかかる方向

Burrを押す際の軌道

病変に起因

これまで筆者の経験したRota burrスタックの多くの症例は，冠動脈の屈曲部分で生じてしまっていた（図1）。

またスタックは，ステント再狭窄に対するロータブレーター施行の際にも高頻度に生じていた。アブレーションの際にburrを慎重に少しずつ進めていても，burrが病変を通過した瞬間に同部位でスタックが生じてしまうというものである。

これらの病変や状況に対してロータブレーターを施行する際には，十分に注意しつつ，常にスタックのリスクを念頭に置きながら行う必要がある。

どうする？

Rota burrを引っ張る

Rota burrのスタックが生じた際には，ガイディングカテーテル（ガイドカテ）をdeep engageしてみたり，burrの脇に別のワイヤーを挿入して，スタック部位をバルーニングしてみたりと，いくつかの方法が紹介されていると思う。しかし，実際にはそれでスタックが解除されたことは少ないのではないだろうか。

とはいうものの，スタックが生じれば，まずは通常の回転ができるかを試してみて，もしburrが回転できるようなら，回転させながら引き抜けないかを試みる。通常，スタックした際には既にburrは回転できない状態となっており，次に行うのはガイドカテのポジションに注意しながらburrを引っ張ってみることである。それで抜去できれば問題はないが，抜去ができない時には，かなり危険な状態に陥りつつあると認識すべきである。

Cokkateを用いる

筆者が施行しているのは，まずRotablator™のシャフトを手元で切断し，そこにCokkate（朝日インテック）を挿入することである。Cokkateをそのまま挿入し，burrでアンカーするような形でburrまで進めていき，Rotablator™のシャフトを引きながらCokkateを挿入する要領で，引き抜けないかを試みる。

これまで何度もRota burrのスタックを経験してきたが，最終的に本手技にてもスタックが解除できなければ，筆者は内科的治療をあきらめ外科的治療に移行することとしている。

ガイドエクステンションカテーテルを用いる

近年，ガイドエクステンションカテーテルが各種使用可能であるが，筆者はいまだburrスタックに対して使用したことはない。さまざまなタイプのカテーテルが存在するが，比較的小口径で，チップのやわらかいタイプのものは有用な可能性がある。

症例 60 屈曲でスタック，引っ張って抜去

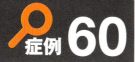

1
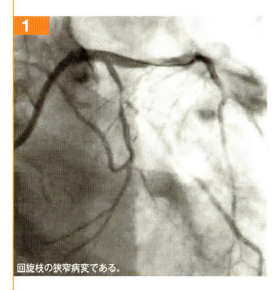
回旋枝の狭窄病変である。

2
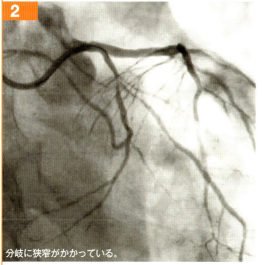
分岐に狭窄がかかっている。

3
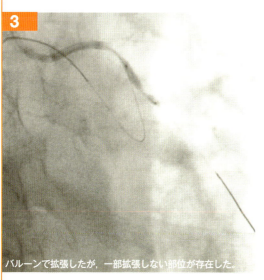
バルーンで拡張したが，一部拡張しない部位が存在した。

4
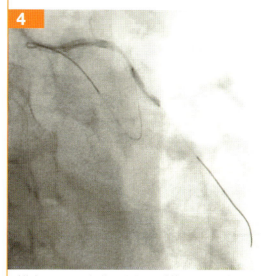
High pressure balloonにして再度拡張するも，広がらなかった。

5
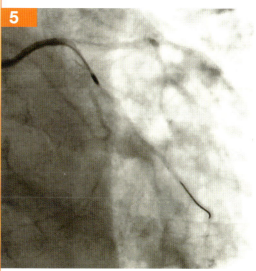
そこでRota Wire™に入れ替え，ロータブレーターを施行した。

7 ロータブレーター｜Rota burrがスタックしてしまった

6

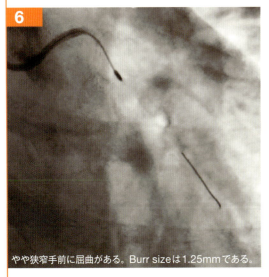

やや狭窄手前に屈曲がある。Burr sizeは1.25mmである。

7

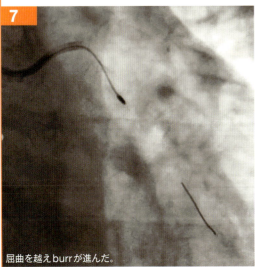

屈曲を越えburrが進んだ。

8

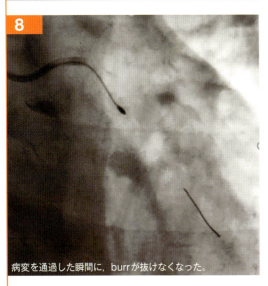

病変を通過した瞬間に、burrが抜けなくなった。

9

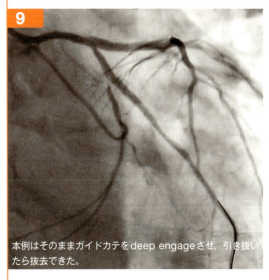

本例はそのままガイドカテをdeep engageさせ、引き抜いたら抜去できた。

10

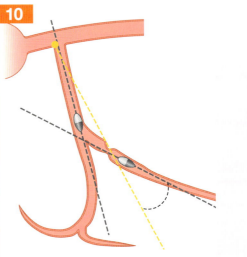

本例では狭窄部の近位側に屈曲が存在し、病変通過後のburrの軌道が変化してしまったことがスタックの原因と考えられた。

近位側をバルーン拡張　症例61

LAD：左前下行枝

1

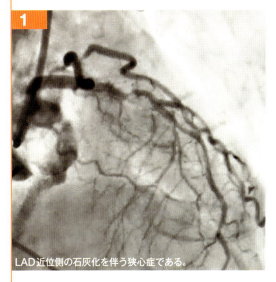

LAD近位側の石灰化を伴う狭心症である。

2

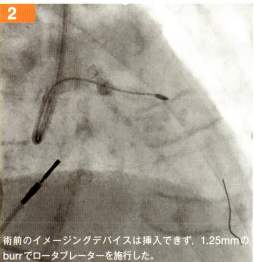

術前のイメージングデバイスは挿入できず，1.25mmのburrでロータブレーターを施行した。

3

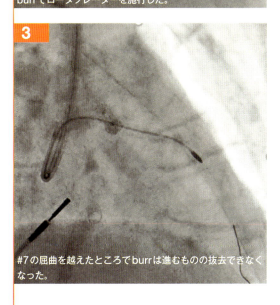

#7の屈曲を越えたところでburrは進むものの抜去できなくなった。

4

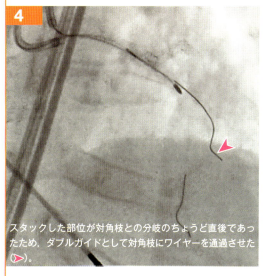

スタックした部位が対角枝との分岐のちょうど直後であったため，ダブルガイドとして対角枝にワイヤーを通過させた（▶）。

5

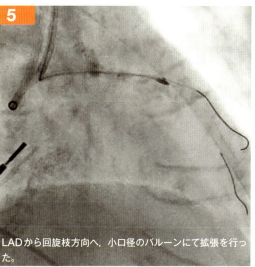

LADから回旋枝方向へ，小口径のバルーンにて拡張を行った。

6

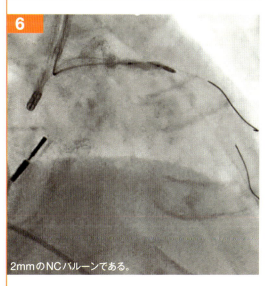

2mmのNCバルーンである。

7　ロータブレーター｜Rota burrがスタックしてしまった

RBP：加圧限界

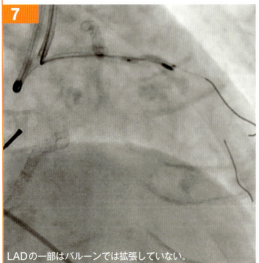
7 LADの一部はバルーンでは拡張していない。

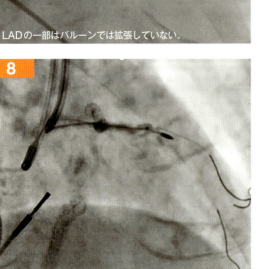
8 LADの近位側もNCバルーンにて拡張を行った。

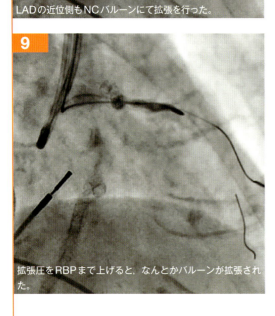
9 拡張圧をRBPまで上げると，なんとかバルーンが拡張された。

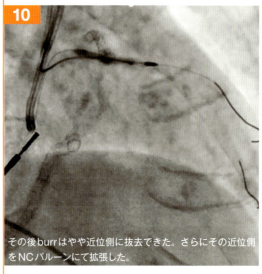
10 その後burrはやや近位側に抜去できた。さらにその近位側をNCバルーンにて拡張した。

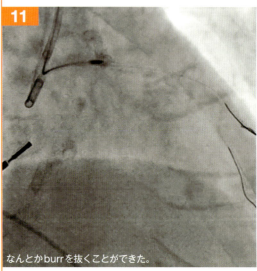
11 なんとかburrを抜くことができた。

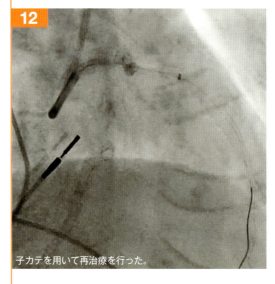
12 子カテを用いて再治療を行った。

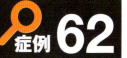

子カテを用いた 症例62

RCA：右冠動脈

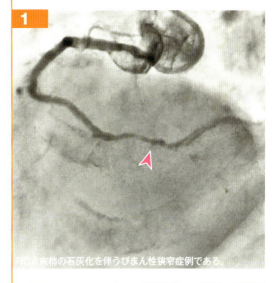

1 RCA末梢の石灰化を伴うびまん性狭窄症例である。

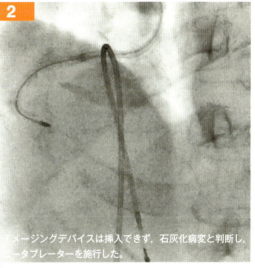

2 イメージングデバイスは挿入できず，石灰化病変と判断し，ロータブレーターを施行した。

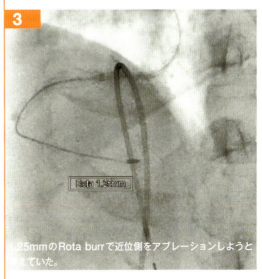

3 1.25mmのRota burrで近位側をアブレーションしようとしていた。

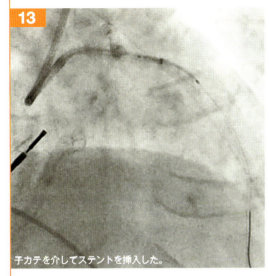

13 子カテを介してステントを挿入した。

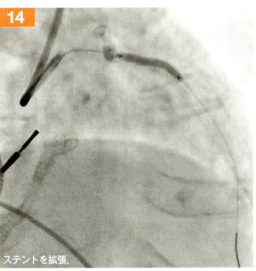

14 ステントを拡張．

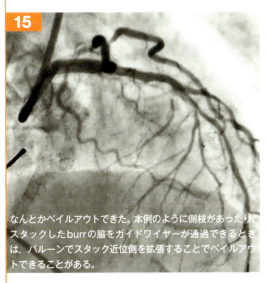

15 なんとかベイルアウトできた。本例のように側枝があったりスタックしたburrの脇をガイドワイヤーが通過できるときは，バルーンでスタック近位側を拡張することでベイルアウトできることがある。

7 ロータブレーター｜Rota burrがスタックしてしまった

4

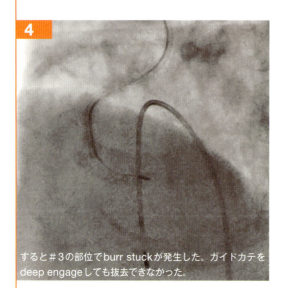

すると#3の部位でburr stuckが発生した。ガイドカテを deep engageしても抜去できなかった。

7

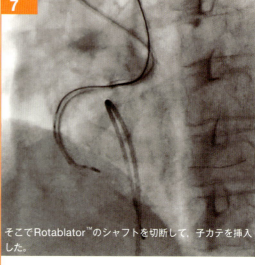

そこでRotablator™のシャフトを切断して，子カテを挿入した。

5

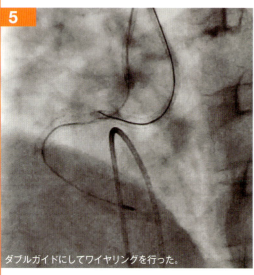

ダブルガイドにしてワイヤリングを行った。

8

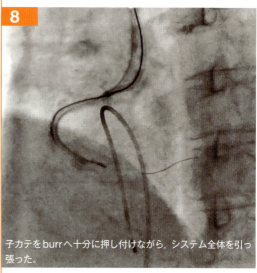

子カテをburrへ十分に押し付けながら，システム全体を引っ張った。

6

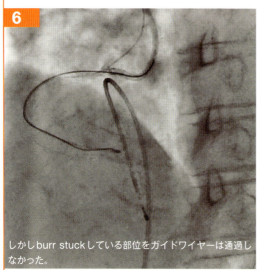

しかしburr stuckしている部位をガイドワイヤーは通過しなかった。

9

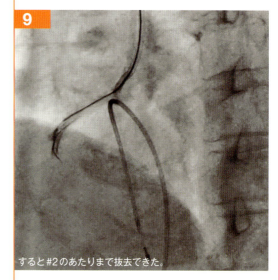

すると#2のあたりまで抜去できた。

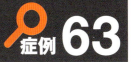

ステントが抜去 症例63

1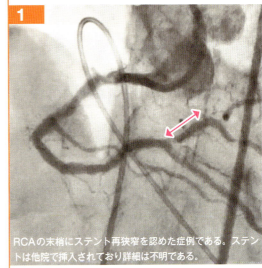

RCAの末梢にステント再狭窄を認めた症例である。ステントは他院で挿入されており詳細は不明である。

2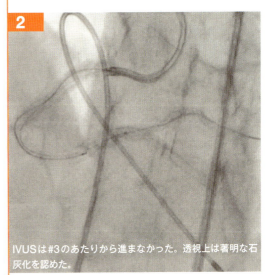

IVUSは#3のあたりから進まなかった。透視上は著明な石灰化を認めた。

3

そこでロータブレーターを施行することとして、1.25mmのburrでアブレーションを開始した。

10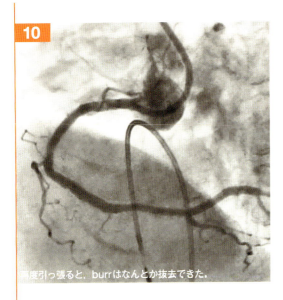

再度引っ張ると、burrはなんとか抜去できた。

7 ロータブレーター｜Rota burrがスタックしてしまった

4

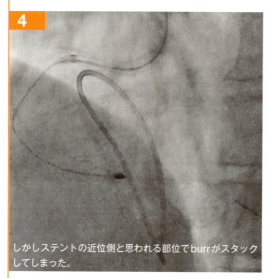

しかしステントの近位側と思われる部位でburrがスタックしてしまった。

5

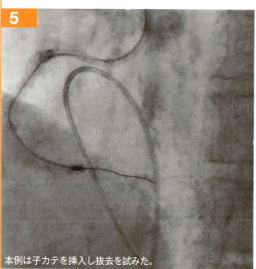

本例は子カテを挿入し抜去を試みた。

6

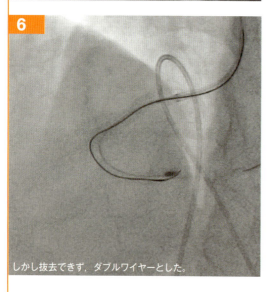

しかし抜去できず、ダブルワイヤーとした。

7

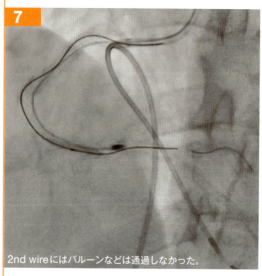

2nd wireにはバルーンなどは通過しなかった。

8

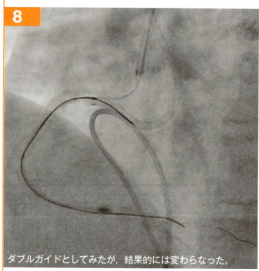

ダブルガイドとしてみたが、結果的には変わらなった。

9

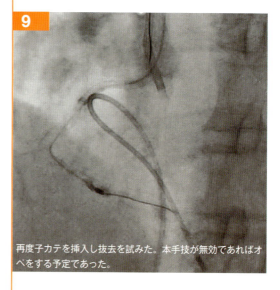

再度子カテを挿入し抜去を試みた。本手技が無効であればオペをする予定であった。

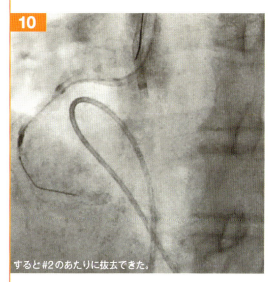

すると#2のあたりに抜去できた。

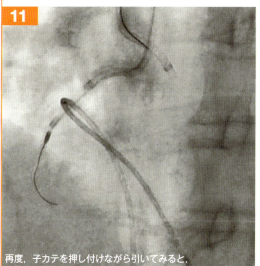

再度，子カテを押し付けながら引いてみると，

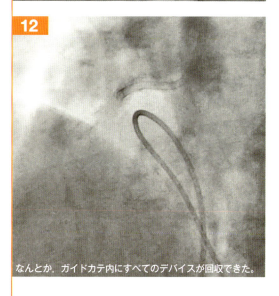

なんとか，ガイドカテ内にすべてのデバイスが回収できた。

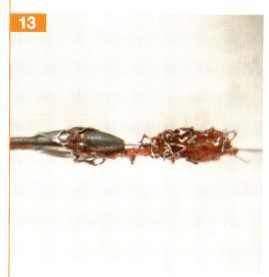

回収したburrを見てみると，なんとburrにステントが絡みついていた。治療前には，Rotablator™がスタックした部位にステントが挿入されているとは認識していなかったし，透視でも認識できていなかった。他院で過去に治療されていたことで，このような合併症をまねいてしまった可能性がある。

7 ロータブレーター｜Rota burrがスタックしてしまった

ステントでスタック，手術施行　症例64

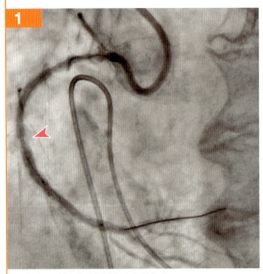

RCAのステント内再狭窄の症例（➤）。

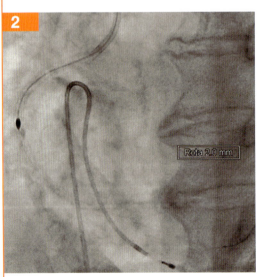

繰り返す再狭窄病変で，ステント内のロータブレーターを施行することとした。2.0mmのRota burrでまずアブレーションした。

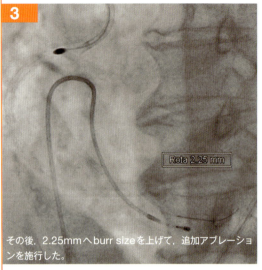

その後，2.25mmへburr sizeを上げて，追加アブレーションを施行した。

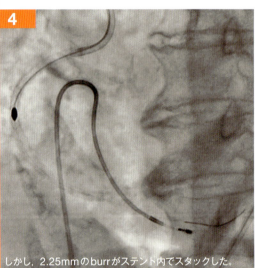

しかし，2.25mmのburrがステント内でスタックした。

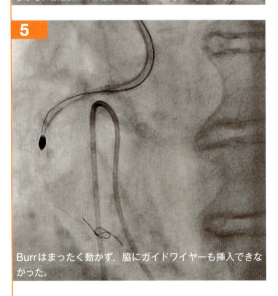

Burrはまったく動かず，脇にガイドワイヤーも挿入できなかった。

いかなるベイルアウト法も無効　症例65

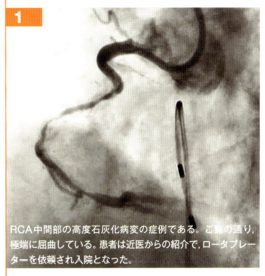

1
RCA中間部の高度石灰化病変の症例である。ご覧の通り，極端に屈曲している。患者は近医からの紹介で，ロータブレーターを依頼され入院となった。

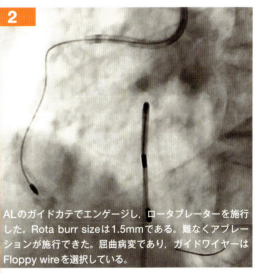

2
ALのガイドカテでエンゲージし，ロータブレーターを施行した。Rota burr sizeは1.5mmである。難なくアブレーションが施行できた。屈曲病変であり，ガイドワイヤーはFloppy wireを選択している。

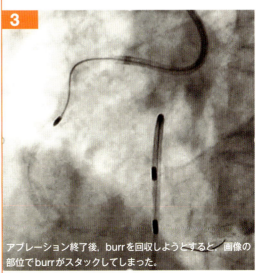

3
アブレーション終了後，burrを回収しようとすると，画像の部位でburrがスタックしてしまった。

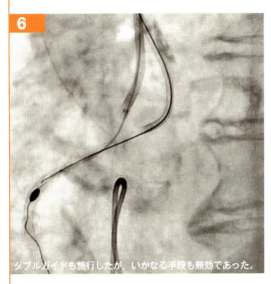

6
ダブルガイドも施行したが，いかなる手段も無効であった。

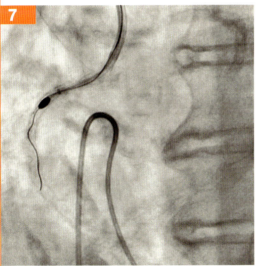

7
子カテを挿入するも，burr sizeが大きいためか子カテがフレア状にならず無効で，ベイルアウトできなかった。本例は結局オペを施行し，バイパスおよびburrの除去を行った。2.25mmのburrがスタックすると，子カテでのベイルアウトは難しいことがわかった例であった。

7　ロータブレーター｜Rota burrがスタックしてしまった

4

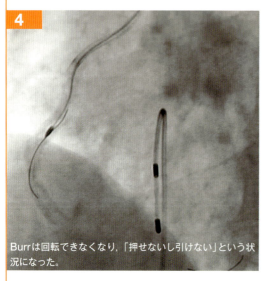

Burrは回転できなくなり，「押せないし引けない」という状況になった。

5

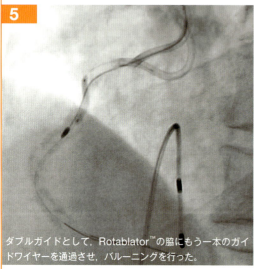

ダブルガイドとして，Rotablator™の脇にもう一本のガイドワイヤーを通過させ，バルーニングを行った。

6

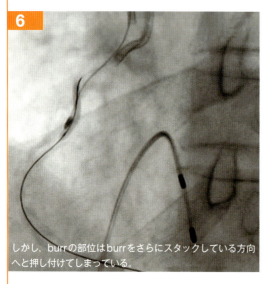

しかし，burrの部位はburrをさらにスタックしている方向へと押し付けてしまっている。

7

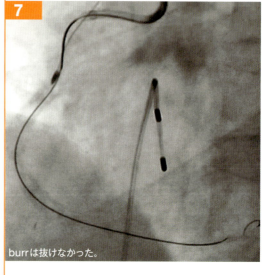

burrは抜けなかった。

8

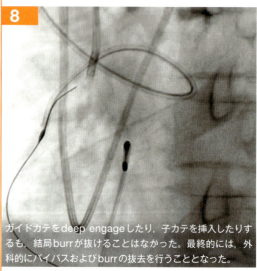

ガイドカテをdeep engageしたり，子カテを挿入したりするも，結局burrが抜けることはなかった。最終的には，外科的にバイパスおよびburrの抜去を行うこととなった。

9

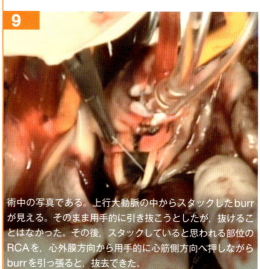

術中の写真である。上行大動脈の中からスタックしたburrが見える。そのまま用手的に引き抜こうとしたが，抜けることはなかった。その後，スタックしていると思われる部位のRCAを，心外膜方向から用手的に心筋側方向へ押しながらburrを引っ張ると，抜去できた。

7. ロータブレーター

穿孔はどんなところで生じうるのか

Point
- 屈曲部が危ない。
- 小弯側も大弯側も気を付ける。
- 屈曲部は無理にRota burrを押さないこと。
- 穿孔時はまずRota burrを体外に出し，なんらかのバルーンでまず止血をする。
- ガイドワイヤーは絶対に抜かないこと。

なぜ生じる？

筆者自身は沢山のロータブレーターの経験があるが，実はロータブレーターによるblowout perforationをきたした経験はなく，oozing perforationの一例の経験があるのみである。しかしながら，筆者の施設では何例かの穿孔の経験があり，そのような症例を通じて，Rotablator™がいかなる病変で穿孔しうるのかを解説したい。

屈曲部

穿孔をきたしうる病変のキーワードは，Rota burr（以下burrと略）のスタックと同様に「屈曲」である。屈曲病変があると，その小弯側に石灰化やプラークが存在していなければ，いくらRotablator™がdifferential cuttingをするといっても穿孔してしまう（図1）。

大弯側

また屈曲の小弯側だけでなく，当院の経験では大弯側のほうが，むしろ穿孔をきたすことが多かった。大弯側のどこで穿孔するかというと，屈曲の一番きつい部分の大弯側ではなく，屈曲が終了する末梢側の大弯側である（図2）。車がカーブを曲がりきれずにオーバーランしてしまうような場所に，Rotablator™でも穿孔を生じることが多いのである。

したがって，どうしても屈曲の大弯側にburrを接触させたくなければ，Rota Wire™をサポートワイヤーにしたほうがよいと考えられる。そしてburrは少しずつ動かして進めるようにし，大弯側に大きく飛び出さないようなイメージで切除するようにしている。

ワイヤーバイアス

　プラークの分布は非常に重要であり，もしロータブレータ施行前のイメージングが施行できているのであれば，屈曲部のプラーク分布を十分に観察して，穿孔のリスクを十分に考えておく必要がある。またガイドワイヤーの軌道がどこに存在しているかも詳細に観察して，ワイヤーのバイアスを十分に考えておく必要がある。

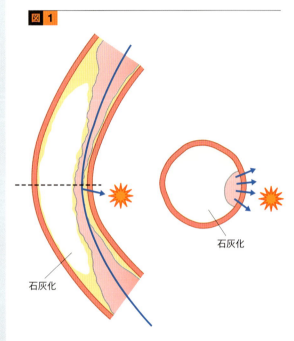

図1　石灰化を伴う屈曲病変で，特に屈曲の小弯側に石灰化がない場合は，穿孔のハイリスク病変と考えられる。

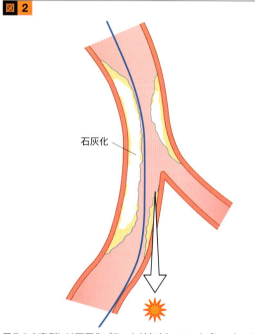

図2　屈曲の小弯側には石灰化プラークが存在し，ロータブレーターのよい適応病変であると思われる。しかし狭窄遠位側の大弯側にRota burrが接触しており，穿孔のhigh risk pointと思われる。

どうする？

通常のバルーンで止血

　穿孔してしまったときについては別項（292ページ）で詳細に解説を行うが，まずはburrを引き抜かないことには何も始まらないので，冷静かつ速やかにburrを体外に出さないといけない。病変がある程度切除できている状態なら，perfusion balloonを持ち込んでもよい。しかし石灰化プラークが十分に切除できていない状況であれば，まずはデリバリーのよい通常のバルーンを持ち込み，止血を行うべきである。

オーバーザワイヤーバルーンで止血

　続いてperfusion balloonでの止血ができそうであれば，そちらに変更して長時間の止血を行う。

　石灰化病変のためにperfusion balloonの持ち込みに難渋する可能性があるならば，オーバーザワイヤー（OTW）のバルーンで代用することもできる（症例69参照）。

外科手術の考慮

　病変に拡張不十分な石灰化が残存していると，perfusion balloonを挿入できなかったり，また当然ながらカバードステントなども挿入できない。つまりバルーン拡張や，ヘパリンのコントロールなどで止血が得られなければ，それ以上のベイルアウト手段がないということになってしまう。

　側枝をアブレーション中に穿孔したのなら，塞栓するという手も残されているが，本幹に穿孔してしまったら，そのようなこともできない。したがって，石灰化病変におけるロータブレーターによる穿孔の場合は，外科的手術も視野に入れながらベイルアウトしていかないといけない。

Oozing perforation 症例66

RCA：右冠動脈　　PD：後下行枝　　PL：後側壁枝

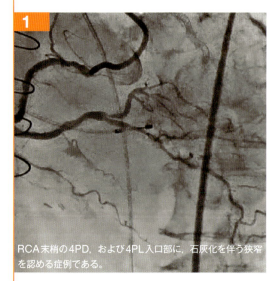

1 RCA末梢の4PD，および4PL入口部に，石灰化を伴う狭窄を認める症例である。

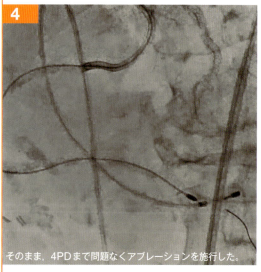

4 そのまま，4PDまで問題なくアブレーションを施行した。

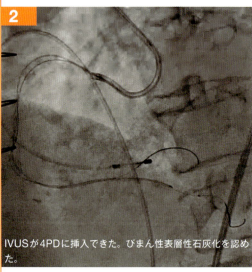

2 IVUSが4PDに挿入できた。びまん性表層性石灰化を認めた。

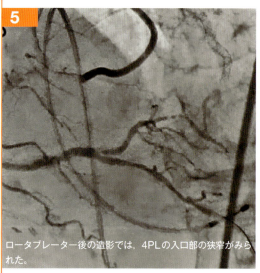

5 ロータブレーター後の造影では，4PLの入口部の狭窄がみられた。

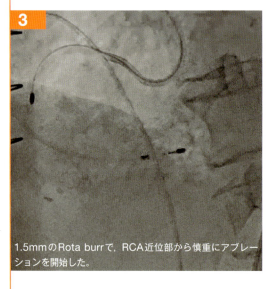

3 1.5mmのRota burrで，RCA近位部から慎重にアブレーションを開始した。

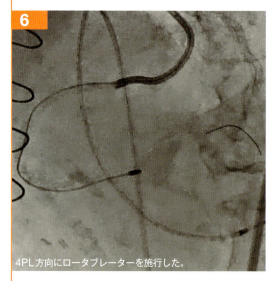

6 4PL方向にロータブレーターを施行した。

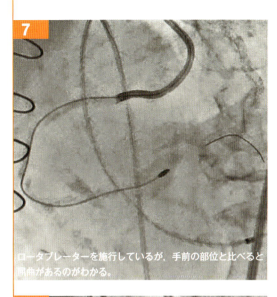

7 ロータブレーターを施行しているが，手前の部位と比べると屈曲があるのがわかる。

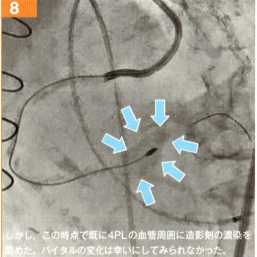

8 しかし，この時点で既に4PLの血管周囲に造影剤の濃染を認めた。バイタルの変化は幸いにしてみられなかった。

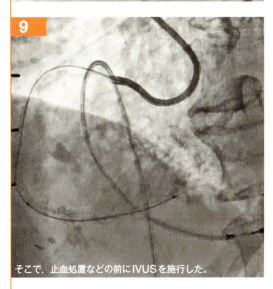

9 そこで，止血処置などの前にIVUSを施行した。

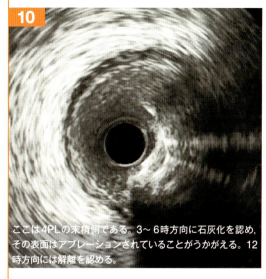

10 ここは4PLの末梢側である。3〜6時方向に石灰化を認め，その表面はアブレーションされていることがうかがえる。12時方向には解離を認める。

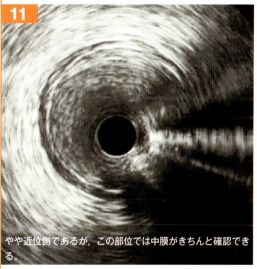

11 やや近位側であるが，この部位では中膜がきちんと確認できる。

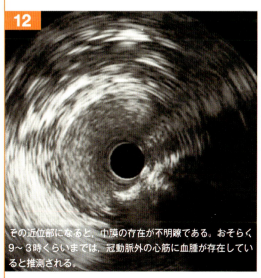

12 その近位部になると，中膜の存在が不明瞭である。おそらく9〜3時くらいまでは，冠動脈外の心筋に血腫が存在していると推測される。

DES：薬剤溶出性ステント

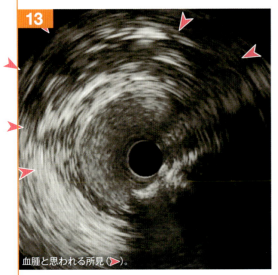

血腫と思われる所見（▷）。

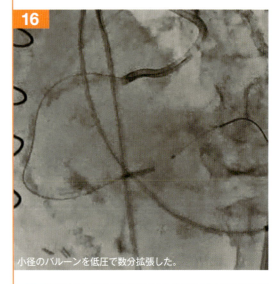

小径のバルーンを低圧で数分拡張した。

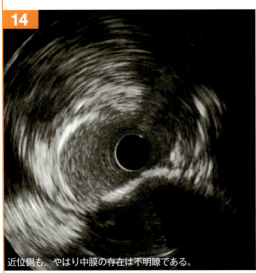

近位側も，やはり中膜の存在は不明瞭である。

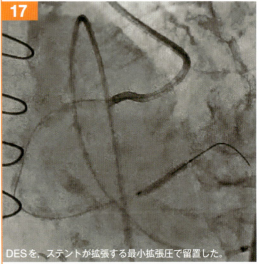

DESを，ステントが拡張する最小拡張圧で留置した。

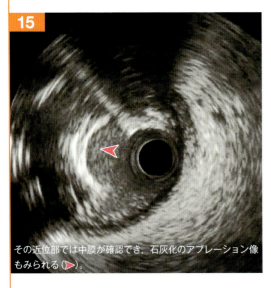

その近位部では中膜が確認でき，石灰化のアブレーション像もみられる（▷）。

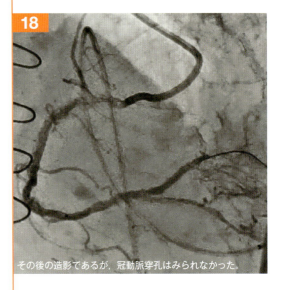

その後の造影であるが，冠動脈穿孔はみられなかった。

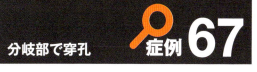

LAD：左前下行枝

19
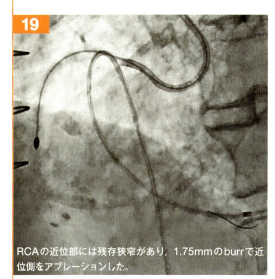
RCAの近位部には残存狭窄があり、1.75mmのburrで近位側をアブレーションした。

20
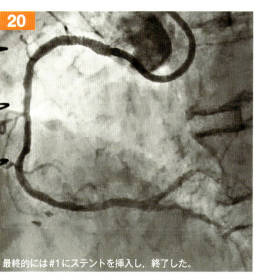
最終的には#1にステントを挿入し、終了した。

1
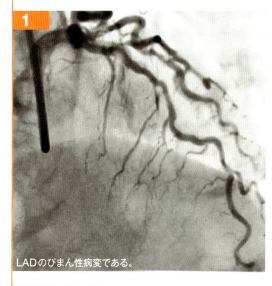
LADのびまん性病変である。

2
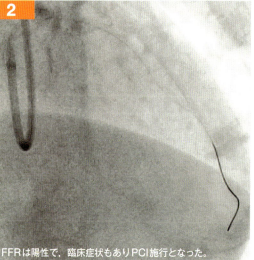
FFRは陽性で、臨床症状もありPCI施行となった。

3
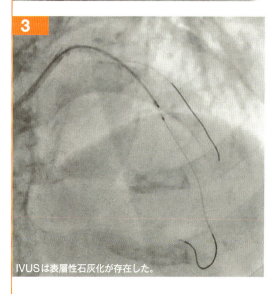
IVUSは表層性石灰化が存在した。

ロータブレーター｜穿孔はどんなところで生じうるのか

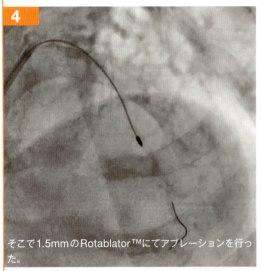

そこで1.5mmのRotablator™にてアブレーションを行った。

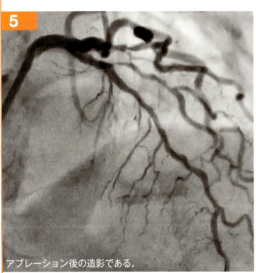

アブレーション後の造影である。

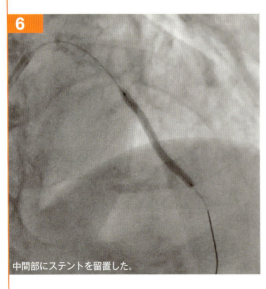

中間部にステントを留置した。

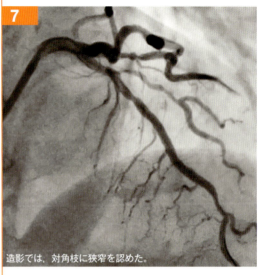

造影では，対角枝に狭窄を認めた。

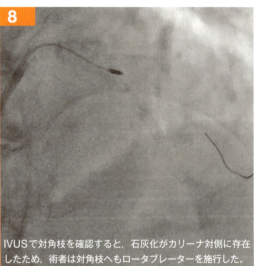

IVUSで対角枝を確認すると，石灰化がカリーナ対側に存在したため，術者は対角枝へもロータブレーターを施行した。

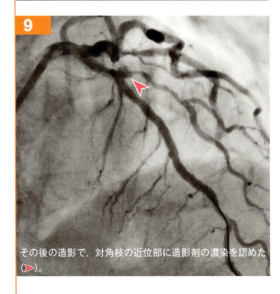

その後の造影で，対角枝の近位部に造影剤の濃染を認めた（▶）。

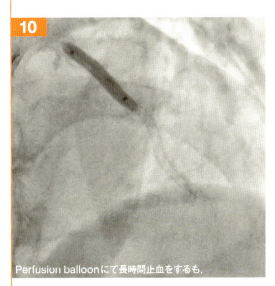

Perfusion balloonにて長時間止血をするも，

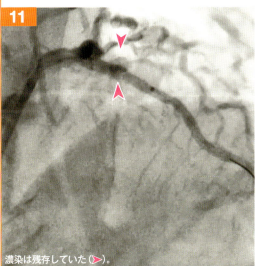

濃染は残存していた（▷）。

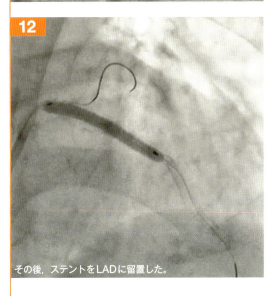

その後，ステントをLADに留置した。

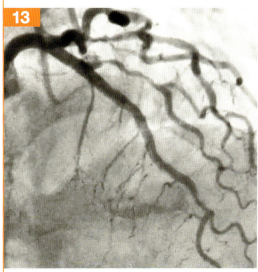

最終造影である。造影剤の濃染は残っていたがwashoutするわけではなく，解離か血腫の段階で落ち着いていると判断した。その後も経過をみたが変化はなく，本例はこれで治療を終了した。以降も問題なく退院となった。

屈曲部で穿孔　症例68

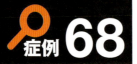

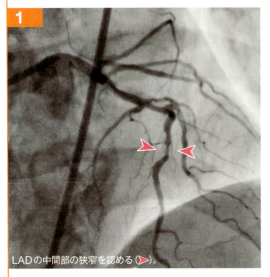

1. LADの中間部の狭窄を認める（▷）。

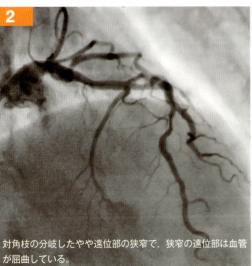

2. 対角枝の分岐したやや遠位部の狭窄で，狭窄の遠位部は血管が屈曲している。

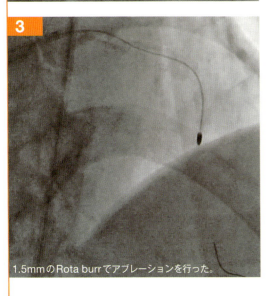

3. 1.5mmのRota burrでアブレーションを行った。

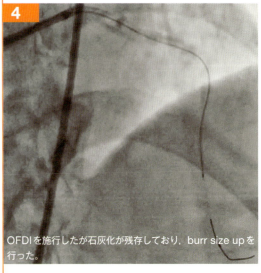

4. OFDIを施行したが石灰化が残存しており，burr size upを行った。

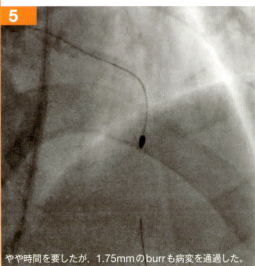

5. やや時間を要したが，1.75mmのburrも病変を通過した。

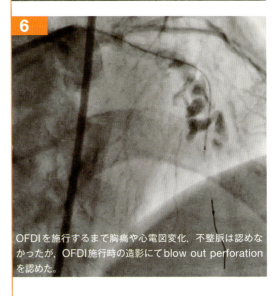

6. OFDIを施行するまで胸痛や心電図変化，不整脈は認めなかったが，OFDI施行時の造影にてblow out perforationを認めた。

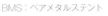

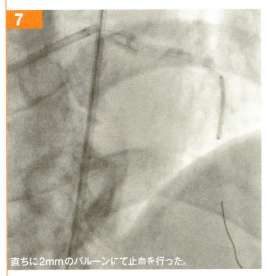

直ちに2mmのバルーンにて止血を行った。

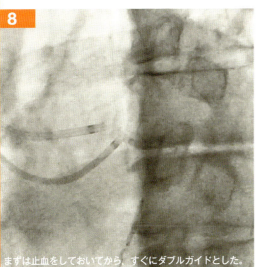

まずは止血をしておいてから、すぐにダブルガイドとした。

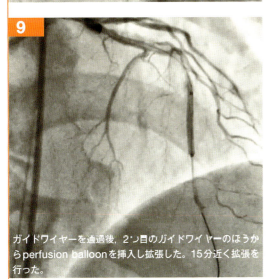

ガイドワイヤーを通過後、2つ目のガイドワイヤーのほうからperfusion balloonを挿入し拡張した。15分近く拡張を行った。

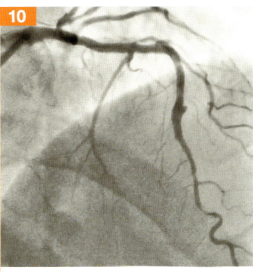

やや瘤化しているが経時的に問題はなかったため、内皮化を期待してBMSを挿入し、治療を終了した。

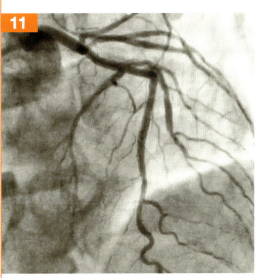

その後再狭窄をきたしたもののDESを挿入し、その9カ月後の造影であるが問題はなかった。冠動脈瘤も消失していた。

OTWバルーンで止血 症例69

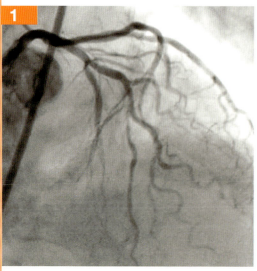

1. LAD中間部の，対角枝との分岐部の狭窄病変である（▶）。狭窄部の遠位部には屈曲がないが，分岐部のところに屈曲がやや見られる。

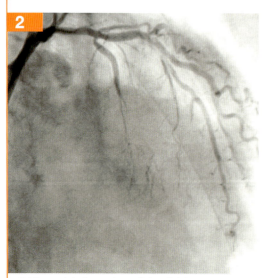

2. RAO cranial viewである。高度の狭窄を認める（▶）。

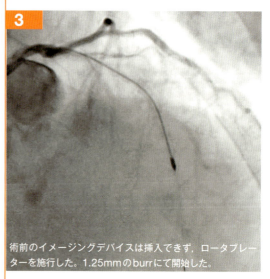

3. 術前のイメージングデバイスは挿入できず，ロータブレーターを施行した。1.25mmのburrにて開始した。

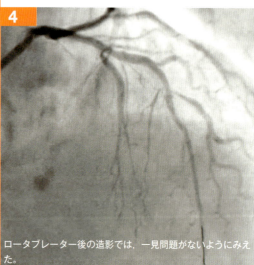

4. ロータブレーター後の造影では，一見問題がないようにみえた。

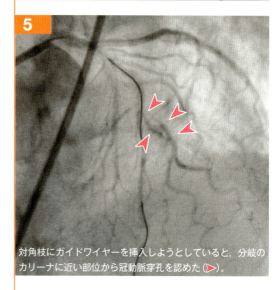

5. 対角枝にガイドワイヤーを挿入しようとしていると，分岐のカリーナに近い部位から冠動脈穿孔を認めた（▶）。

OTW：オーバーザワイヤー

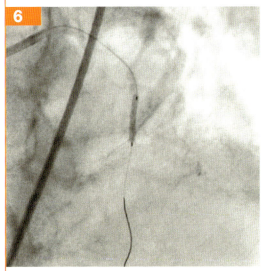

Perfusion balloonを挿入しようとしたが，石灰化のせいか挿入できなかった．そこで通常のバルーンにてまず止血を行った．

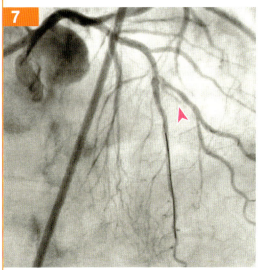

バイタルは問題なく，心タンポナーデの状態へは至っていなかった．しかし穿孔は続いていた（▶）．

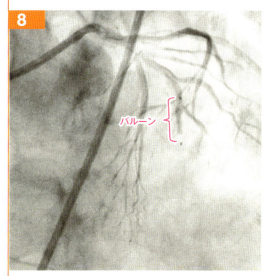

そこでOTWのバルーンを持ち込み，止血を行った．同時にガイドカテから冠動脈血流をシリンジで脱血し，OTW balloonの先端から少量ずつ注入した．そうすることで虚血を生じることなく長時間の止血が可能となった．

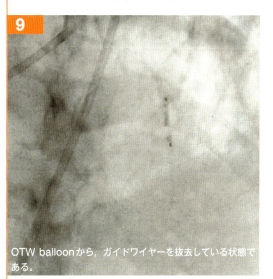

OTW balloonから，ガイドワイヤーを抜去している状態である．

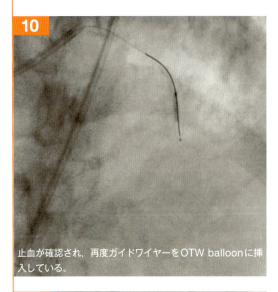

10 止血が確認され，再度ガイドワイヤーをOTW balloonに挿入している。

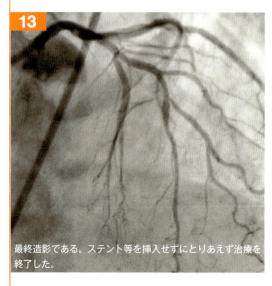

13 最終造影である。ステント等を挿入せずにとりあえず治療を終了した。

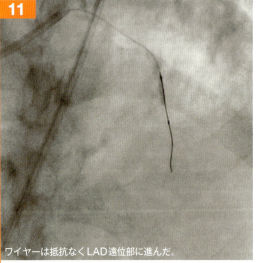

11 ワイヤーは抵抗なくLAD遠位部に進んだ。

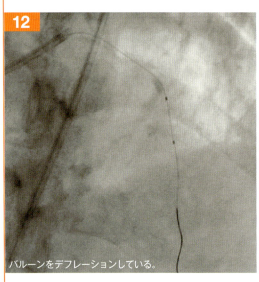

12 バルーンをデフレーションしている。

心構え

二つ以上のアイデアを絶えず思い浮かべて対応

　合併症が生じたときには，ベイルアウトのアイデアを常に二つ以上思い浮かべてください。

　「これでうまくいく」と思う方法を考えると同時に，「これがうまくいかなかったら」も考えなさい，というのが正解かもしれません。PCIが上手といわれる術者は，もれなく「選択した手法が，もしうまくいかなかったら」を絶えず考えながら手技を進められる術者だと思います。

　逆に，上手といわれない術者は，いつも行き当たりばったりです。ある手法を選択して，それがうまくいかない時に次の手を考えているので，その都度悩むことになります。治療の時間が長いのも特徴です。

　ベイルアウトをする際に，いかに引き出しを多く持ち，かつその中からいかにベストな方法を選択できるかは，術者のセンスでもあります。そしてその方法でベイルアウトできない時に，「次に何ができて，何ができないか」を先読みできるかが重要です。併せて，どこまで攻め込めるのか？　また逆にどこで撤退するのか？　を判断する冷静さを持つべきです。

　まだ見ぬ合併症であったとしても，やはり頭の中でベイルアウトのイメージを持っているかどうかは非常に重要なことです。座学や教科書などで，さまざまな知識を習得しているかどうかももちろん重要なことで，本書もそのために存在します。二つ以上のアイデアは，そのような所からひねり出せばいいと思います。

7. ロータブレーター

なぜRG3ワイヤーを使ってはいけない？

Point
- RG3ワイヤーは，スペック上はロータブレーターが施行可能である。
- Rota Wire™のデリバリー性能は非常に悪い。
- ときにTornusが病変を通過しても，Tornusの中にRota Wire™が通過しないことがある。
- RG3ワイヤーはTornusの中を抵抗なく通過してしまう。
- RG3ワイヤーはロータブレーター専用のワイヤーではなく，サポート力がないためワイヤー断裂のリスクがあり，決して使用してはいけない。

なぜいけない？

操作性の低いRota Wire™

　Rotablator™（Boston Scientific）が保険適応となり，既に20年以上が経過している。ロータブレーターコンソールの方は2019年，二十数年ぶりにリニューアルされたが，いまだRota Wire™は昔ながらのものが使用され続けている。

　Rota Wire™は通常の0.014インチガイドワイヤーよりも細く，操作性も悪いことから，Rota Wire™のみで病変を通過させることは不可能である。一般的には，0.014インチのガイドワイヤーで病変を通過させて，そのワイヤーにマイクロカテーテル（マイクロカテ）を挿入し，Rota Wire™に交換するという手法がとられる。

Tornusを用いてRota Wire™挿入

　しかし石灰化病変に各種マイクロカテが通過しないことも少なくない。そのような場合には，Tornus（朝日インテック）を用いて狭窄部を貫通させたのちにRota Wire™に交換する，ということができる。

　ところがTornusにRota Wire™が挿入できない例が存在する。理由はRota Wire™の滑り性能が低いことや，推進力の弱さなどに起因すると思われる。

RG3ワイヤーが有効？

　そんな状況でも，通過性の良いRG3ワイヤー（朝日インテック）を挿入すればロータブレーターを施行可能であると，研究会等で報告された時期があった。かくいう筆者も，その方法で何例かロータブレーターを成功させたことがあり，RG3ワイヤーはほぼ抵抗なくTornusの中を通過した。

RG3ワイヤーは断裂する

しかしその後,ロータブレーター中にRG3ワイヤーが断裂してしまう合併症が報告されるようになり,CVITの学会からもRG3ワイヤーを用いたロータブレーターの使用をしないようにとの勧告が出た次第である。

筆者もその勧告が出る少し前に,RG3ワイヤーの断裂は経験しなかったが,RG3ワイヤーによると思われる痛恨の症例を経験した(**症例71**)。ということでRG3ワイヤーはRota Wire™よりも通過性がよい一方で,ロータブレーター施行中に断裂する可能性があり使用してはいけない。

どうする?

石灰化病変を,Tornusが通過してもRota Wire™が通過しなかった場合は,再度通常の0.014インチワイヤーを挿入する。そして一度Tornusを抜去し,マイクロカテを挿入すると,Tornusでアブレーションをしたことで通過することがある。近年は通過性に優れた各種マイクロカテが使用可能であるため色々使用してみるとよい。

もしマイクロカテが通過しなければ,ガイドエクステンションを用いたり,どこかの側枝があればアンカーなどを試みてもよい。

もう一つの方法は,Tornus 88flexという大口径のTornusを試みても良い。

ガイドエクステンションなどを用いた上でもTornusが病変を通過しなかったら,マイクロカテに変更し,最大限にできるところまで挿入した後,ガイドワイヤーを引き抜き,Rota Wire™にて直接通過ができないかを試みるのが最終手段と筆者は考えている。実はこの最終手段でワイヤーが通過しなかったことはほとんどない。是非試してもらいたい。

現在は20年以上不変のRota Wire™が,リニューアルされることを切に願うところである。

症例 70 RG3ワイヤーが有用

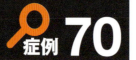

RCA：右冠動脈　　Tornus（朝日インテック）
Rota Wire™（Boston Scientific）

1

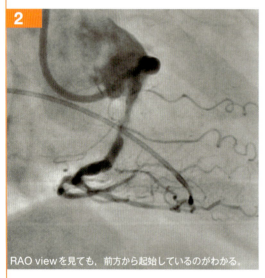

RCAの#2の狭窄を認める。冠動脈が前方から分岐しているため，ガイドカテは同軸性にならなかった。

2

RAO viewを見ても，前方から起始しているのがわかる。

3

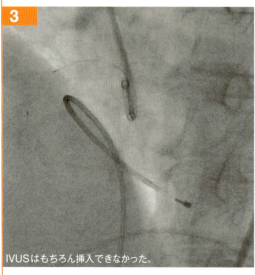

IVUSはもちろん挿入できなかった。

4

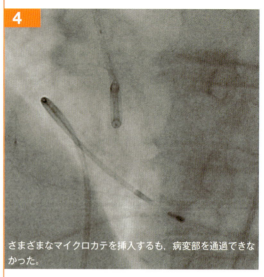

さまざまなマイクロカテを挿入するも，病変部を通過できなかった。

5

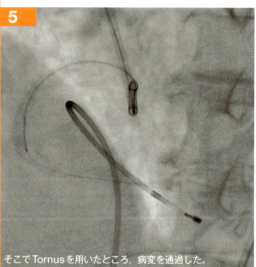

そこでTornusを用いたところ，病変を通過した。

6

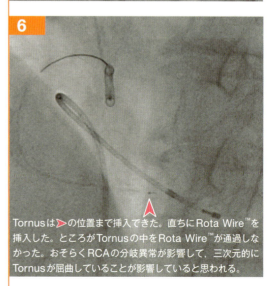

Tornusは▶の位置まで挿入できた。直ちにRota Wire™を挿入した。ところがTornusの中をRota Wire™が通過しなかった。おそらくRCAの分岐異常が影響して，三次元的にTornusが屈曲していることが影響していると思われる。

7

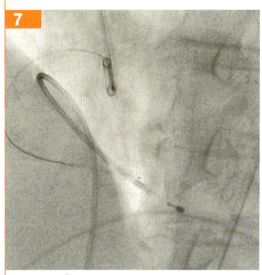

Rota Wire™をfloppyからextra supportに変更してみたが，やはりTornusの先端までは進まなかった。

8

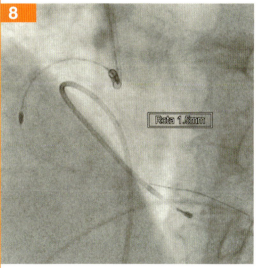

当時RG3ワイヤーによるロータブレーターは勧告が出る前であったので，RG3ワイヤーをTornusに挿入したところ，何の抵抗もなく挿入できた。そのままロータブレーターを施行した。

9

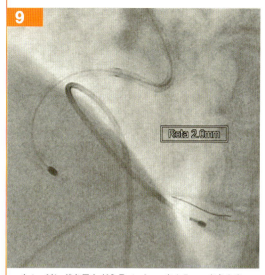

イメージングを見ながらRota burrを1.5mmから2.0mmまでサイズアップして，アブレーションを行った。

10

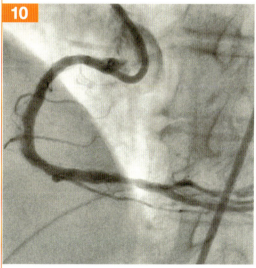

最終的にはステントを挿入し治療を終了した。ということで，この症例はRG3ワイヤーがなければ，かなり治療には難渋した可能性があり，有用であった。このような経験が筆者にはあった。

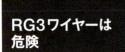 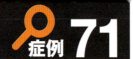

LAD：左前下行枝　　LCx：左回旋枝
CTO：慢性完全閉塞病変　　LCA：左冠動脈
PD：後下行枝　　Corsair / Caravel MC（朝日インテック）
Prominent® BTA（東海メディカルプロダクツ）

1

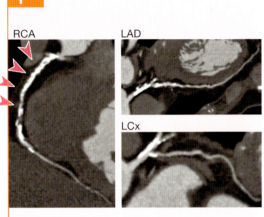

RCAのCTO症例である。CTでは著明な石灰化を認めている（▶）。

2

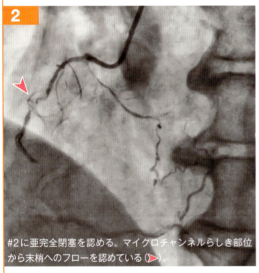

#2に亜完全閉塞を認める。マイクロチャンネルらしき部位から末梢へのフローを認めている（▶）。

3

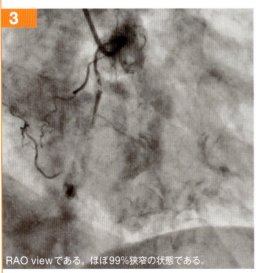

RAO viewである。ほぼ99%狭窄の状態である。

4

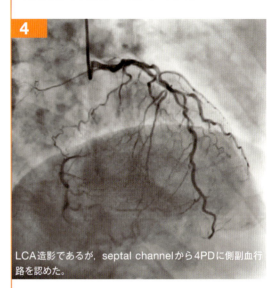

LCA造影であるが，septal channelから4PDに側副血行路を認めた。

5

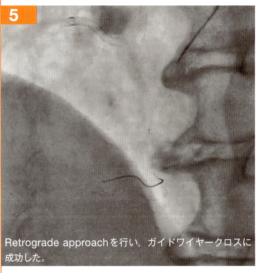

Retrograde approachを行い，ガイドワイヤークロスに成功した。

6

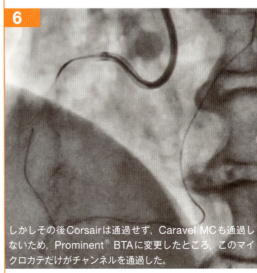

しかしその後Corsairは通過せず，Caravel MCも通過しないため，Prominent® BTAに変更したところ，このマイクロカテだけがチャンネルを通過した。

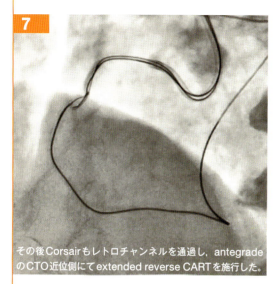

その後Corsairもレトロチャンネルを通過し，antegradeのCTO近位側にてextended reverse CARTを施行した。

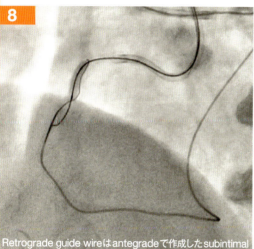

Retrograde guide wireはantegradeで作成したsubintimal spaceに到達し，そのままantegrade true lumenに通じた。

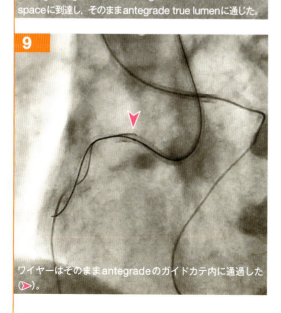

ワイヤーはそのままantegradeのガイドカテ内に通過した（▶）。

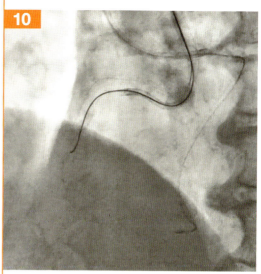

Antegradeのガイドカテ内でバルーンアンカーを行っても，CorsairはもちろんCaravelも通過せず，Prominent®BTAもretrogradeから病変を通過しなかった（▶）。

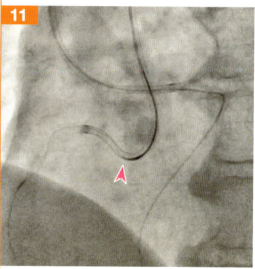

Retrogradeからが無理ならと，rendezvousを行い，antegradeからCorsairを持ち込んだ（▶）。

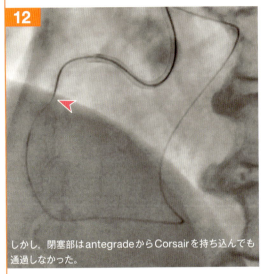

しかし，閉塞部はantegradeからCorsairを持ち込んでも通過しなかった。

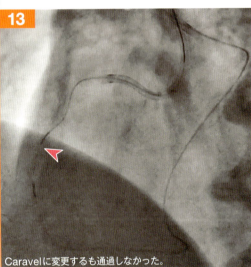

Caravelに変更するも通過しなかった。

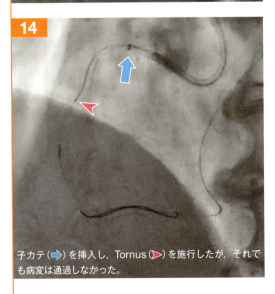

子カテ（➡）を挿入し，Tornus（▷）を施行したが，それでも病変は通過しなかった。

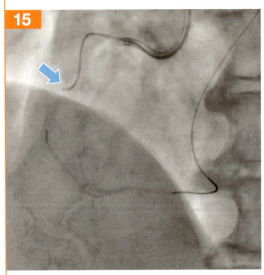

筆者は子カテでTornusを行っても通過しなければ，それ以上の穿通方法はないと考えていたが，本例はなすすべがなかった。屈曲と石灰化が原因であったので，なんとかロータブレーターを施行できないかと考えた。再度Corsairを挿入（➡）して……

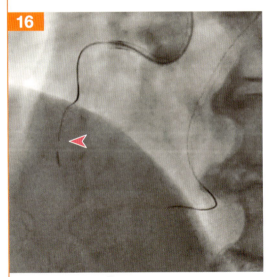

経験上，Rota Wire™はとても通過できないと考え，RG3ワイヤーを選択した。すると，なんとRG3ワイヤーは狭窄を通過した（▶）。

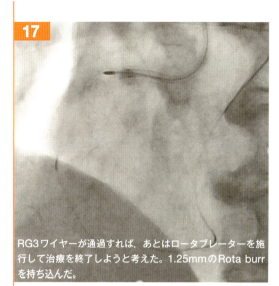

17 RG3ワイヤーが通過すれば，あとはロータブレーターを施行して治療を終了しようと考えた。1.25mmのRota burrを持ち込んだ。

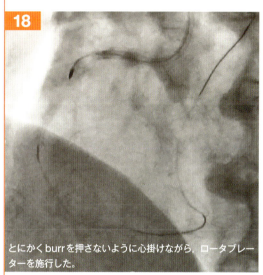

18 とにかくburrを押さないように心掛けながら，ロータブレーターを施行した。

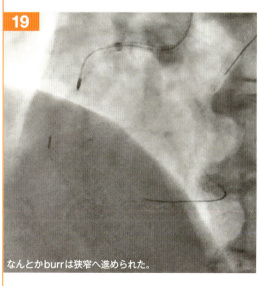

19 なんとかburrは狭窄へ進められた。

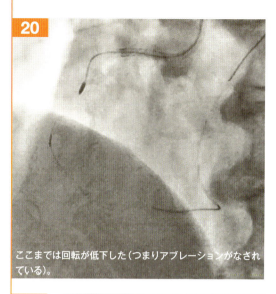

20 ここまでは回転が低下した（つまりアブレーションがなされている）。

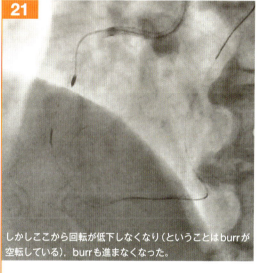

21 しかしここから回転が低下しなくなり（ということはburrが空転している），burrも進まなくなった。

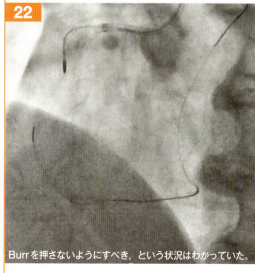

22 Burrを押さないようにすべき，という状況はわかっていた。

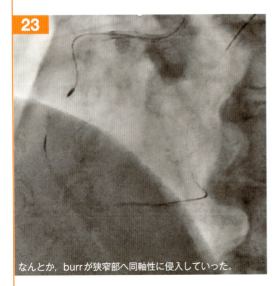

なんとか，burrが狭窄部へ同軸性に侵入していった。

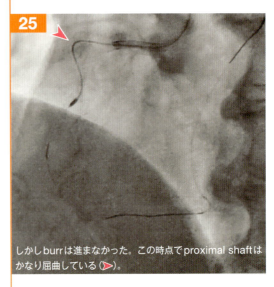

しかしburrは進まなかった。この時点でproximal shaftはかなり屈曲している（▶）。

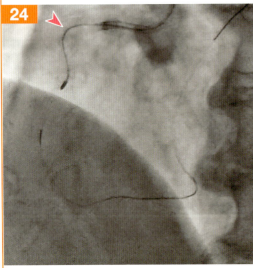

Burrを決して押さないように心掛けていたが，ここで回転が低下しなくなった。よく見るとburrの近位部の，proximal shaftが屈曲していることがわかる（▶）。

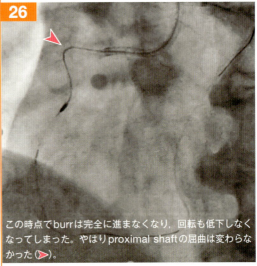

この時点でburrは完全に進まなくなり，回転も低下しなくなってしまった。やはりproximal shaftの屈曲は変わらなかった（▶）。

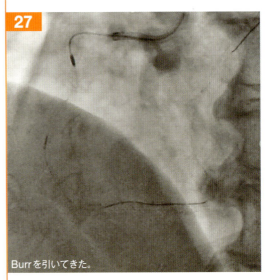

Burrを引いてきた。

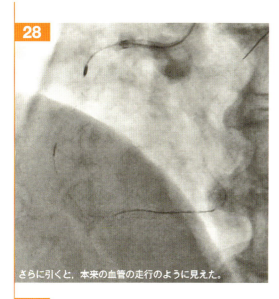

さらに引くと，本来の血管の走行のように見えた。

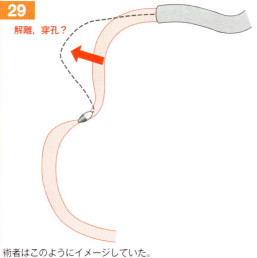

解離，穿孔？

術者はこのようにイメージしていた。

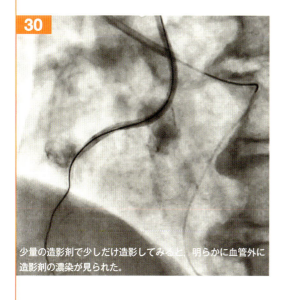

少量の造影剤で少しだけ造影してみると，明らかに血管外に造影剤の濃染が見られた。

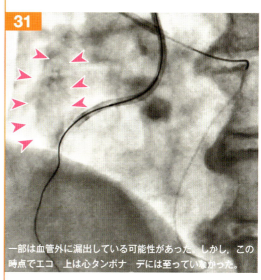

一部は血管外に漏出している可能性があった。しかし，この時点でエコー上は心タンポナーデには至っていなかった。

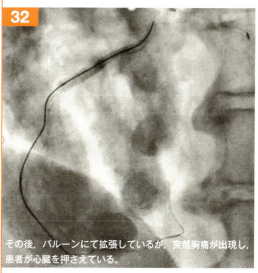

その後，バルーンにて拡張しているが，突然胸痛が出現し，患者が心臓を押さえている。

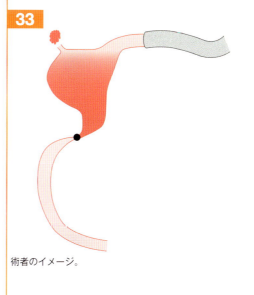

術者のイメージ。

GRAFTMASTER® (Abbott)　　BMS：ベアメタルステント

34

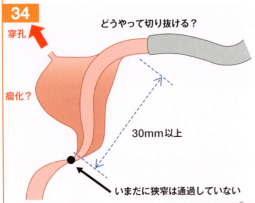

これをどうやって切り抜けるべきか？ GRAFTMASTER®は長さが19mmしかない。この瘤化した部分をすべてカバーしようとすると，30mm程度の距離をカバーしないといけない。規格上，GRAFTMASTER®には26mmのものがあるが，常備はしていなかった。

35

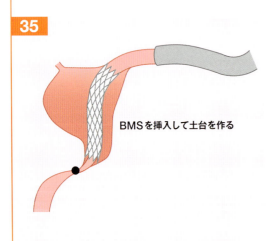

苦肉の策は，まずBMSを留置して土台を作ってしまう。

36

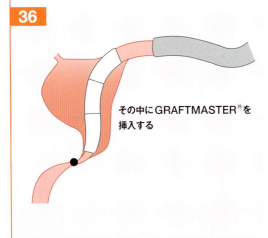

その後，BMSの中にカバードステントを挿入できないかと考えた。

37

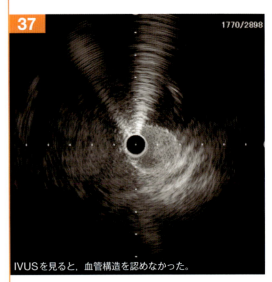

IVUSを見ると，血管構造を認めなかった。

38

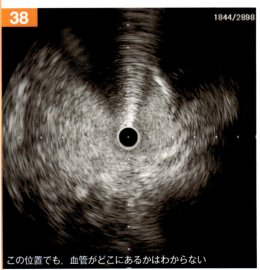

この位置でも，血管がどこにあるかはわからない

39

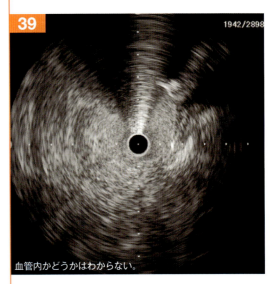

血管内かどうかはわからない。

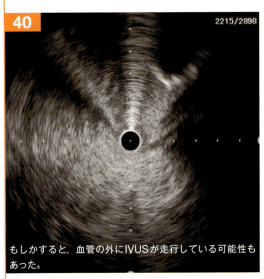

もしかすると，血管の外にIVUSが走行している可能性もあった。

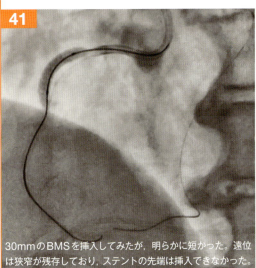

30mmのBMSを挿入してみたが，明らかに短かった。遠位は狭窄が残存しており，ステントの先端は挿入できなかった。

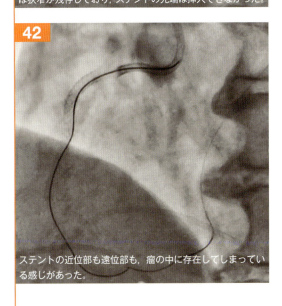

ステントの近位部も遠位部も，瘤の中に存在してしまっている感じがあった。

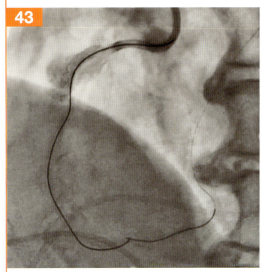

恐る恐る造影をしてみると……まだ造影剤の濃染が見られた。

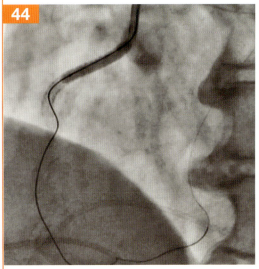

予定通りBMSにて土台が作れたと判断していたので，そのままGRAFTMASTER®を持ち込んだが，遠位には挿入できず，まずは近位部に留置した。

Dio（グッドマン）

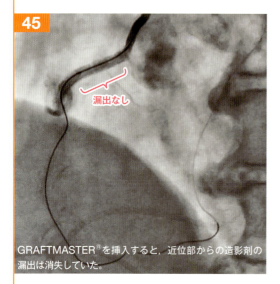

45

GRAFTMASTER®を挿入すると，近位部からの造影剤の漏出は消失していた。

漏出なし

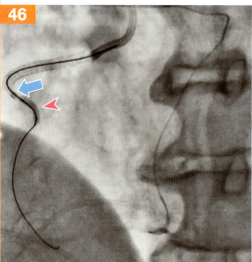

46

その後，近位部に留置したGRAFTMASTER®越しに，もう一本のGRAFTMASTER®を留置するのは不可能と思われた。そこでDioという血栓吸引カテーテル（➡）を持ち込み，その中にバルーン（▶）を挿入して，アンカーを行いながらDioを進めようとした。血管は極端に再度変形してしまっている。

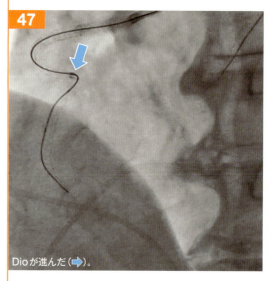

47

Dioが進んだ（➡）。

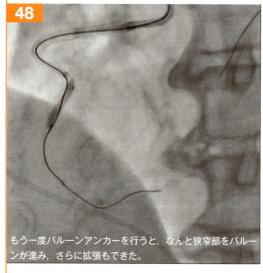

48

もう一度バルーンアンカーを行うと，なんと狭窄部をバルーンが進み，さらに拡張もできた。

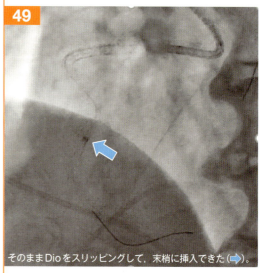

49

そのままDioをスリッピングして，末梢に挿入できた（➡）。

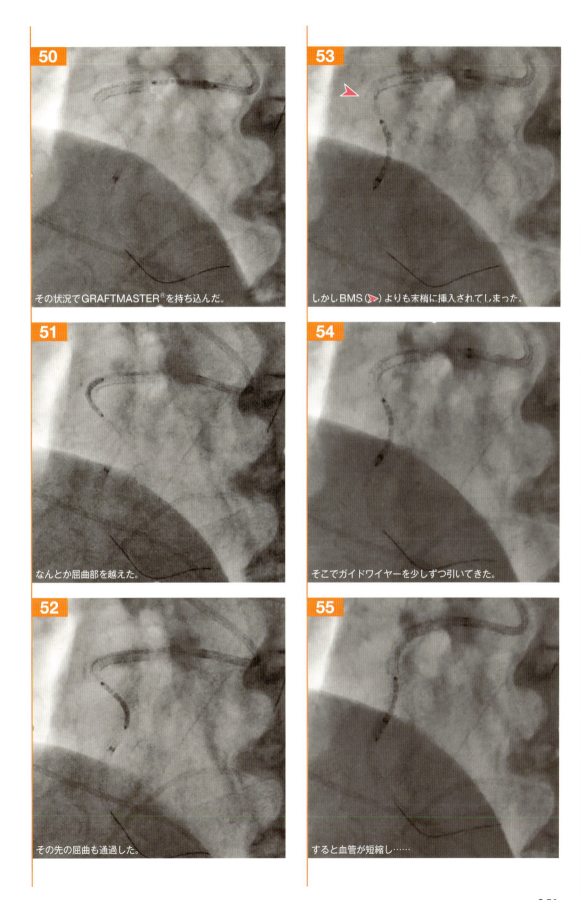

50 その状況でGRAFTMASTER®を持ち込んだ。

51 なんとか屈曲部を越えた。

52 その先の屈曲も通過した。

53 しかし、BMS（▶）よりも末梢に挿入されてしまった。

54 そこでガイドワイヤーを少しずつ引いてきた。

55 すると血管が短縮し……

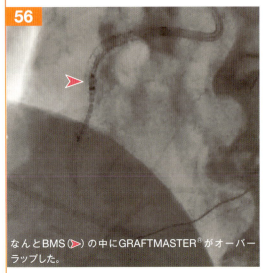

56 なんとBMS（▶）の中にGRAFTMASTER®がオーバーラップした。

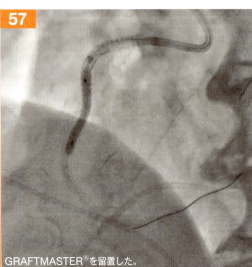

57 GRAFTMASTER®を留置した。

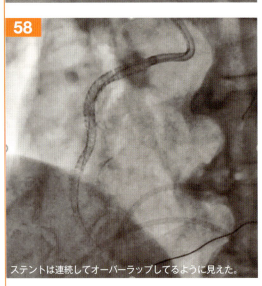

58 ステントは連続してオーバーラップしてるように見えた。

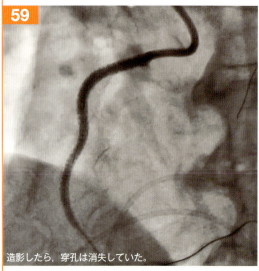

59 造影したら，穿孔は消失していた。

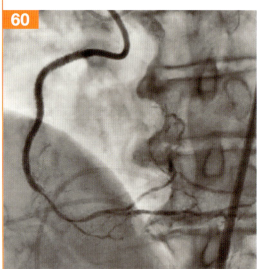

60 最終造影であるが問題はなかった。本例はRG3ワイヤーを用いずにはロータブレーターを施行できなかったが，RG3ワイヤーを用いたがためにRotablator™のシャフトにて冠動脈穿孔を引き起こしたことは否めなかった。以降，筆者はRG3ワイヤーを用いることはなくなった。

7. ロータブレーター

特殊な冠動脈穿孔

Point
- Rota Wire™にクリップが付いていないと，Rotablator™そのものの回転に連動してワイヤーが回転してしまうことがありうる。
- Rotablator™を回転させる際には，Rota Wire™にはRota clipを装着した状態で回転を行わないといけない。
- クリップは自然に外れてしまうこともあるため，クリップが装着されていることを常に確認しながら手技をする。

なぜ生じる？

Rota clipは重要？

　筆者がたった一例だけ経験した症例を紹介する。これまで多くのロータブレーターの経験があるが，Rotablator™ (Boston Scientific) の挿入の際には，筆者はあまりRota clipをアドバンサーに装着しないで出し入れをしている。

　基本的にはダイナグライドモード等，Rotablator™を回転させる際にはRota clipを装着すべきであることは知っているし，必ず装着を確認してから手技をしている。しかし，ダイナグライドモードにしてRotablator™を抜こうとした際に，Rota clipが自然に外れてしまっている例を経験した。

Rota clipが外れると……

　ダイナグライドモードにしてガイディングカテーテル（ガイドカテ）へRotablator™を引いていたところ，突然ダイナグライドが停止し，同時にRota Wire™が冠動脈末梢でねじれてしまっていた。それが原因で冠動脈にスタックし，回転が停止したものとわかった。システムを確認するとRota clipが外れていた。

　結果的にRota Wire™が絡まった部位で冠動脈穿孔が生じており，止血にはやや難渋したが，なんとかベイルアウトできた。

同軸に挟む

　この症例を通じて，Rotablator™の回転を行う際には，いかなる場合もRota clipの装着を確認して施行することが重要であると認識した。Rota clipはガイドワイヤーに対して同軸ではない状態で挟むと，なんらかの際に外れてしまうことがあり

うる（図1）。

　クリップをワイヤーに装着する際には，きちんと同軸状になって，クリップの前後ともにかみ合っていることを確認しなければならない。普段からRota clipをアドバンサーに装着してダイナグライドモードにしている施設であれば，問題は生じないかもしれない。

穿孔を生じる

　筆者の経験した症例は，ダイナグライドの最中だったため，まだ軽度の絡み具合で済んだ可能性がある。もし高速回転中にRota Wire™が回転してしまっていたら，ワイヤーが強固に絡んで冠動脈から抜けなくなったり，大きな冠動脈穿孔を生じたりと，想定外の合併症が生じる可能性が想定された。

　皆さんもRota clipの確認を行いながら手技を進めていただきたい。

図 1

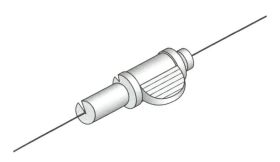

クリップが同軸状に挟まっている。

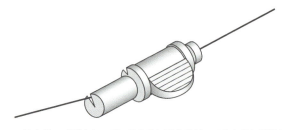

一見クリップが挟まっているように見えるが，このような状態だとロータブレーター施行中にクリップが外れてしまうリスクがある。

Rota clipが外れて冠動脈穿孔　症例72

LAD：左前下行枝

1

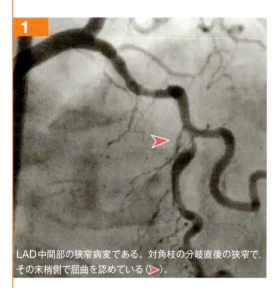

LAD中間部の狭窄病変である。対角枝の分岐直後の狭窄で，その末梢側で屈曲を認めている（▶）。

2

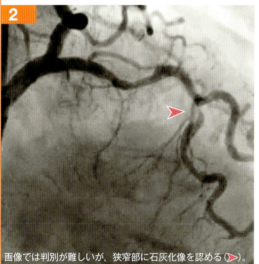

画像では判別が難しいが，狭窄部に石灰化像を認める（▶）。

3

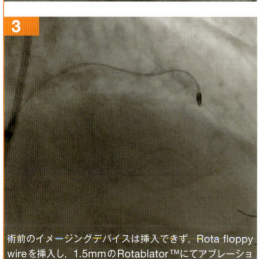

術前のイメージングデバイスは挿入できず，Rota floppy wireを挿入し，1.5mmのRotablator™にてアブレーションを施行した。

4

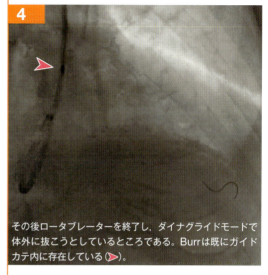

その後ロータブレーターを終了し，ダイナグライドモードで体外に抜こうとしているところである。Burrは既にガイドカテ内に存在している（▶）。

5

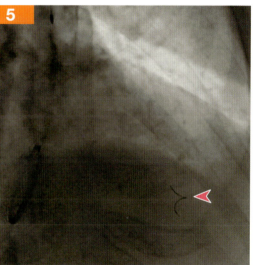

その際にダイナグライドが急に停止してしまった。瞬間的に何が生じたかはわからなかったが，透視を見ると，Rota Wire™の先端の不透過部分が絡まっているように見えた（▶）。Rotablator™のシステムを確認すると，なぜかRota clipがRota Wire™から外れてしまっていた。つまりクリップが外れ，ダイナグライドモードにて回転していた際にRota Wire™も回転してしまい，冠動脈末梢部分でワイヤーがトラップして回転が停止したのだとわかった。幸い，ガイドカテの先端に注意しながらRotablator™全体を引っ張ると，ガイドワイヤーはなんとか引き抜けた。

6

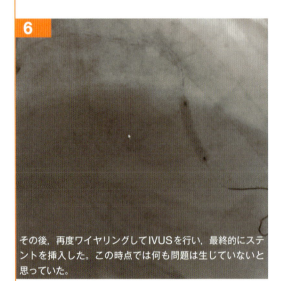

その後，再度ワイヤリングしてIVUSを行い，最終的にステントを挿入した．この時点では何も問題は生じていないと思っていた．

7

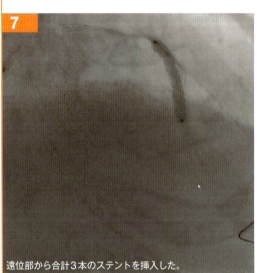

遠位部から合計3本のステントを挿入した．

8

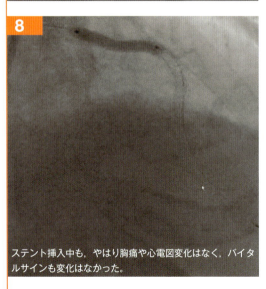

ステント挿入中も，やはり胸痛や心電図変化はなく，バイタルサインも変化はなかった．

9

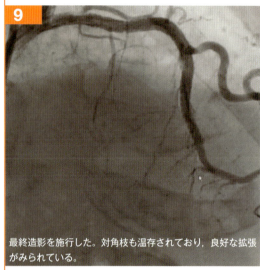

最終造影を施行した．対角枝も温存されており，良好な拡張がみられている．

10

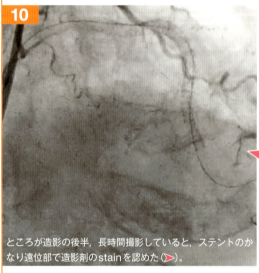

ところが造影の後半，長時間撮影していると，ステントのかなり遠位部で造影剤のstainを認めた（▷）．

11

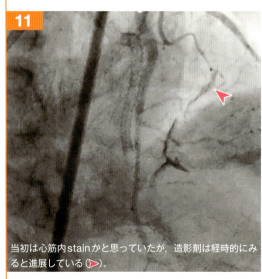

当初は心筋内stainかと思っていたが，造影剤は経時的にみると進展している（▷）．

12

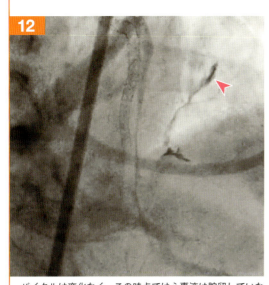

バイタルは変化なく，この時点では心嚢液は貯留していなかったが，止血が必要と判断した．当初，この穿孔がなぜ生じたかを理解できていなかった．この部位にワイヤーを迷入させた記憶もなかった．そしていろいろ考えているうちに，Rota Wire™ が絡まった際に血管損傷を生じたものと推測した（▶）．

13

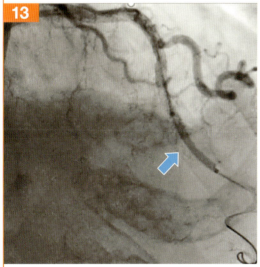

まずはRota Wire™ が絡まったと思われる部位にperfusion balloon（➡）を挿入し，止血を行った．

14

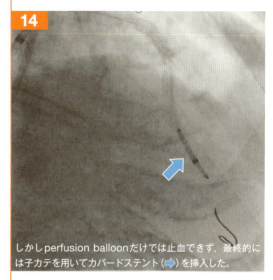

しかしperfusion balloonだけでは止血できず，最終的には子カテを用いてカバードステント（➡）を挿入した．

15

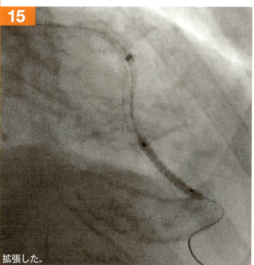

拡張した．

16

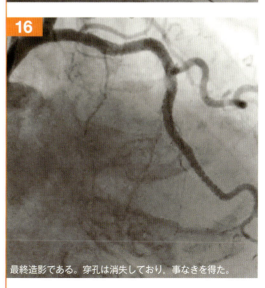

最終造影である．穿孔は消失しており，事なきを得た．

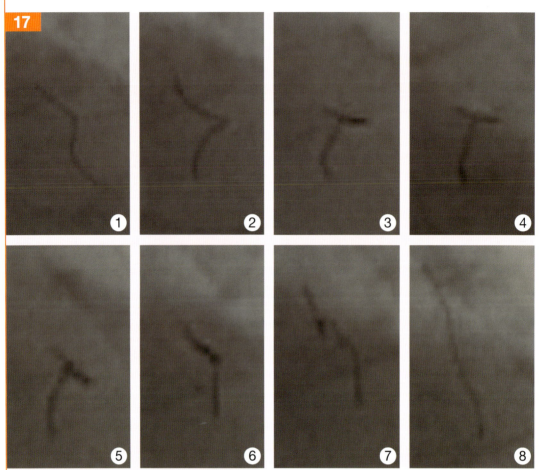

本例は，Rota Wire™のクリップが外れて冠動脈内で絡まった際の透視保存はなかったが，すべての連続透視像の記録システムが当カテ室にはあり，それを再生して見てみると，ガイドワイヤーは抜去の際に，ご覧の通りの挙動を呈していた。ガイドワイヤーが絡まるまでの挙動が①〜④までである。そしてその時に穿孔が生じたものと思われる。その状態から，ワイヤーを引いてくる（⑤）と，ワイヤーが次第に伸びて（⑥），ほぐれ（⑦），最終的には抜去された（⑧）。

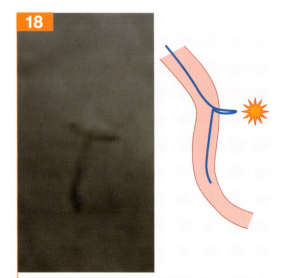

結果的にはこのような状態で穿孔が生じていたと推測した。Rota Wire™は，出し入れを含めRotablator™を回転させる際には，Rota clipが外れていないかを確認しないといけないと反省した痛恨の症例であった。

8. DCA

DCAとガイドワイヤーがスタックしてしまった

Point
- DCA施行中にDCAとガイドワイヤーとがスタックすることがありうる。
- プラークを切除しすぎた場合に生じる可能性がある。
- あるいは石灰化プラークのデバルキング時に生じうる。
- スタックした際は，DCAをガイドワイヤーごとすべて抜去する。
- DCAワイヤーが回転してしまっていることがあり，ワイヤーの冠動脈損傷がないかをチェックする。

なぜ生じる？

ATHEROCUTの特徴

現在使用できるATHEROCUT（ニプロ）の特徴は，まずカッターの素材がチタンからDLC（diamond-like carbon）コーティングされたものに変更され，かつモータードライブユニットの回転数も3,500回転から約6,000回転に上昇している。

もう一つの特徴が，カッターのウインドウからの逸脱を防ぐために，ウインドウ先端のガイドワイヤーに支持体が装着されたことである。支持体はカッターを閉じた際にその近位部に存在し，ガイドワイヤーをサポートしてカッターの逸脱を防ぐ構造になっている。

支持体が問題

しかしプラークを切除した際に，この支持体があることで，支持体の先のノーズコーンとよばれるDCAの先端部分にプラークが収納できないことがある。

筆者の経験では，一回のセッションで大量のプラークを切除した際に，支持体とカッターの間にプラークが溜まってくると，支持体とガイドワイヤーの間にプラークが挟まるのか，カッターが回りにくくなったり，ATHEROCUTがガイドワイヤーから抜けなくなったりすることがある（図1）。

その程度の状況であれば，ATHEROCUTとガイドワイヤーともに，すべてのシステムを抜去してしまえば，結局は問題はない。

ガイドワイヤーがスタック

しかし筆者は，石灰化プラークを切除してしまい，それが支持体とガイドワイヤーの間に目詰まりして，完全にガイドワイヤーがATHEROCUTにスタックするという

症例を経験した。

その際に，カッターが回転しなくなるのであれば大した問題はない。

ガイドワイヤーが回転

筆者が経験した症例は，カッター回転中に，カッターとガイドワイヤーの間に石灰化が挟まったのか，カッターの回転とともにDCAのガイドワイヤーも回転してしまったのである。DCAの操作中は当然，ガイドワイヤーを左手で保持しているが，その症例ではそれでもガイドワイヤーが高速で回転してしまった。その後，症例はガイドワイヤーによる冠動脈穿孔が生じてしまい，脂肪塞栓して止血ができたが，なんとその後数時間が経過してから遅発性の出血も認めた。

原因は他のfeeding artery（供給血管）からの出血であり，再度止血処置をして事なきを得た。

石灰化病変には注意

ATHEROCUTでは，以前のDCAに比して明らかに切削力が向上しており，実際に石灰化プラークを切除可能である。筆者も，石灰化の切除を病理学的にも確認した症例をいくつも経験しており問題はないと思っていたが，本症例を経験後は，より慎重にDCAの適応を考えるようになった。

皆さんもこのような症例を経験しないように，石灰化プラークの切除には十分な注意を払って施行していただきたい。

図 1

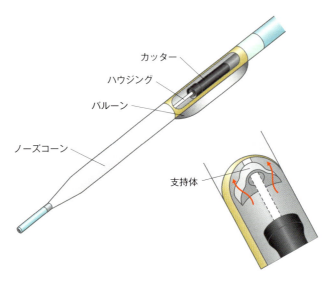

DCAは，対象となるプラークにハウジングを向けてバルーンを拡張し，プラークにハウジングを押しつけるような状態でカッターでデバルキングするデバイスである。切除されたプラークはノーズコーンに収納される。
ところが，以前のDCAではカッターがハウジングから逸脱してしまうという合併症が報告され，それを回避すべく，今回のATHEROCUTには支持体なるものが装着された。
支持体にはガイドワイヤーが通過する。カッターで切除したプラークが，支持体の脇からノーズコーンに収納されればいいのだが，支持体とカッターに挟まれてしまうことも少なくない。

症例 73 石灰化プラークへのDCAでワイヤー穿孔

LAD：左前下行枝　　CTO：慢性完全閉塞病変　　Cx：回旋枝

1
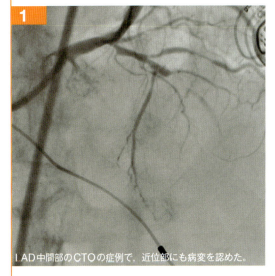
LAD中間部のCTOの症例で，近位部にも病変を認めた。

2
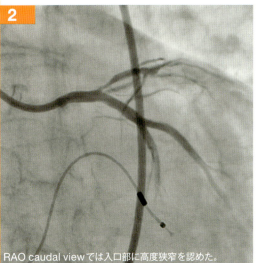
RAO caudal viewでは入口部に高度狭窄を認めた。

3
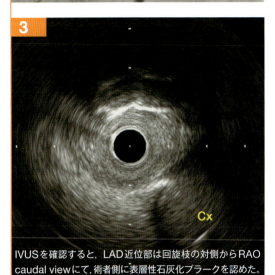
IVUSを確認すると，LAD近位部は回旋枝の対側からRAO caudal viewにて，術者側に表層性石灰化プラークを認めた。

4
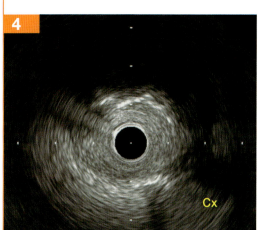
石灰化の角度は180°未満であり，長軸方向にはあまり連続していなかった。したがってCTO治療後に同病変はDCAを施行する方針とした。

5
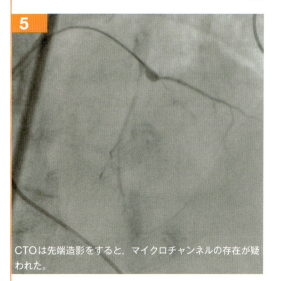
CTOは先端造影をすると，マイクロチャンネルの存在が疑われた。

6
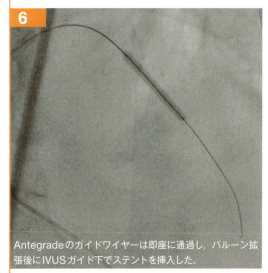
Antegradeのガイドワイヤーは即座に通過し，バルーン拡張後にIVUSガイド下でステントを挿入した。

8 DCA｜DCAとガイドワイヤーがスタックしてしまった

ATHEROCUT（ニプロ）

7

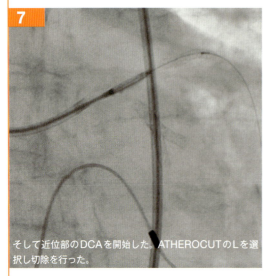

そして近位部のDCAを開始した。ATHEROCUTのLを選択し切除を行った。

8

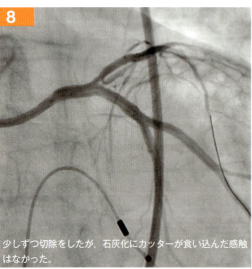

少しずつ切除をしたが、石灰化にカッターが食い込んだ感触はなかった。

9

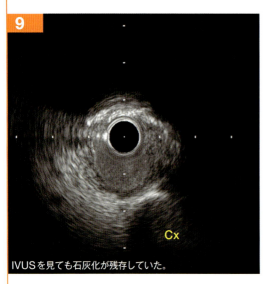

IVUSを見ても石灰化が残存していた。

10

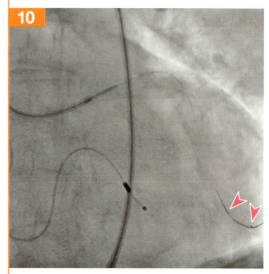

再度DCAを施行している時に、明らかに石灰化にカッターが接触している感覚があった。そのまま回転が落ちすぎないよう、ゆっくりとカッターを進めていると、左手で掴んでいるガイドワイヤーが突然高速で回転してしまった。すぐにDCAの回転を止めたが、その時点でDCAのガイドワイヤーが冠動脈内で断裂しかかっていた（▶）。

11

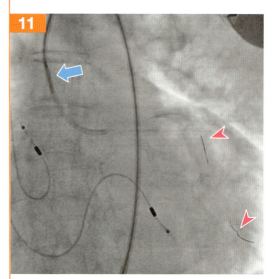

ゆっくりシステム全体を引き抜くと、抵抗を伴いつつ、すべてのシステムが抜けてきた。ガイドワイヤーは不透過部分が2つに分断されていたが（▶）、それらの間に存在していたであろうスプリングがかろうじて繋がっていた（DCA先端➡）。

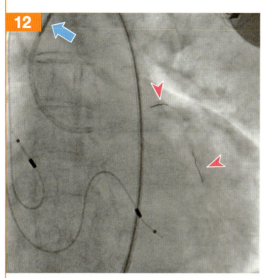

慎重に透視下で，ガイドワイヤーごと回収できた（▶）。

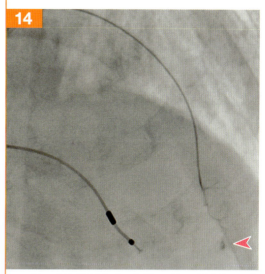

マイクロカテを挿入して，ガイドワイヤーを留置していた血管を造影すると，冠動脈穿孔が生じていた（▶）。

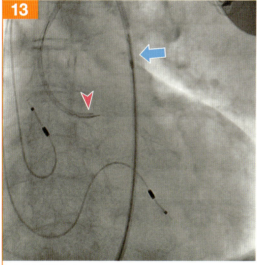

無事に回収（▶）。

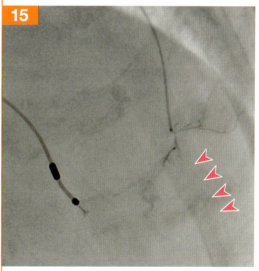

本例では，そのまま脂肪塞栓を行い，止血できた（▶）。

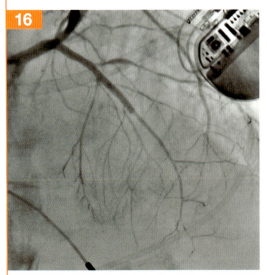

経時的に観察してもバイタルやエコー所見、冠動脈造影とも問題はなく経過し、手技を終了した。

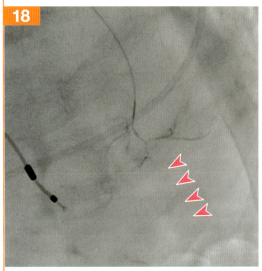

穿孔した血管を再度選択造影するも、出血は認めなかった（▶）。

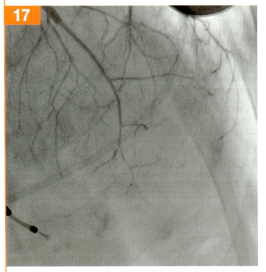

ところが本例は治療終了後、数時間が経過してから病室で心タンポナーデとなってしまった。血圧が低下し、心エコーを当てると心嚢液が貯留していたため、緊急冠動脈造影を再度行った。

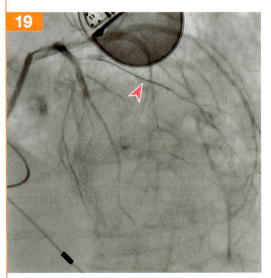

そこで、他の血管からなんらかの供給血管がないかを確認するために、対角枝にワイヤリングを行った（▶）。

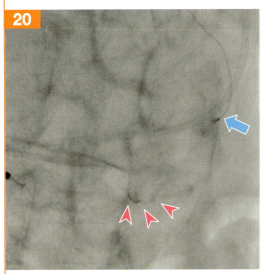

マイクロカテ（➡）を進めて選択造影を施行した。すると対角枝の末梢からLAD末梢の出血していた部位へ，側副血行のような血管を介して出血が認められた（▶）。本例はLADのCTOであったため，側副血行路が発達していた可能性が示唆された。

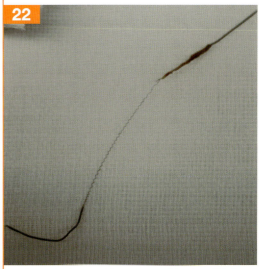

回収できたガイドワイヤー。コアワイヤー部分が完全に断裂していたが，スプリングワイヤーのみがかろうじて繋がっていたため，回収が可能であった。

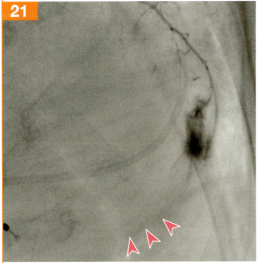

対角枝に対しても脂肪塞栓を再度行い，▶の出血部位の止血に成功した。近位側の造影剤は選択造影による心筋の濃染で，なんら問題はない。

8. DCA

DCAがステントにスタックしてしまった

Point
- 新規留置後ステントの，近傍に対するDCAは施行するべきではない。
- ステントがきちんと留置されていても，DCAのウインドウに干渉する可能性がある。
- 干渉した際にベイルアウトできる手段は引っ張るしかない。
- もしベイルアウトできなければ外科的手段を考える。

なぜ生じる？

DCAの適応

　DCAは2016年にATHEROCUT（ニプロ）としてリバイバルした。以前のDCAに比べて明らかに切削効力が増したことと，やや小口径になったもののトルクレスポンスが改良され，臨床で使用できるようになった。

　筆者は，適応病変は左前下行枝近位部（LAD proximal）と回旋枝近位部（Cx proximal）の病変と考えているが，ステント再狭窄病変に対して施行することも少なくない。ステントがあればどこの方向を切除しても問題となることはないため，比較的容易に施行していた。

DCAのウインドウに引っかかる

　しかしこれまで一例だけ，DCAのウインドウにステントが引っかかってしまい抜去困難となった症例を経験したことがある。

　その症例の標的血管はLAD proximalであったが，その末梢のLAD#7へ，1週間前に急性冠症候群にてステントが挿入されていた。そして今回がstaged PCIでLAD proximalを治療するという状況であった。

　通常通りのシステムを組み術前IVUSを施行し，その所見を基にDCAを開始した。しかし20cutくらい経過した時点でATHEROCUTが動かなくなった。はじめは何が生じたのか，まったくわからなかったが，よく見るとステントのエッジの部分でステントがウインドウに干渉してしまったのだと認識できた。

ステント留置早期の，近傍へのDCAは危険

　ステント再狭窄病変に対してDCAを施行することはよくあるが，これまでそのDCAがステントに干渉したという経験はなかった。しかし本例はステント留置後慢性期の症例ではなく，ステントのストラットが完全に血管内腔にむき出しの状態で存在していたことが，一つの要因であったと思われる。

　ステントの留置時はIVUSを施行し留置がされており，かつ今回のDCA前のIVUSでもステントのmalappositionは認めていなかった。もしかするとDCAを施行している最中に，DCAのノーズなどでステントの変形などを惹起してしまった可能性があるのかもしれないが，DCAの挿入は毎回スムーズであり，そういう感覚はなかったと認識している。

　いずれにしてもステント留置早期の病変近傍へのDCAは施行を避けたほうがよさそうである。したがって，内皮化が十分に生じていない段階でのステント近傍の病変へのDCAは，非常に危険だということを認識した症例であった。

どうする？

　ベイルアウトは何もできず，とにかく引っ張れるなら引っ張るしかなかった。

　もしDCAが動かなかったら，ATHEROCUTにより早晩虚血に陥ってしまう可能性がある。引き抜く以外には術はないと思われ，虚血になる前に外科手術をするしかベイルアウト方法はないかもしれない。本症例では抜去ができたが，おそらくgolden timeは15分くらいなのではなかろうか？

　もし抜去ができなければ，外科にコンサルトをしながらIABPを挿入し，CV lineなども挿入しオペのスタンバイを待つのが妥当であろう。

　いずれにしても，本合併症は生じてしまう前に，とにかく発生しないよう予防するということに尽きる。

症例74 DCAウインドウにステントがスタック

ACS：急性冠症候群　　LAD：左前下行枝
ATHEROCUT（ニプロ）

1
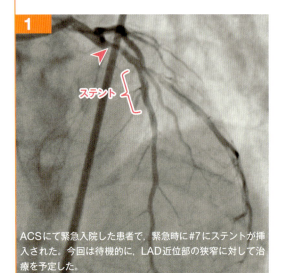
ACSにて緊急入院した患者で，緊急時に#7にステントが挿入された．今回は待機的に，LAD近位部の狭窄に対して治療を予定した．

2
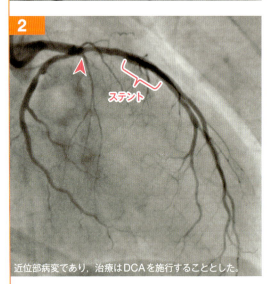
近位部病変であり，治療はDCAを施行することとした．

3
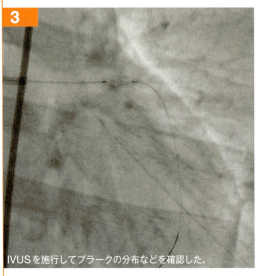
IVUSを施行してプラークの分布などを確認した．

4
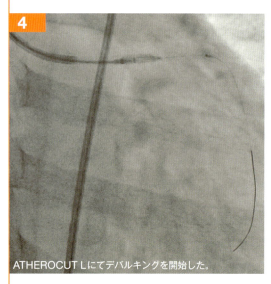
ATHEROCUT Lにてデバルキングを開始した．

5
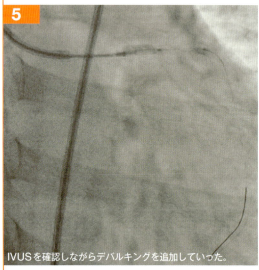
IVUSを確認しながらデバルキングを追加していった．

6
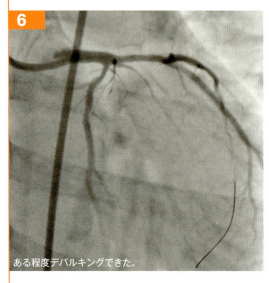
ある程度デバルキングできた．

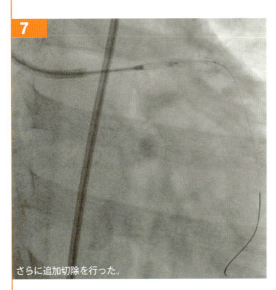

さらに追加切除を行った。

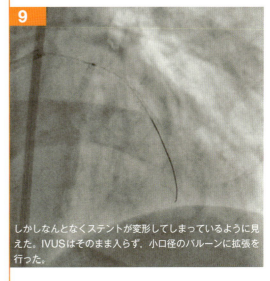

しかしなんとなくステントが変形してしまっているように見えた。IVUSはそのまま入らず、小口径のバルーンに拡張を行った。

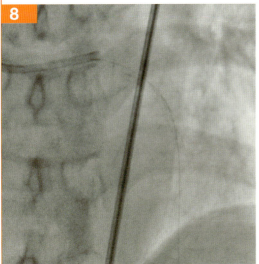

すると突如DCAがスタックしてしまった。よく見ると、どうやらDCAのウインドウに1週間ほど前に留置したステントがスタックしたようであった。どうすることもできず、無理やりDCAを引っ張り回収できた。透視上はステントは冠動脈内に残存していた。

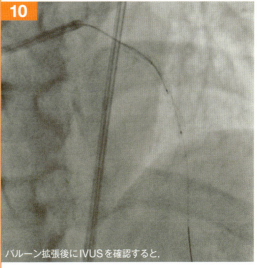

バルーン拡張後にIVUSを確認すると、

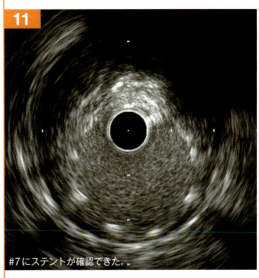

#7にステントが確認できた。

LMT：左冠動脈主幹部　　ISR：ステント内再狭窄

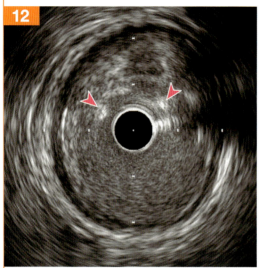

しかしその近位側を見ると，どうやら変形したステントが存在した。

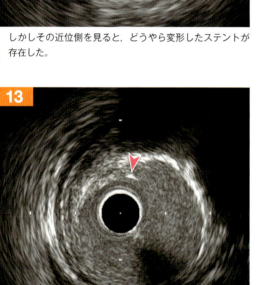

その近位部にもステントが存在した。

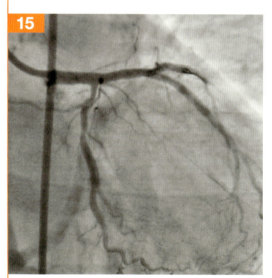

幸い本例では変形したステントはLMTまでには達していなかったため，ステントを1本追加挿入し，なんとかベイルアウトができた。

最終造影である。本例は1週間前に挿入したステントがDCAのウインドウに干渉してしまった症例であった。

重要

DCAは *de novo* lesionやISRに対して施行するのは問題ないが，標的病変近傍に最近ステントを挿入した症例への使用は，本例のようにスタックのリスクがあり，施行を控えたほうがよいと思われる。

9. Slow flow/No reflow

Slow flow/No reflow

Point
- PCIにおけるslow flowおよびno reflowの主因は末梢塞栓である。
- IVUSなどのイメージングデバイスで，末梢塞栓のリスク因子を推測できる。
- SVGのPCIでは末梢保護デバイスが有用であるが，non SVG病変でも有用な例はある。
- 薬剤は，マイクロカテーテルなどを用いて末梢へ選択的に投与する。
- 灌流域の大きな血管のno reflowでは，躊躇せずIABPを併用する。

なぜ生じる？

Slow flow/No reflowとは

　病変部の拡張を行った後の血管造影で，解離や残存狭窄がないにもかかわらず順応性冠動脈血流が低下した状態をslow flowといい，血流がほぼ消失した状態をno reflowという。

　急性心筋梗塞の場合は，梗塞による冠動脈末梢心筋の壊死，微小循環障害もno reflowの原因となりうるが，ここでは，PCIにより誘発されるno reflowに絞って述べたい。

PCIに起因するno reflow

　急性心筋梗塞以外の，PCIに起因するno reflowの主因はプラークの末梢塞栓であり，これまで報告されているハイリスク因子は，IVUSでいくつかの所見が報告されている。

　プラーク量の多さ，石灰化のないプラークでのエコー減衰，lipid poor like image，壁在血栓，陽性リモデリングなどの所見があると，末梢塞栓のリスクになると考えられている。

　またOCTではlipid poolに加え，その内腔を覆っている線維性被膜（fibrous cap）の厚さも計測でき，65μm以下の被膜をthin cap fibroatheroma（TCFA）とよび，プラーク破裂の危険が高いと推測されている。その他，マクロファージの集積などもプラーク破裂のリスクと考えられており，同時に末梢塞栓のリスクにもなる可能性がある。

ハイリスク症例

　プラークの性状では，脂質性成分を多く含む不安定プラークに対するPCI施行時

に，末梢塞栓を生じる可能性が高い。通常の安定型狭心症の症例でno reflowに陥ることは非常に稀であるが，先に述べた所見を認めた際には注意が必要である。その他，静脈グラフトの狭窄は血栓主体であり，PCI施行後にno reflowに陥るリスクが高いことが知られている。

どうする？

Direct stent

　PCIの施行時に，バルーンによる拡張後にステントを留置する場合と，ステントを前拡張なしに留置する場合とを比較すると，前拡張を施行せずステント留置をしたほうが，no reflowの合併率が少ないといわれている。IVUS等にて前拡張の必要がなくても，ステント留置が可能と判断すれば，ステントを直接留置するほうがよい。

末梢保護デバイス

　末梢塞栓を予防する方法として，末梢保護デバイス（374-375ページ参照）が使用可能であるが，大伏在動脈（SVG）に対するPCIでは有用であることが示されている。しかし急性心筋梗塞に対する効果は，これまで行われたトライアルでは，その有用性が示されていない。

　筆者は，末梢保護デバイスを使用した群が使用しなかった群に比べて悪い点がないこと，また他に予防する特異的なデバイスがないことから，塞栓を予防すべき症例をきちんと選別して，しかるべき症例に使用することは有用と考えている。

　つまり，イメージングデバイスで先に挙げた不安定プラークの存在が疑われたら，末梢保護デバイスを使用すべきである。そして不要なバルーン拡張なども避けて，ステントを留置するようにしている。ステントのサイズは，通常の症例よりもやや小さめのサイズを選択したほうが，no reflowの合併は少なくなる。

No reflowへの対応

　No reflowに陥ってしまったら，状況に応じてさまざまな対応をしないといけない。

　血管の灌流域が小さくバイタルが安定しているのであれば，末梢までマイクロカテーテルを用いて，超選択的に血管拡張薬（亜硝酸剤やニコランジルなど）を投与する。ニコランジルを冠注する際には，十分な時間をかけて注入しないと心室細動に陥ることがあり，注意が必要である。

　薬剤投与後に，そのマイクロカテーテルを用いて先端造影を行うと，末梢のno reflowの状態がわかり，ときに有用である。

　血圧が低下するような灌流域が大きな血管であれば，IABPの使用と昇圧剤の投与を躊躇せず開始する。ときに急速にショックに陥る症例もあるため，そのような場合はPCPSの挿入も考慮する。冠動脈造影をしない間は，極力ガイドカテを大動脈に浮かして，少しでも順行性冠動脈血流を増やす状態にしておくことも重要である。

ロータブレーターで no reflow 症例 75

LAD：左前下行枝

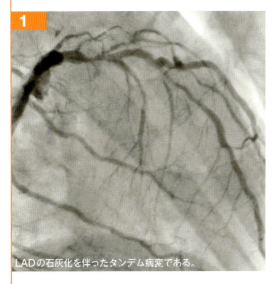

1 LADの石灰化を伴ったタンデム病変である。

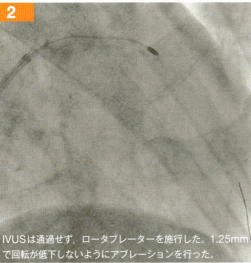

2 IVUSは通過せず，ロータブレーターを施行した。1.25mmで回転が低下しないようにアブレーションを行った。

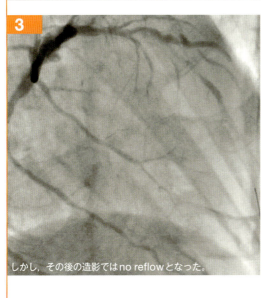

3 しかし，その後の造影ではno reflowとなった。

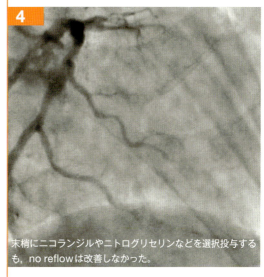

4 末梢にニコランジルやニトログリセリンなどを選択投与するも，no reflowは改善しなかった。

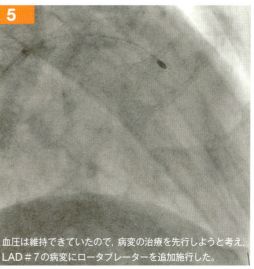

5 血圧は維持できていたので，病変の治療を先行しようと考え，LAD#7の病変にロータブレーターを追加施行した。

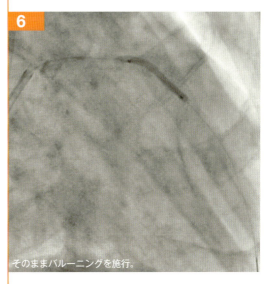

6 そのままバルーニングを施行。

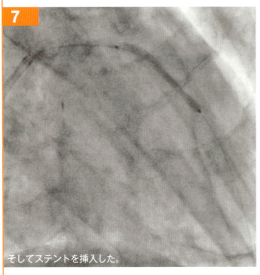

そしてステントを挿入した。

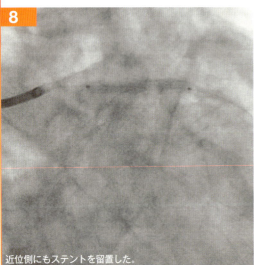

近位側にもステントを留置した。

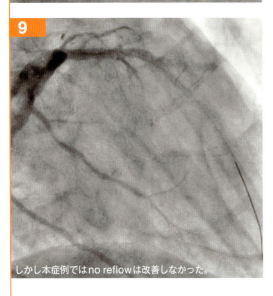

しかし本症例ではno reflowは改善しなかった。

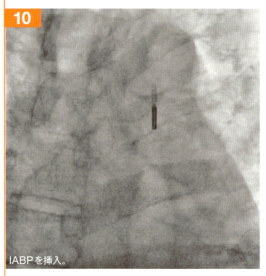

IABPを挿入。

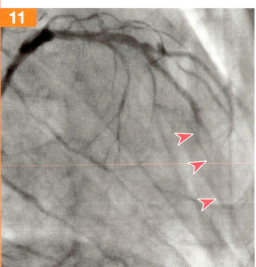

最終造影でもTIMI Ⅱにて終了せざるを得なかった。

症例 76 不安定プラークの治療でショックへ

RCA：右冠動脈

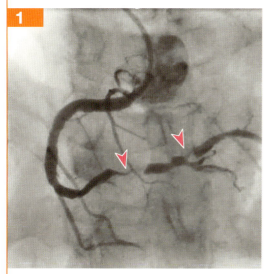

1 RCA＃3のタンデム病変である（▶）。

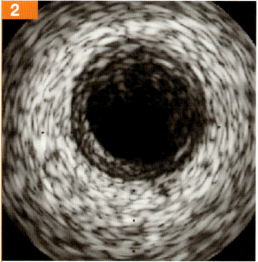

2 術前のIVUSを施行した。

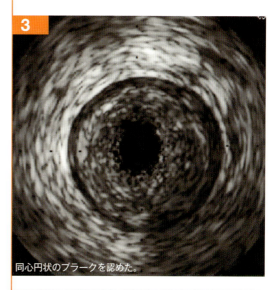

3 同心円状のプラークを認めた。

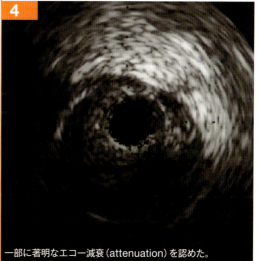

4 一部に著明なエコー減衰（attenuation）を認めた。

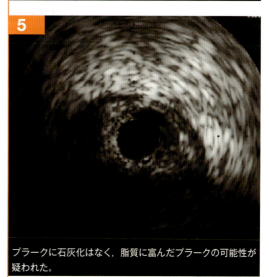

5 プラークに石灰化はなく，脂質に富んだプラークの可能性が疑われた。

PL：後側壁枝

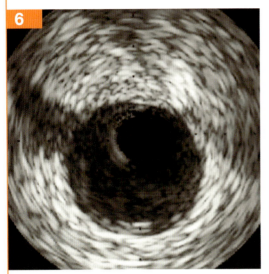

6

近位部の正常血管部位である。

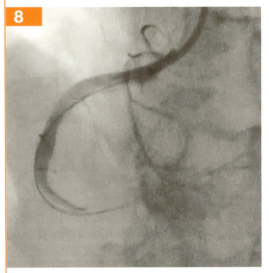

8

造影するとno reflowを認めた。

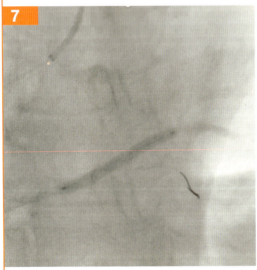

7

本例はタンデム病変であり，不安定プラークの存在が疑われていたが，末梢保護は4PLがあまり長くなかったので施行できなかった。そこでステントを前拡張なしに留置した。

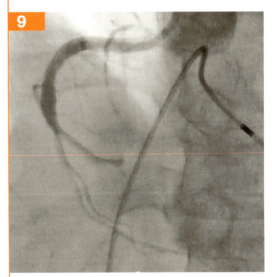

9

患者はショックに陥り，ペースメーカー，IABPを挿入した。RCA末梢にマイクロカテーテルを挿入し，薬剤も投与したが，最終的にはTIMI IIにて治療を終了した。

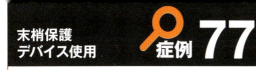

末梢保護デバイス使用 症例 77

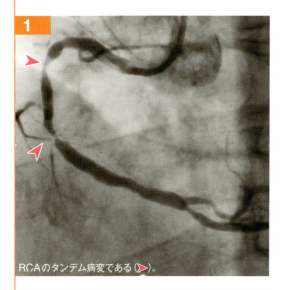

1 RCAのタンデム病変である（▷）。

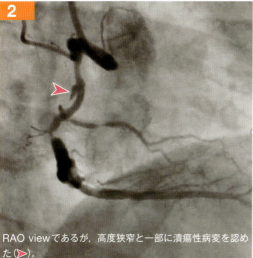

2 RAO viewであるが，高度狭窄と一部に潰瘍性病変を認めた（▷）。

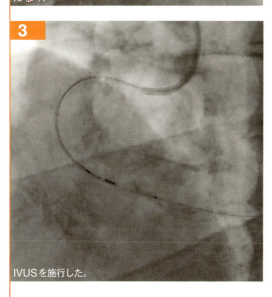

3 IVUSを施行した。

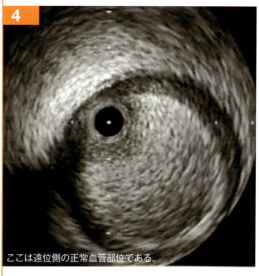

4 ここは遠位側の正常血管部位である。

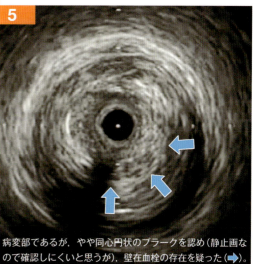

5 病変部であるが，やや同心円状のプラークを認め（静止画なので確認しにくいと思うが），壁在血栓の存在を疑った（➡）。

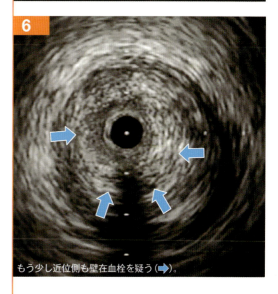

6 もう少し近位側も壁在血栓を疑う（➡）。

Parachute™ (Tri-Med)

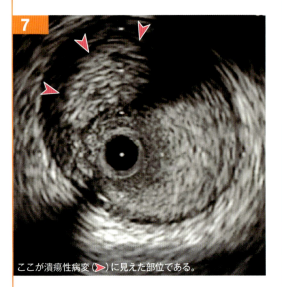

ここが潰瘍性病変（▷）に見えた部位である。

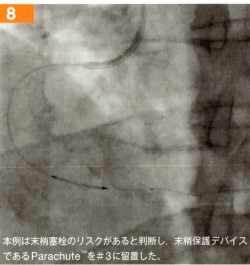

本例は末梢塞栓のリスクがあると判断し，末梢保護デバイスであるParachute™を#3に留置した。

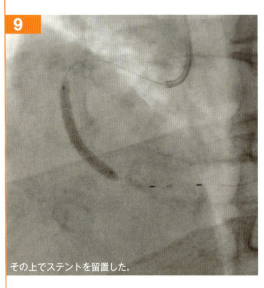

その上でステントを留置した。

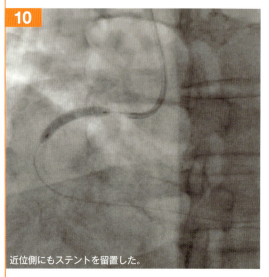

近位側にもステントを留置した。

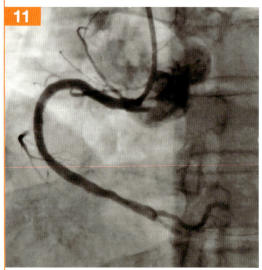

Parachute™を回収し造影を行ったが，末梢塞栓もなく良好な拡張が得られた。

アドバイス

末梢保護デバイスの効果に関しては賛否両論あるが，「どうする？」で述べた通り，悪さをするわけでもない，というのが筆者のスタンスである。IVUSやOCTで不安定プラークを疑うのであれば，積極的に使用すべきである。デバイスの使用に慣れておくことも大切である。

10. 冠動脈解離，冠動脈血腫

冠動脈解離，冠動脈血腫

Point
- 冠動脈解離には，いろいろな程度が存在する。
- Type D以上の解離には，迅速な対応が必要である。
- 治療が必要な解離の確認後は，造影を控え，IVUSを施行しながらベイルアウトを行う。
- 最終的には，解離や血腫をステントでフルカバーする。
- 血腫があまりに大きいときは，リエントリー作成のためにcutting balloonなども有用である。

なぜ生じる？

解離は合併症？

PCIという治療は，バルーンにて冠動脈を解離させつつ拡張する手技であるので，冠動脈解離が合併症かどうかは，解離の程度が意図した効果であるのか，予期せぬ合併症であったかによるといえる。

分類

冠動脈解離の分類は，一般的には米国立心肺血液研究所（National Heart, Lung, and Blood Institute：NHLBI）の分類が有名で，type A～Fまでに分類されている（図1）。Type D～Fの解離は，対処を間違えば心筋虚血から不整脈や心筋梗塞にまで至りうるため，早急なベイルアウトを行う必要がある。

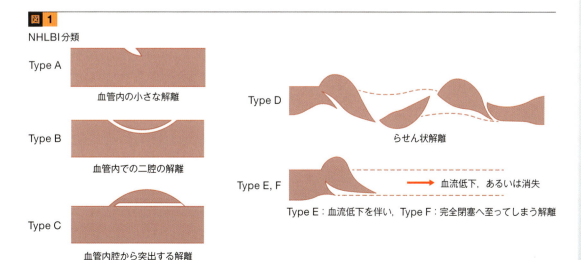

図1 NHLBI分類

Type A　血管内の小さな解離
Type B　血管内での二腔の解離
Type C　血管内腔から突出する解離
Type D　らせん状解離
Type E, F　血流低下，あるいは消失
Type E：血流低下を伴い，Type F：完全閉塞へ至ってしまう解離

手技要因

合併症と認識される冠動脈解離の要因として，本来の血管よりも大きなサイズのデバイスでの拡張は，冠動脈解離のリスクのひとつになる。また，目視でのバルーンサイズの見誤り，IVUS所見の読み間違え，計測部位の間違えなども要因となりうる。

プラーク要因

その他，冠動脈解離はプラークの局在や性状にも影響を受けうる。一般的には偏心性プラークのほうが，思わぬ大きな解離を形成してしまう可能性が高い。またプラークの性状としては，やわらかいプラークが疑われる線維性プラークや線維脂肪性プラークなどは，大きな解離形成は稀である。しかし表層性石灰化プラークが存在すると，その石灰化はバルーンなどのデバイスで拡張しにくいため，その他の部位を拡張することになり，非常に大きな解離や冠動脈血腫，穿孔をきたす可能性がある。特に表層性石灰化が180°以上で，かつ偏心性プラークが存在し，石灰化対側の健常血管にプラークがないときには，安易なバルーン拡張は危険である（詳しくは329ページ図2参照）。

冠動脈は末梢に行くほど血管径が小さくなっていくため，デバイスによる治療を行う際に，近位側より遠位側のほうが，デバイスが相対的にオーバーサイズになる可能性があり，解離が生じやすい（330ページ図3参照）。

心構え

カテ室の総合力

生命に関わる危険な合併症が生じてしまった場合，最後の最後はカテ室の総合力が結果を左右します。術者は全力で，冠動脈を含めた心臓のベイルアウト治療を行いますが，患者の全身状態や精神面のサポートなど，心臓以外を管理することも重要です。手の空いているスタッフが一丸となって，術者の陥っている状況に共感しながらベイルアウトの術を考え，全身管理を行ってください。

また，ときに鶴の一声が起死回生の一手につながることもあり得ます。外科がある施設であれば，外科医を呼んで状況を早期に相談しておくことも重要です。術者がベイルアウトに苦しんでいる時に，外科医が割とフランクに「それ以上やってもダメならオペしましょう」と言ってくれることで，術者が楽になることもあります。筆者も数例，そう言われてから一転ベイルアウトに導けた症例を経験したことがあります。

合併症が生じたことは術者の責任であり，それは後で反省すればいいことです。生命に関わる危険な合併症が生じた場合に，一丸となり患者救命に手を尽くせるカテ室が優れたカテ室であり，そういうカテ室でありたいと筆者は常々考えています。

どうする？

造影をせず，IVUSを用いる

　冠動脈解離が生じたら，原則的には不必要な造影をしないことが重要である。造影をすることで冠動脈解離の進展を助長させてしまうからである。しかし治療を進めていくためには，何らかのガイドツールが必要であるので，その際にはIVUSを用いるとよい。IVUSは造影を必要とせずに冠動脈の状態を把握できるので有用である。

ステント留置

　バルーンやスコアリングデバイス，ロータブレーターなどのステント以外のデバイスで冠動脈解離が生じた際には，解離している冠動脈の範囲を確認して，原則的にはステントを挿入することになる。

リエントリー作成

　解離の範囲があまりにも大きかったり，血腫があまりにも大きいと，ステントを挿入した際に解離および血腫がさらに進展してしまい，ベイルアウトできなくなってしまうこともありうる。

　その際には解離や血腫のリエントリーを作成することで，進展を防ぐことができる例もある。よく使用されるのはcutting balloonである。IVUSを見て，必要十分なサイズのバルーンで拡張することでリエントリーを作成できる。

ステント挿入後の解離には

　ステントを挿入後に解離が形成された場合は，ステントの遠位部なら進展する可能性があり，見つけ次第，十分に長いステントを挿入する。ステントの近位部の解離の場合は，冠血流により逆行性に解離が進展するということは考えにくいため，経過をみてよい例も存在する。しかし近位側に側枝が存在した場合には，側枝へ血腫が進展してしまうことがある。したがって側枝が大きな血管であった場合は，ステント近位部の解離の程度によるが，基本的にはステントを追加挿入することを前提にベイルアウトに臨んだほうがよい。

バルーンでらせん状解離　症例 78

RCA：右冠動脈

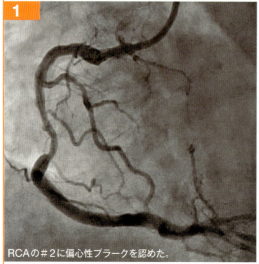

1 RCAの#2に偏心性プラークを認めた。

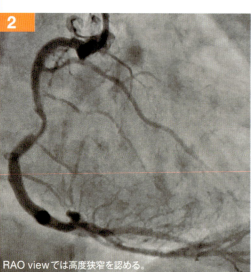

2 RAO viewでは高度狭窄を認める。

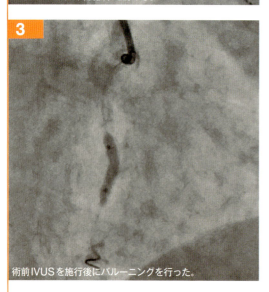

3 術前IVUSを施行後にバルーニングを行った。

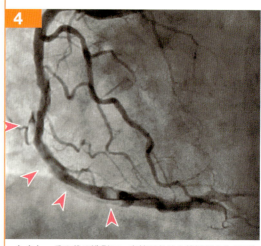

4 しかし，その後の造影で，末梢にらせん状解離を生じてしまった（▶）。

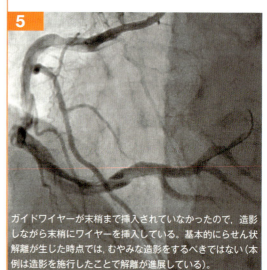

5 ガイドワイヤーが末梢まで挿入されていなかったので，造影しながら末梢にワイヤーを挿入している。基本的にらせん状解離が生じた時点では，むやみな造影をするべきではない（本例は造影を施行したことで解離が進展している）。

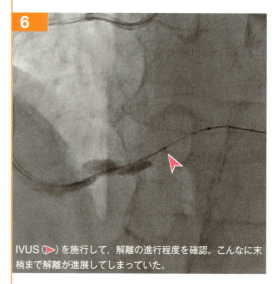

6 IVUS（▶）を施行して，解離の進行程度を確認。こんなに末梢まで解離が進展してしまっていた。

7

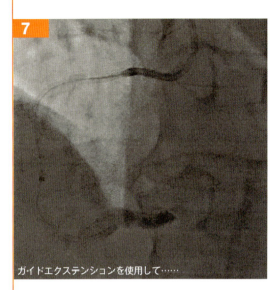

ガイドエクステンションを使用して……

8

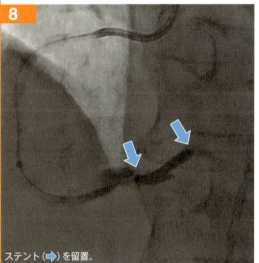

ステント（➡）を留置。

9

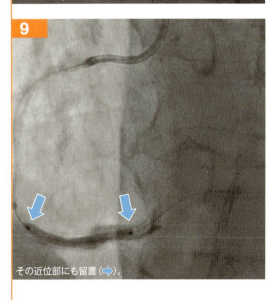

その近位部にも留置（➡）。

10

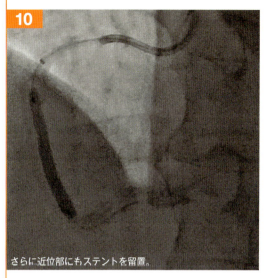

さらに近位部にもステントを留置。

11

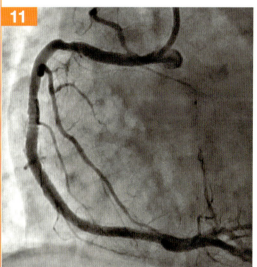

ベイルアウトできているが，解離が生じてから造影をするべきではないという症例である。このようなことがないように，どんな症例でもガイドワイヤーは可能な限り末梢に挿入し，ポジションをキープしておく必要がある。

症例 79 RCA末梢まで解離が進展

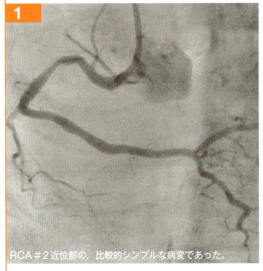

1 RCA＃2近位部の，比較的シンプルな病変であった。

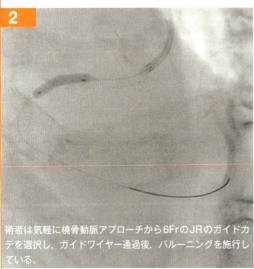

2 術者は気軽に橈骨動脈アプローチから6FrのJRのガイドカテを選択し，ガイドワイヤー通過後，バルーニングを施行している。

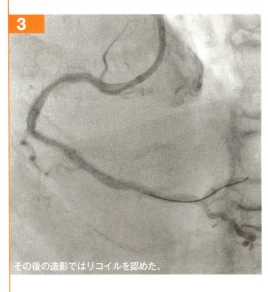

3 その後の造影ではリコイルを認めた。

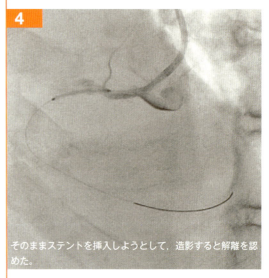

4 そのままステントを挿入しようとして，造影すると解離を認めた。

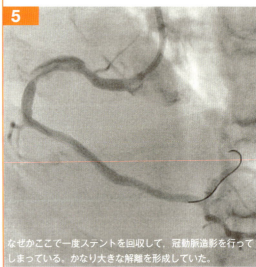

5 なぜかここで一度ステントを回収して，冠動脈造影を行ってしまっている。かなり大きな解離を形成していた。

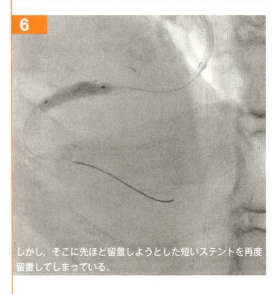

6 しかし，そこに先ほど留置しようとした短いステントを再度留置してしまっている。

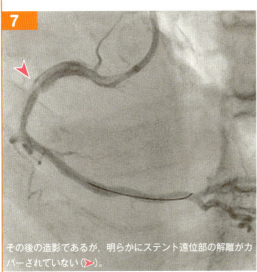

その後の造影であるが，明らかにステント遠位部の解離がカバーされていない（▶）。

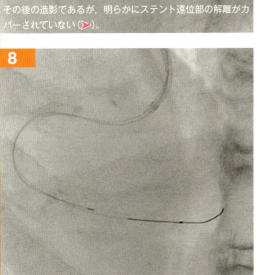

術者はIVUSを施行している。

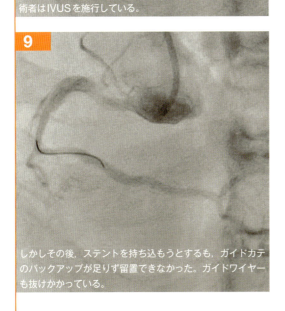

しかしその後，ステントを持ち込もうとするも，ガイドカテのバックアップが足りず留置できなかった。ガイドワイヤーも抜けかかっている。

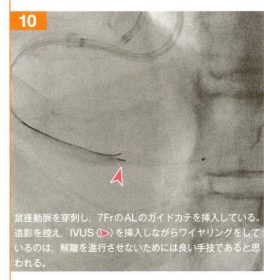

鼠径動脈を穿刺し，7FrのALのガイドカテを挿入している。造影を控え，IVUS（▶）を挿入しながらワイヤリングをしているのは，解離を進行させないためには良い手技であると思われる。

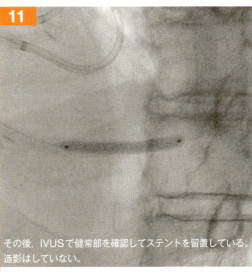

その後，IVUSで健常部を確認してステントを留置している。造影はしていない。

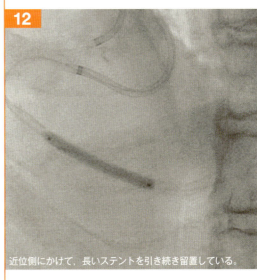

近位側にかけて，長いステントを引き続き留置している。

PL：後側壁枝

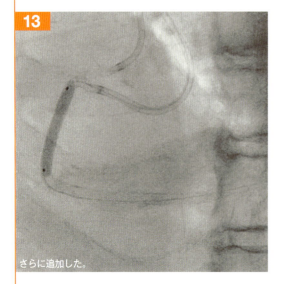

13 さらに追加した。

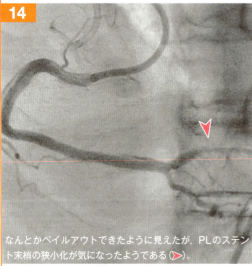

14 なんとかベイルアウトできたように見えたが，PLのステント末梢の狭小化が気になったようである（▷）。

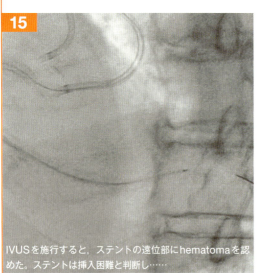

15 IVUSを施行すると，ステントの遠位部にhematomaを認めた。ステントは挿入困難と判断し……

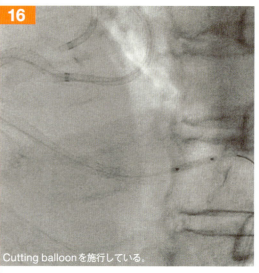

16 Cutting balloonを施行している。

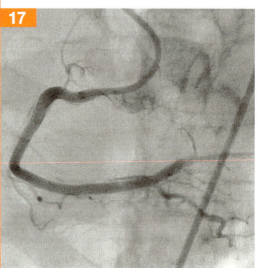

17 するとリエントリーができたのか，TIMI Ⅲとなり手技が終了できた。本症例はRCA#2のsimple lesionであったのだが，最終的には鼠径動脈を穿刺し，4本のステントを挿入してしまった症例であった。最初のステントを挿入する際に，長いステントを選んで留置すべきであったと思われる。

Cutting balloon が有用 症例80

POBA：経皮的バルーン血管形成術

1
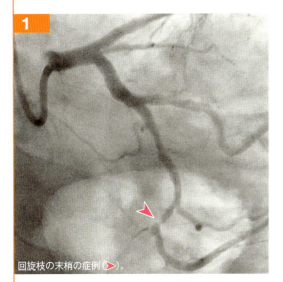
回旋枝の末梢の症例（▶）。

2
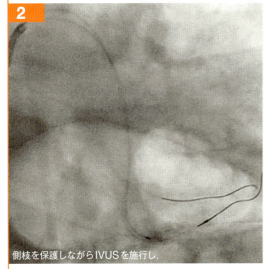
側枝を保護しながらIVUSを施行し，

3
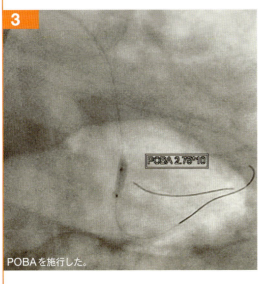
POBAを施行した。

4
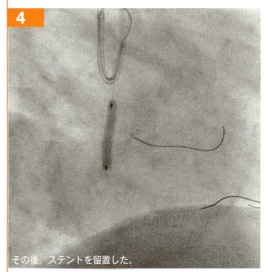
その後，ステントを留置した。

5
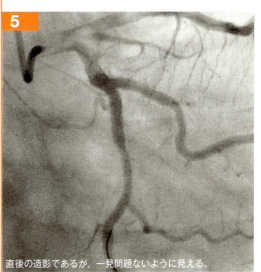
直後の造影であるが，一見問題ないように見える。

6
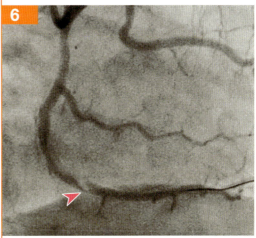
しかし再度造影すると，ステント遠位に解離所見を認めた（▶）。

冠動脈解離，冠動脈血腫

7

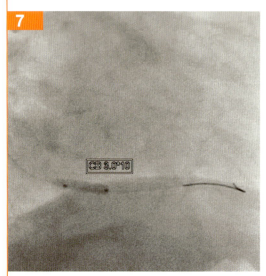

IVUSを施行後,cutting balloonを施行してhematomaを除圧した。

8

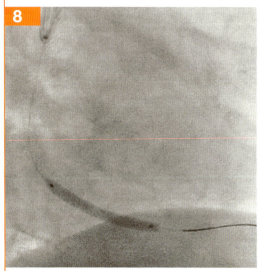

末梢の健常部に合わせて,十分な長さのステントを挿入し留置した。

9

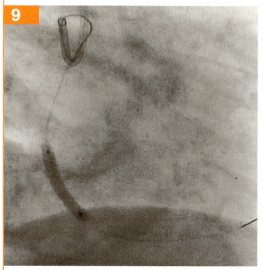

その近位にも,もう一本ステントを追加留置した。

10

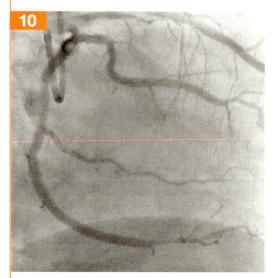

最終造影では,良好な拡張が得られた。

ステント近位側の血腫が進展　症例81

LAD：左前下行枝　　LMT：左冠動脈主幹部

1

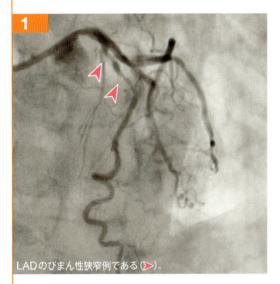

LADのびまん性狭窄例である（▶）。

2

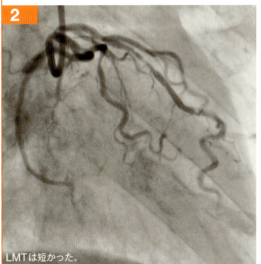

LMTは短かった。

3

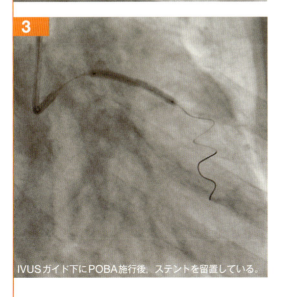

IVUSガイド下にPOBA施行後，ステントを留置している。

4

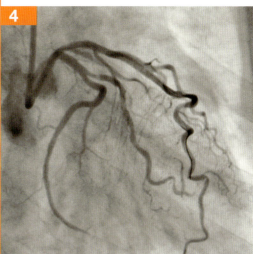

留置後の造影であるが，一見問題ないように見える。

5

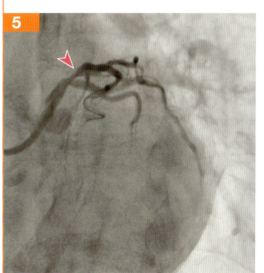

Spider viewから撮影すると，#6近位部に狭窄を認めた（▶）。

Cx：回旋枝　　HL：高位側壁枝

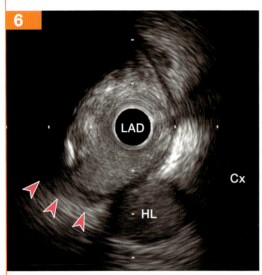

IVUSを施行すると，#6近位部に偏心性のエコー減衰を伴うプラークと，小さな血腫を認めた（▶）。

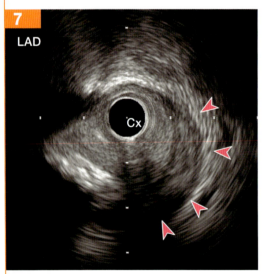

その後，回旋枝にワイヤーを挿入して回旋枝方向からもIVUSを見ると，血腫が回旋枝に進展していた（▶）。回旋枝のワイヤリングの際に，少量にせよ造影剤を使用した影響もあったのか，ステント留置時にできた逆行性の冠動脈解離および血腫が，回旋枝の方向に進展してしまったと思われる。

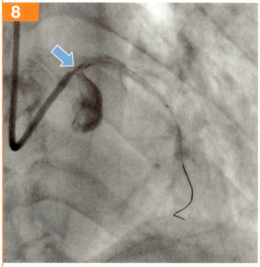

AP viewにて大動脈弁尖（cusp）が見えるviewにしながら，IVUS（➡）でLMTの入口部をマーキングしている。

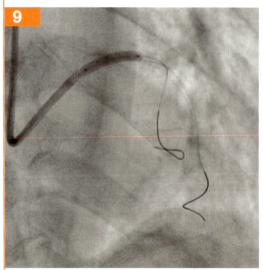

ステントを留置した。

KBT：kissing balloon technique

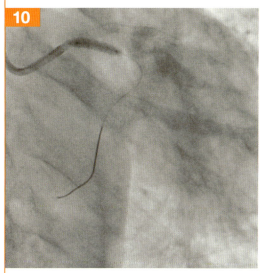

回旋枝にもステントを留置。

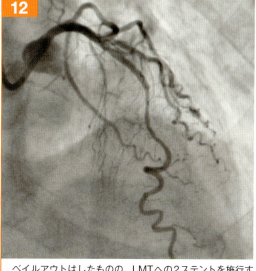

ベイルアウトはしたものの，LMTへの2ステントを施行することになってしまった。

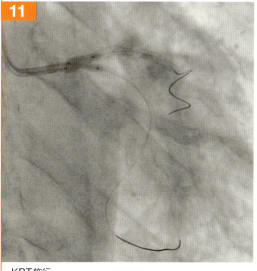

KBT施行。

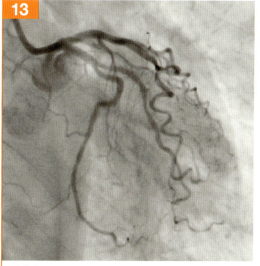

最終造影は問題なかった。

Pit fall　冠動脈解離や血腫の進展について

　冠動脈ステント留置における解離や血腫が，ステント遠位側に形成された場合は自然に進行するリスクがある。したがって，筆者は基本的に追加治療を行うようにしている。
　ステント近位側に形成された解離や血腫は，ステントが存在するため進展しない例もある。しかし左前下行枝（LAD）や回旋枝（Cx）の近位部の血腫は，ときにLADならCxに，CxならLADへ進展することがあり，IVUSなどで詳細に観察し，治療方針を考えないといけない。

11. 冠動脈穿孔

Wire perforation

> **Point**
> - 冠動脈末梢の穿孔は，原因のほとんどがガイドワイヤーによるものである．
> - 穿孔を見つけたら，心嚢腔に穿孔しているかどうかを見極める．
> - 心嚢腔に穿孔しているようであれば，近位部をまずバルーンで止血する．
> - 次に選択的にマイクロカテを進め，責任血管を同定する．
> - 止血が得られなければ，何らかの塞栓にて止血を行う．

なぜ生じる？

ガイドワイヤー穿孔

　冠動脈末梢の穿孔は，ガイドワイヤーによるものがほとんどである．

　最も多いのは，ガイドワイヤーが知らないうちにどこかの枝に迷入し，それに気づかず何らかの拍子にそのガイドワイヤーが必要以上に奥に進んでしまい，穿孔を生じるというものである（図1）．

　ガイドワイヤーを，血管のある程度安全なポジションにキープしていたと思っていても，バルーンやステントを引き抜く際（図2），なかなか挿入できなかったデバイスが挿入できた時などには，一時的に引き抜けたガイドワイヤーが再挿入されるので，その際にも穿孔を生じる可能性がある（図3）．

　その他，慢性完全閉塞病変（CTO）などの治療に stiff wire を用いていて，そのワイヤーで直接，末梢穿孔を起こすこともありうる．

末梢穿孔は気付きにくい

　通常，穿孔をした瞬間というのは，術者はなかなか認識できていないことが多く，治療を終了して最終造影をした際に，血管末梢に造影剤の染まりが見えて初めて気付いたり，知らないうちになんとなく血圧が低下し，原因がわからず心エコーを施行すると心嚢液が貯留していて，ようやく穿孔に気付くことも少なくない．

　筆者の施設では以前，PCIを施行する際に画像を随分拡大しながら治療をすることが多かった（今はしていない）．すると治療をしている最中に，ガイドワイヤーの先端部分（冠動脈末梢部位）を視野に入れながら治療することはほとんどなく，治療後に血管全体を造影してみるとワイヤー穿孔を生じていた，ということがしばしばあった．現在は拡大しながら治療をすることはなくなり，ワイヤー穿孔の頻度はやや減ったと思っている．

ガイドワイヤーの種類に注意

　使用しているガイドワイヤーの種類も，穿孔のリスクになりうる。穿孔を生じた例の多くはポリマージャケットワイヤーか，コーティングがワイヤー全体に施された滑りのよいワイヤーである。

　滑りのよいガイドワイヤーは，どこの枝にも比較的容易に迷入するし，抵抗なく入ってしまう。モノレールルーメンのバルーンやステントを抜去する際に，ワイヤーの固定が悪くガイドワイヤーが動いてしまい，どこかの枝へ知らないうちに迷入していることは珍しくない。そのようなとき，滑りの悪いガイドワイヤーであれば側枝に迷入したとしても，さらにその奥の側枝などに入りこむことは少なく，多少は安全である。

　その他，先端のテーパーしたガイドワイヤーや，先端荷重の高いガイドワイヤーであればあるほど，血管損傷のリスクが高くなることは間違いない。

　最終的には，どんなワイヤーを使用していたとしても，術者によるワイヤーの丁寧な操作と，合併症を見越したワイヤーの制御ができているかどうかに尽きる。

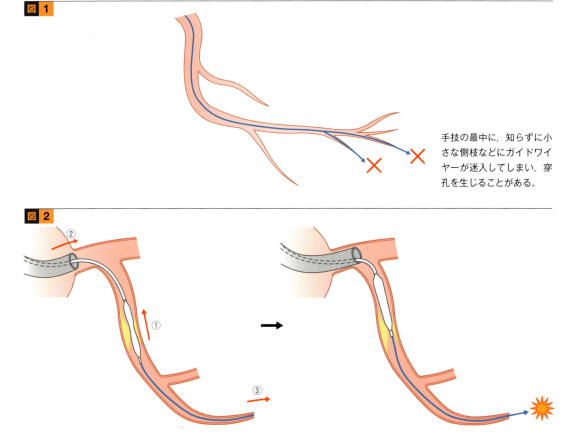

図 1 手技の最中に，知らずに小さな側枝などにガイドワイヤーが迷入してしまい，穿孔を生じることがある。

図 2 バルーンやステントなどで病変を拡張後，安易に引き抜こうとする際に（①），その反作用でガイドカテが冠動脈内に引き込まれることがある（②）。その際に，ガイドワイヤーもさらに末梢側へ挿入され（③），穿孔を生じることがある。

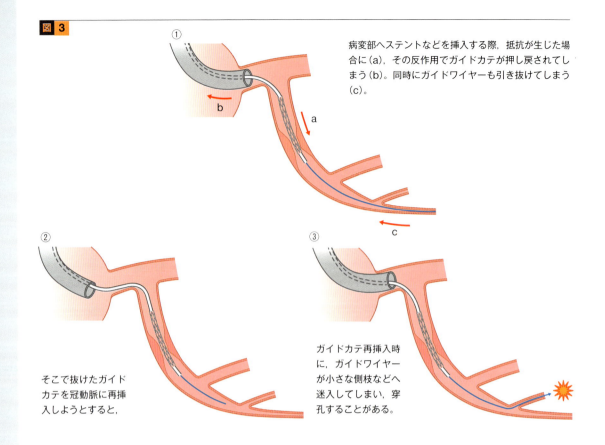

図3

どうする？

心タンポナーデに至りうるか？

　ガイドワイヤーによる冠動脈穿孔を見つけたら，穿孔の程度によるが，すぐに止血をするべきかどうかを瞬時に考える。もちろん，どの症例もすぐに止血をするべきであるが，ここでいう「瞬時に判断すべきこと」は，その出血が止血の過程で心タンポナーデに至ってしまいそうなのかどうなのかという判断である。

　止血を行う過程で，ある程度の時間を要してしまうのは仕方のないことだが，その間に心タンポナーデに至ってしまってはいけない。つまり，心嚢腔に直接穿孔してしまっているのか，それともどこかの心筋に穿孔をきたし，心嚢腔には穿孔が及んでいないかの判断である。

止血しつつ出血部を探す

　心嚢腔に穿孔が及んでしまっていると判断した場合は，ガイドワイヤーが穿孔血管に挿入されていればそのワイヤーにバルーンを挿入し，ある程度末梢側でバルーン拡張を行ってしまう。ガイドワイヤーが抜けている状況であれば，フロッピーワイヤーを用いて直ちにワイヤリングを行い，同様にバルーンを持ち込み拡張してしまう。拡張後は冠動脈造影を行い，止血が得られていることを確認しておく。

次に6Fr以上のガイドカテを用いていたなら，もう一本のガイドワイヤーをマイクロカテに挿入した上で冠動脈に挿入し，拡張しているバルーン付近まで進める。バルーンをデフレーションしている間にワイヤーとマイクロカテを通過させ，再度バルーンを拡張する。すると，止血しながら2本目のガイドワイヤーがマイクロカテを介して容易に操作可能となる（300ページ**手技11**参照）。

穿孔していると思われる部位までガイドワイヤーを挿入できたら，再度バルーンをデフレートし，マイクロカテを先端まで挿入して，またバルーンを拡張する。

そして2本目のガイドワイヤーをマイクロカテから抜き，先端造影を行えば，出血部位の同定が止血を行いながら施行可能である。

手技は煩雑だが，確実に止血しながら出血部位を同定できる方法だと思われ，このような手技を難なくこなせる術者が上級者なのだと思う。

塞栓子は何にする？

塞栓子になりうるもの？

穿孔をきたしている血管が同定できたら止血を行うが，出血の程度や部位などから止血方法を選択する。筆者はコイルはなるべく使用したくないので，まずは脂肪塞栓術を第一選択としている。

血栓による止血は，一時止血後に再出血をきたした例を経験したことがあり，行わないようにしている。実際に，血栓を溶かさずにマイクロカテーテルに挿入し塞栓させるのも難しい。しかし，慢性期にむしろ再疎通することを期待して留置している術者の話も聞いたことがあり，どれが正解ということでもないので，皆さんが自分で自分の方法を確立していけばいいと思う。

またGelfoam®やトロンビンによる止血の報告は見たことはあるが，基本的には冠動脈穿孔に対する適応はないということと，もし緊急的に使用したとしても，心嚢腔に薬が流れたりすると癒着や心膜炎など好ましくない二次的合併症を生じる可能性が懸念され，筆者は施行したことはない（当院で一例だけ施行されていたので，症例提示しておく：**症例87**）。

しかし脂肪塞栓が有用といっても，比較的大きな血管を塞栓させないといけない時などは不可能であるし，明らかに心嚢腔に大きな穿孔が生じているような場合も，脂肪では塞栓できないので，そのような場合はコイル塞栓を選択すべきである。

脂肪塞栓のポイント

脂肪塞栓のポイントはさまざまであるが，まずは脂肪の採取である。鼠径動脈から穿刺をしている際には，シース挿入部をさらに5mm程度メスでカットしてから，モスキートペアンで脂肪をつまみ，それをメスで切り取ればよい。橈骨動脈から穿刺している場合も，やや脂肪の多そうな患者であれば，周辺組織から脂肪を採取することは可能である。無理そうなら鼠径を展開し，鼠径から採取すればよい。

採取した脂肪は必要な大きさにカットする必要があるが，小さすぎるといけないし，大きいとマイクロカテーテルに挿入ができなくなる。適切なサイズというものがあるわけではないので，322ページ**手技13**にサンプル写真を掲載するので参考にしてもらいたい。

　次にマイクロカテの中に脂肪を入れていくが，これが結構難しい。

　筆者は2.5ccのシリンジの先端に脂肪を吸いつけて，マイクロカテのハブ部分に持っていっている。ハブ部分の脂肪をインサーターを用いてハブの入り口まで押し込み，2.5ccのシリンジ（ロック付き）を装着し，フラッシュすれば塞栓が可能となる。筆者は経験していないが，その際にマイクロカテがウエッジしていたとすると，フラッシュによりさらに穿孔を拡大してしまう可能性はありうる。したがって，施行時はマイクロカテをごくわずかに1～2mm手前に引いてから，そこでフラッシュするようにしている。最近の例を**手技13**に示しているが，1ccのシリンジを用いて0.4ccのフラッシュを行い，塞栓することが多くなった。

　また最近はフラッシュシリンジを用いずに，ハブの中に脂肪を進めたら，0.014インチのガイドワイヤーを挿入して脂肪を押し込むようにもしている。ほとんどの症例でガイドワイヤーによる脂肪塞栓が可能である。不透過のガイドワイヤーが透視で見えるし，より安全な方法と思われる。

　Pit fallとしては，CorsairやCaravelなどは内腔が大きいため，ガイドワイヤーでのフラッシュがしにくいことが挙げられる。その場合はシリンジでフラッシュをすればよい。注入量は，0.4ccで塞栓できる（実験で実証済み）。

コイル塞栓のポイント

　コイルの使用について，一般的なコイルの使用法は実技の方に示させてもらったが（324ページ**手技14**参照），コイル塞栓で注意すべきことは，まず，1本のコイルで止血できることは少ないということである。

　もちろん選択するコイルの径や長さなどにもよるが，それにしても1本で治療できた症例は今まであまり経験していない。ということはつまり，留置する部位が1本で止血できないと，徐々に近位側にコイルを留置しないといけなくなり，それが問題となることがある。

　筆者は，本幹の血管から分枝した側枝を塞栓させる場合は，少なくとも15mm以上のマージンがなければコイルを用いないことにしている。理由は先の通りで，1本目のコイルで止血ができなかった場合に，2本目のコイルを留置するマージンがなくなるからである。無理に挿入しようとすると，本幹にコイルが逸脱してしまったりと二次インシデントを生じる可能性がある。したがって，塞栓を行う血管のマージンがない場合は，安易にコイル塞栓を選択しないことである。

　ただしファイバー付きのコイルは，留置直後に止血が得られていなくても，少し時間が経過すると止血されるケースも経験する。ある程度のコイルを詰めても血流が完全に遮断できなかったら，次々とコイルを詰めるのではなく，少し待ってから再度造影を行い，追加コイル留置の適否を考えてもよいこともある。

　コイル留置の原則は，可能な限り末梢側から留置するということを忘れないでほしい。

ワイヤー穿孔をベイルアウトできなかった例 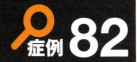 症例82

RCA：右冠動脈

1
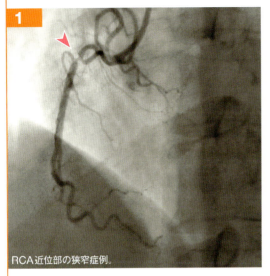
RCA近位部の狭窄症例。

2
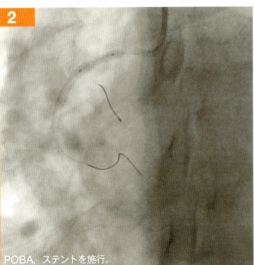
POBA，ステントを施行。

3
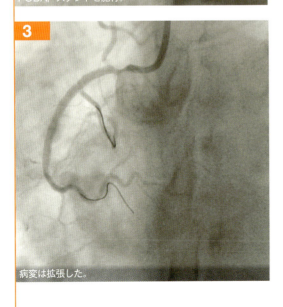
病変は拡張した。

4
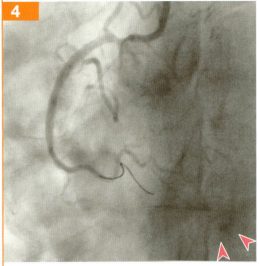
しかしRCA末梢で造影剤のstainが出現した。

5
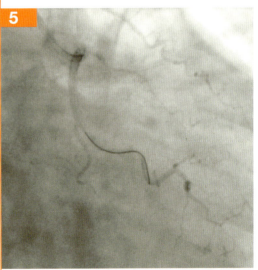
ワイヤーを穿孔部付近に進めようとしている。

11 冠動脈穿孔 ｜ Wire perforation

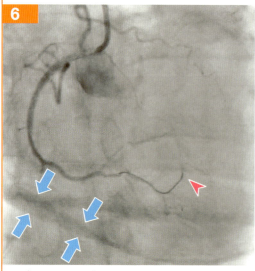

▶までワイヤーが進んだが，既に心嚢液が貯留してしまっている（➡）。

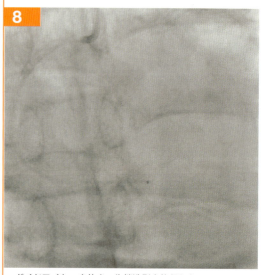

ガイドワイヤーを抜き，先端造影を施行した。

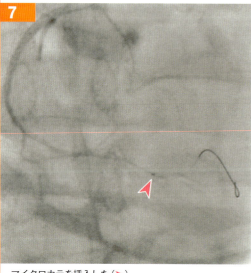

マイクロカテを挿入した（▶）。

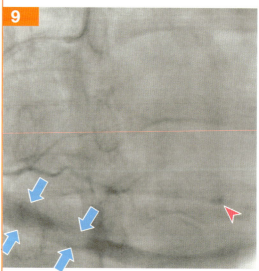

しかし穿孔血管を同定できていない。心嚢液はさらに増加してしまっている。

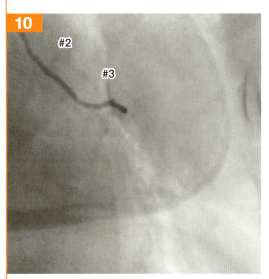

やむを得ず，術者は穿孔血管を同定できないまま，近位側（#3あたり）から脂肪塞栓をしてしまった。

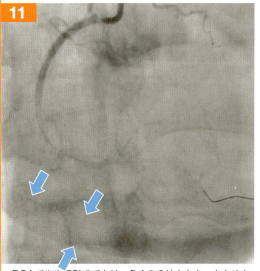

RCAでやや低形成であり，多くの分枝もなかったためか，その後の造影ではRCA本幹の血流はTIMI Iとなってしまった。

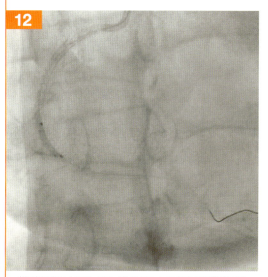

（意味はないと思われるが）ステントのやや遠位側をバルーニングしているが……

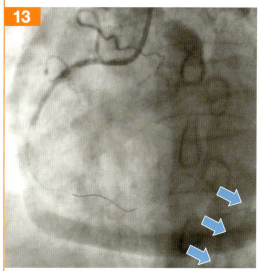

結局TIMI 0となり，最悪のベイルアウト法で手技はfailureに終わっている。血圧は当然低下し，IABPも挿入されている（→）。その後，心嚢ドレナージも施行した。CKは上昇したが，幸い灌流域の小さなRCAであったので，CKは2,000IU/L程度で推移し，その後は順調に回復した。

筆者は本例に立ち会っていなかったが，穿孔を認識した時点で，wire perforationであったにせよ，「心嚢腔に出血していれば，まず中枢側をバルーンにて拡張して止血をする」ということを怠った（あるいは気付かなかった）ことと，塞栓を超選択的に施行できなかったことが，failureに陥った原因であると思われた。

脂肪塞栓の手順　手技 11

1

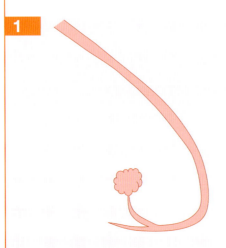

ガイドワイヤーによる末梢性の穿孔でも，心タンポナーデに至るリスクが高いと判断した場合のベイルアウト法。

2

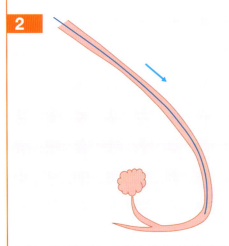

まずは，ガイドワイヤーを（挿入されていればいいが，されていなければ）再挿入する。

3

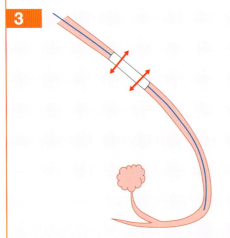

そして中枢側をまずバルーニングしてしまえば，止血は原則的になされる。

4

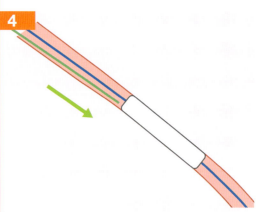

6Frシステム以上なら，もう一本のガイドワイヤーをバルーン手前まで挿入する。このあたりの手技をもたもたしていると，虚血になったり，他の部位からの側副血行路形成などで，状態が悪化していってしまう可能性がある。

5

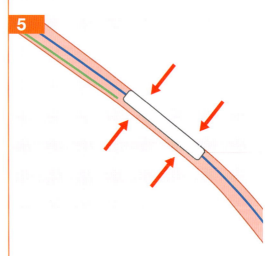

バルーンを一瞬デフレートして……

6

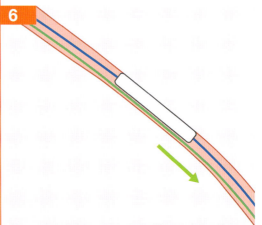

バルーンを一瞬デフレートしている間に，2本目のガイドワイヤーを通過させる（このガイドワイヤーにマイクロカテを挿入して持ち込むとよい）。

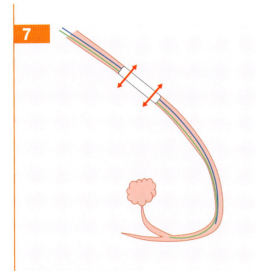

そうしたら再度バルーニングし，

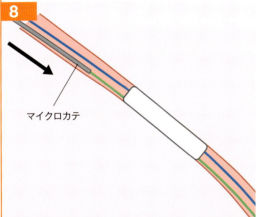

マイクロカテが挿入されていなければ，アンカーされている2本目のガイドワイヤーにマイクロカテを挿入，あるいは挿入していた場合はそのまま持ち込む．

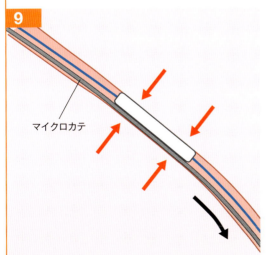

再度バルーンをデフレートし，マイクロカテを末梢に挿入．

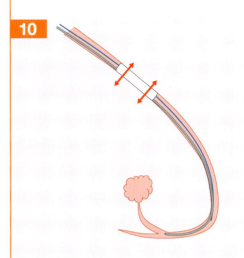

再度バルーン拡張．

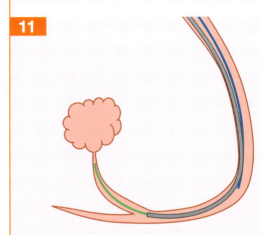

ワイヤーを慎重に進め，マイクロカテも進めてから先端造影を行い，穿孔部位を同定．

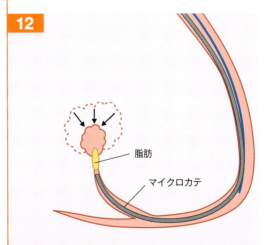

超選択的に，穿孔部位にマイクロカテが挿入できたら脂肪を注入する．

症例83 通常の脂肪塞栓施行

13

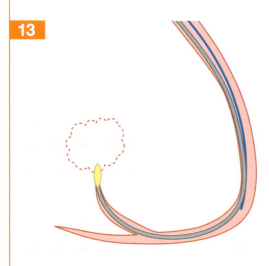

塞栓終了．

14

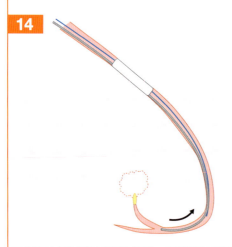

マイクロカテをやや中枢に引き戻し，先端造影にて塞栓されているか確認する．

15

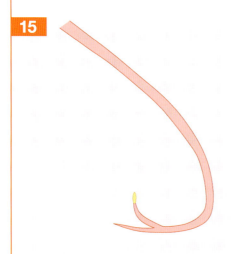

無事，心タンポナーデになる前に塞栓を終了できる．

1

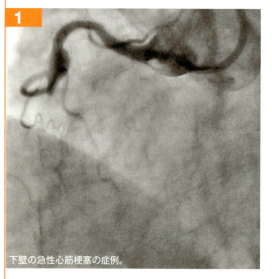

下壁の急性心筋梗塞の症例．

2

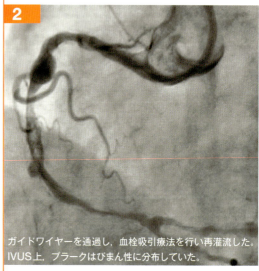

ガイドワイヤーを通過し，血栓吸引療法を行い再灌流した．IVUS上，プラークはびまん性に分布していた．

3

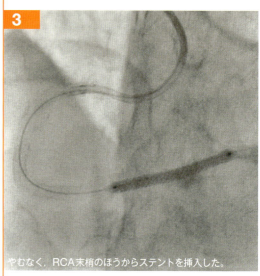

やむなく，RCA末梢のほうからステントを挿入した．

PL：後側壁枝

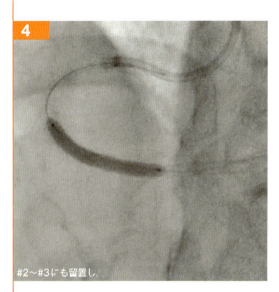

#2〜#3にも留置し，

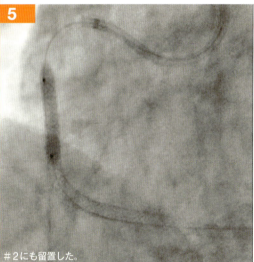

#2にも留置した。

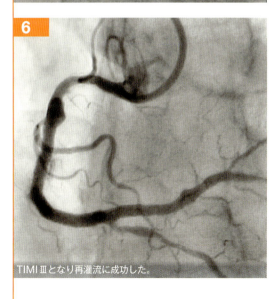

TIMI Ⅲとなり再灌流に成功した。

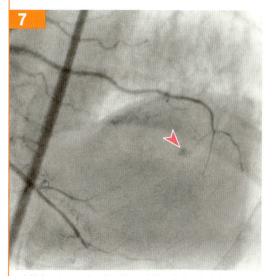

末梢をスキャンすると，PLの末梢から小さな出血がみられた（▶）。

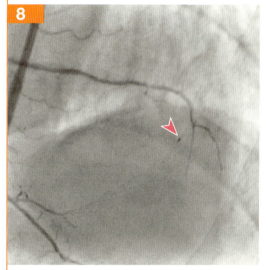

再度ワイヤリングをして，マイクロカテを持ち込んだ（▶）。非常に小さな穿孔で，透視上，造影剤は濃染していなかった。心嚢腔に穿孔している可能性は否定はできなかったが，バイタルが安定していればすぐに止血をしなくても大丈夫である。

症例 84 Caravelで脂肪塞栓

1

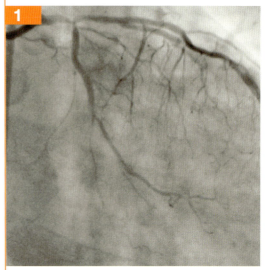

LMTの分岐部病変である。

2

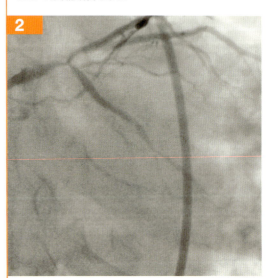

Medina（1.1.1）のtrue bifurcationであった。

9

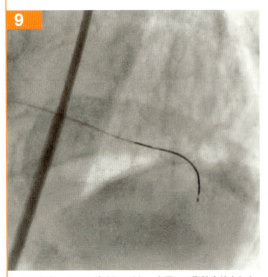

そのまま，そこにガイドワイヤーを用いて脂肪塞栓をした。これだけ小さな血管であると，生食でフラッシュすると穿孔の孔を大きくしてしまうリスクがあり，このような場合はワイヤーを用いて塞栓を行う。

10

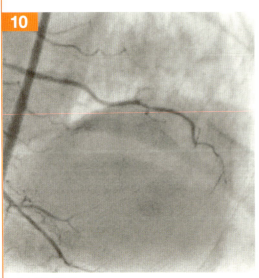

止血がなされた。

LMT：左冠動脈主幹部　　Caravel（朝日インテック）

3

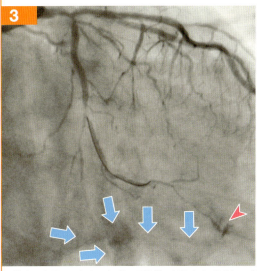

筆者は術者ではなかったが，回旋枝に挿入したガイドワイヤーで，いきなり末梢の穿孔を生じた（▶）。さらにこの穿孔はblowoutしていた（➡）。

4

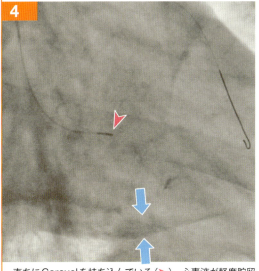

直ちにCaravelを持ち込んでいる（▶）。心嚢液が軽度貯留し始めていた（➡）。

5

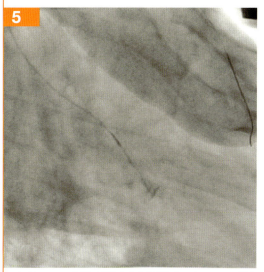

すぐに，この位置で脂肪塞栓を施行した。Caravelで脂肪塞栓をする場合は，生食でフラッシュしたほうがよい。ガイドワイヤー等を使用すると，Caravelの内径が大きいためブジーができないことが多い。

6

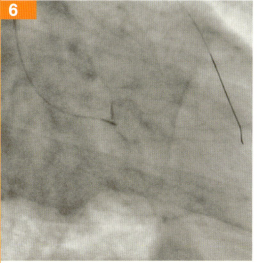

塞栓できた。

直ちに脂肪塞栓を施行 症例85

1

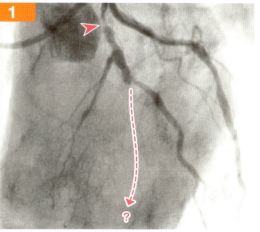

LADのCTOと，近位部に高度狭窄（▶）を認めた。閉塞の軌道（--▶）。

2

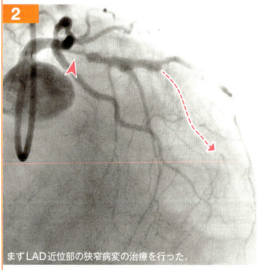

まずLAD近位部の狭窄病変の治療を行った。

3

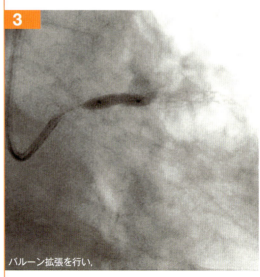

バルーン拡張を行い，

7

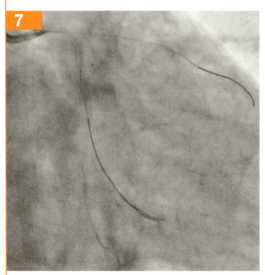

時間をかけずに即座に塞栓させることができれば，バルーンによる止血をせずに塞栓してもよいが，ケースバイケースでもあるので個々の症例で瞬時に判断すべきである。

8

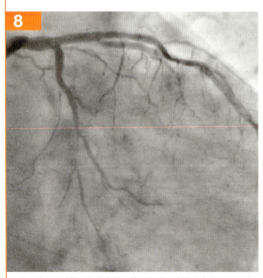

その後，LMTの治療を行い終了した。穿孔も止血していた。

LAD：左前下行枝　　CTO：慢性完全閉塞病変

4

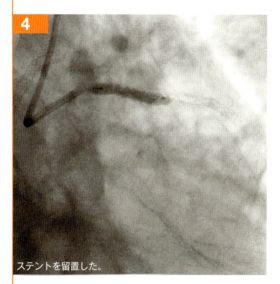

ステントを留置した。

5

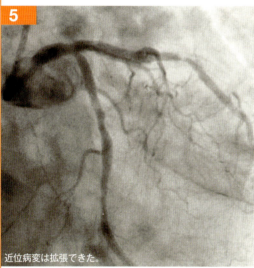

近位病変は拡張できた。

6

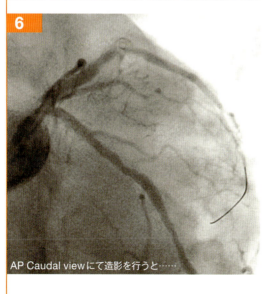

AP Caudal viewにて造影を行うと……

7

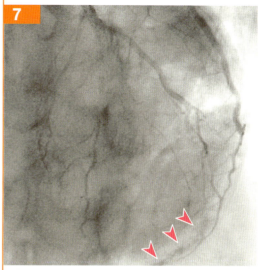

対角枝に留置していた，ガイドワイヤーの穿孔によると思われる末梢血管からの出血を認めた。

8

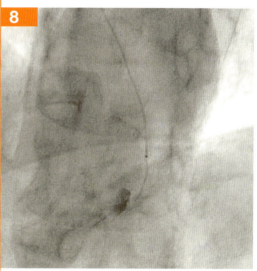

直ちにマイクロカテを挿入して選択造影を行い，出血血管を同定した。

バルーン止血を行いつつ脂肪塞栓　症例86

1

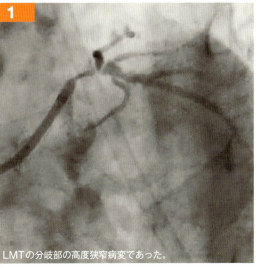

LMTの分岐部の高度狭窄病変であった。

2

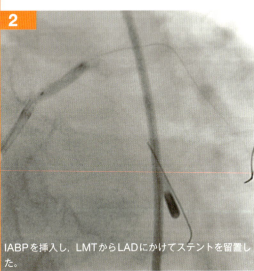

IABPを挿入し，LMTからLADにかけてステントを留置した。

3

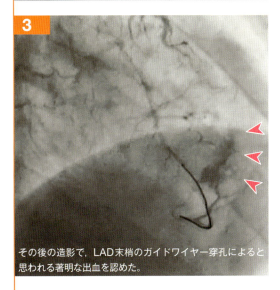

その後の造影で，LAD末梢のガイドワイヤー穿孔によると思われる著明な出血を認めた。

9

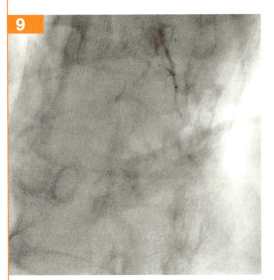

そのまま脂肪を超選択的に塞栓した。

10

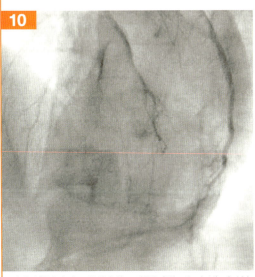

止血が得られた。脂肪塞栓の手順に慣れていれば，わりと迅速にこのようなベイルアウトが可能である。

Gelfoam®で塞栓　症例87

1
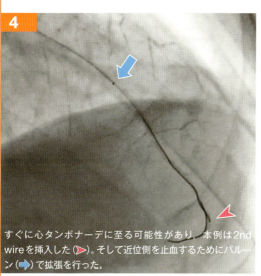
対角枝のびまん性病変で，筆者は治療には関与していない。

2
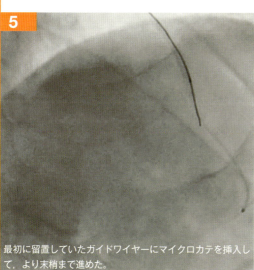
術者はPOBAを施行し……

3
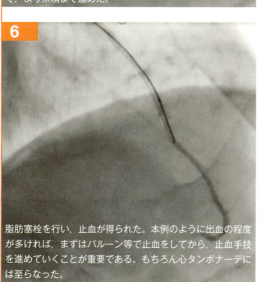
ステントを留置した。

4
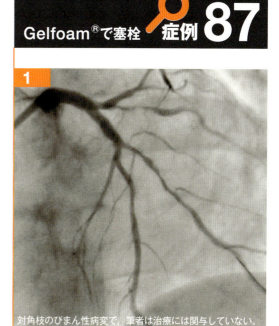
すぐに心タンポナーデに至る可能性があり，本例は2nd wireを挿入した（▷）。そして近位側を止血するためにバルーン（➡）で拡張を行った。

5
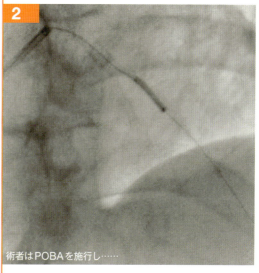
最初に留置していたガイドワイヤーにマイクロカテを挿入して，より末梢まで進めた。

6
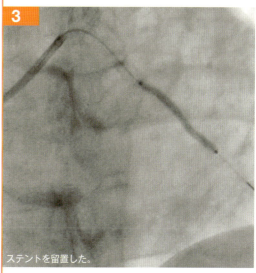
脂肪塞栓を行い，止血が得られた。本例のように出血の程度が多ければ，まずはバルーン等で止血をしてから，止血手技を進めていくことが重要である。もちろん心タンポナーデには至らなった。

11 冠動脈穿孔 | Wire perforation

4

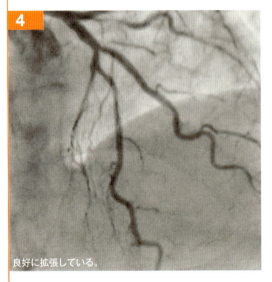

良好に拡張している。

5

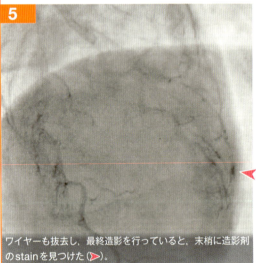

ワイヤーも抜去し、最終造影を行っていると，末梢に造影剤のstainを見つけた（▶）。

6

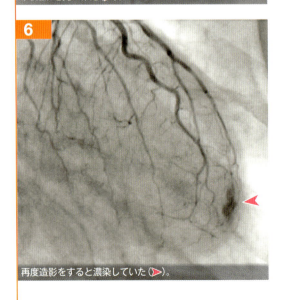

再度造影をすると濃染していた（▶）。

7

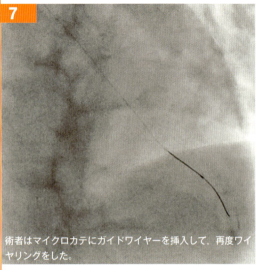

術者はマイクロカテにガイドワイヤーを挿入して，再度ワイヤリングをした。

8

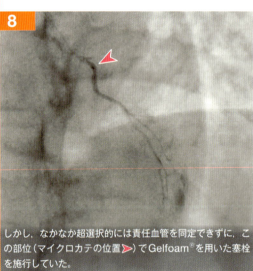

しかし，なかなか超選択的には責任血管を同定できずに，この部位（マイクロカテの位置▶）でGelfoam®を用いた塞栓を施行していた。

9

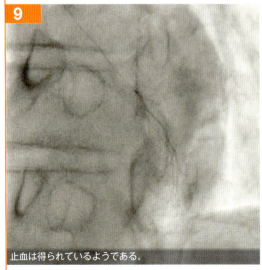

止血は得られているようである。

LCA：左冠動脈　　TAE：肝動脈塞栓療法
Corsair（朝日インテック）

中隔枝を双方から脂肪塞栓　症例88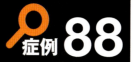

1

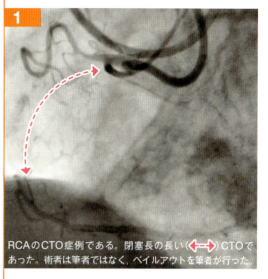

RCAのCTO症例である。閉塞長の長い（⟷）CTOであった。術者は筆者ではなく，ベイルアウトを筆者が行った。

2

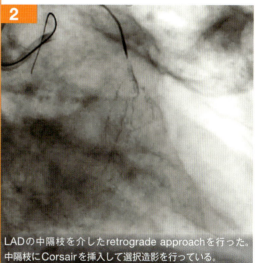

LADの中隔枝を介したretrograde approachを行った。中隔枝にCorsairを挿入して選択造影を行っている。

3

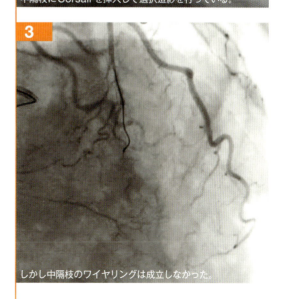

しかし中隔枝のワイヤリングは成立しなかった。

10

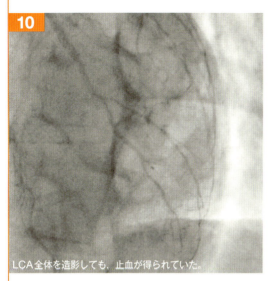

LCA全体を造影しても，止血が得られていた。

11

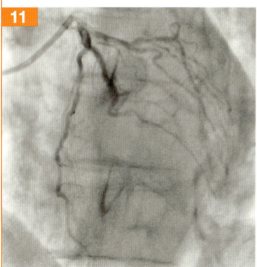

本例はSpongel®・Gelfoam®を細かく刻んで塞栓させて止血をしていた。その他トロンビンなども止血剤として使用しうるが，細粒は血管内投与禁忌であることや，そもそも使用適応がないということは知っておかないといけない。筆者はこれまで，肝がんのTAEには使用したことがあるが，冠動脈に使用したことは一度もない。

11　冠動脈穿孔 | Wire perforation

4

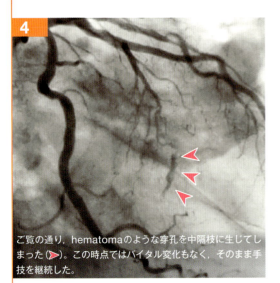

ご覧の通り，hematomaのような穿孔を中隔枝に生じてしまった（▷）。この時点ではバイタル変化もなく，そのまま手技を継続した。

5

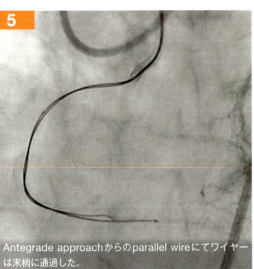

Antegrade approachからのparallel wireにてワイヤーは末梢に通過した。

6

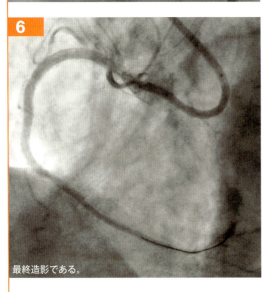

最終造影である。

7

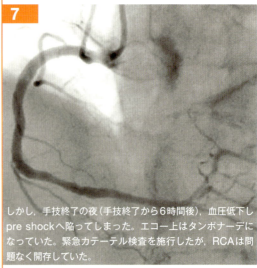

しかし，手技終了の夜（手技終了から6時間後），血圧低下しpre shockへ陥ってしまった。エコー上はタンポナーデになっていた。緊急カテーテル検査を施行したが，RCAは問題なく開存していた。

8

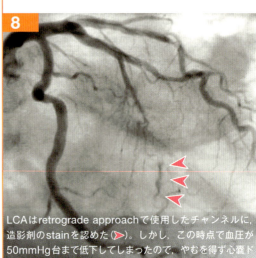

LCAはretrograde approachで使用したチャンネルに，造影剤のstainを認めた（▷）。しかし，この時点で血圧が50mmHg台まで低下してしまったので，やむを得ず心嚢ドレナージを施行した。

9

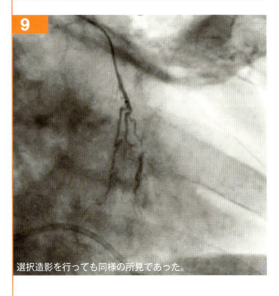

選択造影を行っても同様の所見であった。

PD：後下行枝

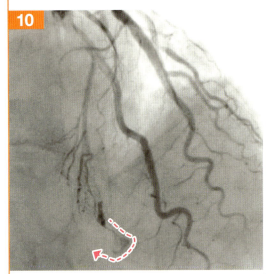

中隔枝はLADの末梢側からだと，時々4PDに交通せず，RV branch（右室枝）に交通する例がある。本例はそれほど末梢からの中隔枝ではなかったが，RV branchに交通があったのであろう。そのため心タンポナーデになったと思われる。

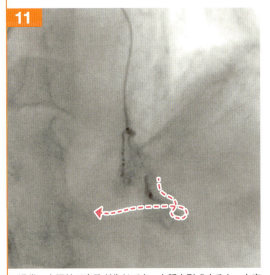

通常，中隔枝で穿孔が生じても，血腫を形成するか，右室か左室に穿孔が生じ，タンポナーデに陥ることはないはずである。本例はLAO cranial viewにて再度選択造影を行うと，血腫を形成している部位からさらに末梢側に造影剤の染み出しが疑われ，方向から考えるとRV branchに交通を形成していたことから，同部に解離か血腫，あるいは穿孔そのものが遅発性に進行して発症したと考えられた（➡）。

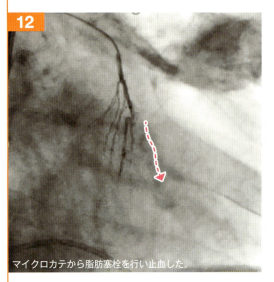

マイクロカテから脂肪塞栓を行い止血した。

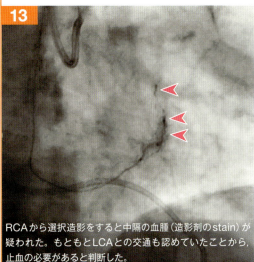

RCAから選択造影をすると中隔の血腫（造影剤のstain）が疑われた。もともとLCAとの交通も認めていたことから，止血の必要があると判断した。

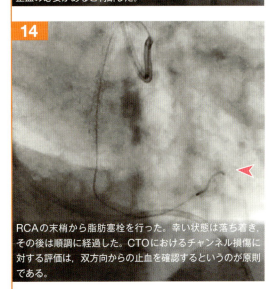

RCAの末梢から脂肪塞栓を行った。幸い状態は落ち着き，その後は順調に経過した。CTOにおけるチャンネル損傷に対する評価は，双方向からの止血を確認するというのが原則である。

症例89 — 3カ所の血管を塞栓

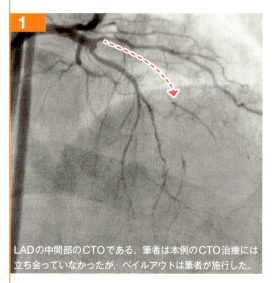

1 LADの中間部のCTOである。筆者は本例のCTO治療には立ち会っていなかったが，ベイルアウトは筆者が施行した。

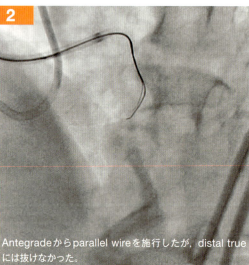

2 Antegradeからparallel wireを施行したが，distal trueには抜けなかった。

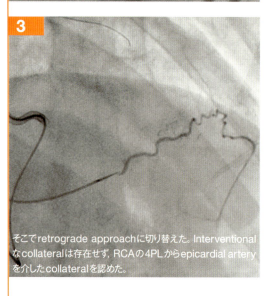

3 そこでretrograde approachに切り替えた。Interventionalなcollateralは存在せず，RCAの4PLからepicardial arteryを介したcollateralを認めた。

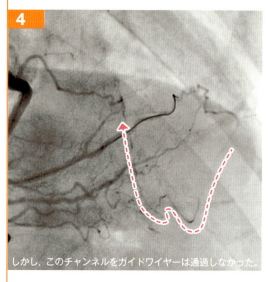

4 しかし，このチャンネルをガイドワイヤーは通過しなかった。

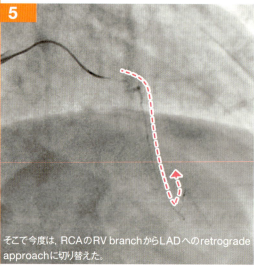

5 そこで今度は，RCAのRV branchからLADへのretrograde approachに切り替えた。

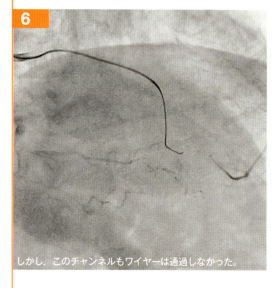

6 しかし，このチャンネルもワイヤーは通過しなかった。

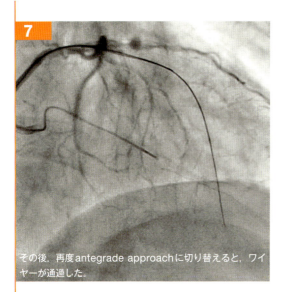

7 その後，再度antegrade approachに切り替えると，ワイヤーが通過した。

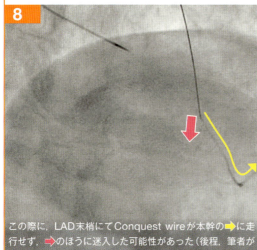

8 この際に，LAD末梢にてConquest wireが本幹の➡に走行せず，⬇のほうに迷入した可能性があった（後程，筆者が推測したことである）。

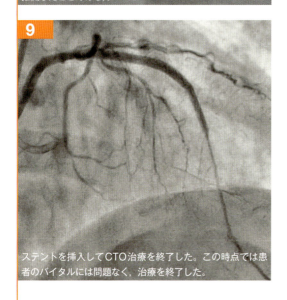

9 ステントを挿入してCTO治療を終了した。この時点では患者のバイタルには問題なく，治療を終了した。

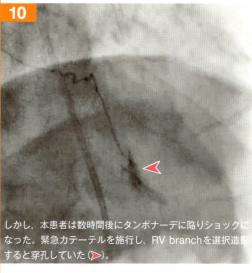

10 しかし，本患者は数時間後にタンポナーデに陥りショックになった。緊急カテーテルを施行し，RV branchを選択造影すると穿孔していた（▷）。

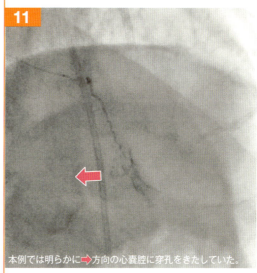

11 本例では明らかに⬅方向の心嚢腔に穿孔をきたしていた。

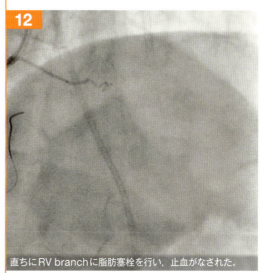

12 直ちにRV branchに脂肪塞栓を行い，止血がなされた。

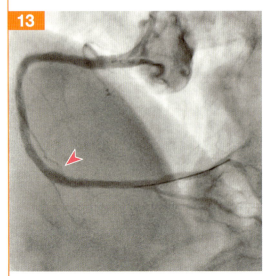

RCA全体の造影を行い，RV branchから出血がないことを再度確認した。

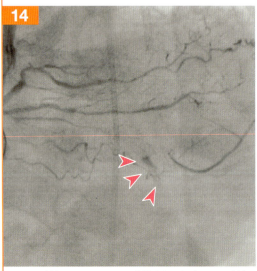

しかし末梢の4PL branchの先端から，なぜかLAD末梢の穿孔が疑われた（▶）。

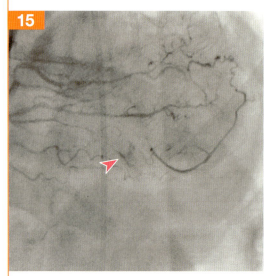

やはり穿孔している。CTO治療時は，その手前でワイヤーが挿入できず断念したチャンネルであった。しかしdonor artery（供給血管）として作用していると判断した。

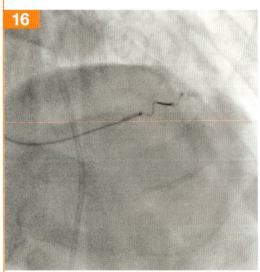

したがって，直ちにコイルにて同部の塞栓を行った。1本目のコイルでは止血できず……

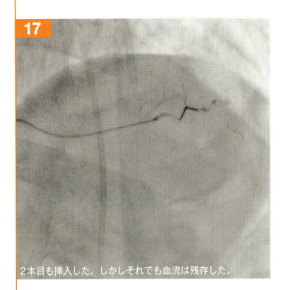

2本目も挿入した。しかしそれでも血流は残存した。

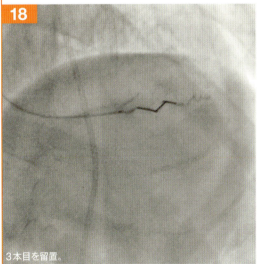

3本目を留置。

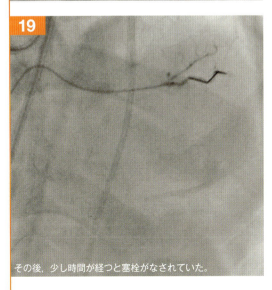

その後，少し時間が経つと塞栓がなされていた。

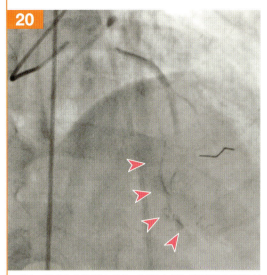

そしてLCAを造影すると，LCA末梢に造影剤の濃染が疑われた（▶）。RCAの側副血行路は，この出血部位へのdonor arteryとなっていたと思われた。

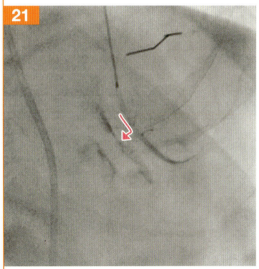

マイクロカテを挿入して選択造影をしてみると，明らかに中隔枝から心囊腔に穿孔を生じていた。CTO治療時に，ガイドワイヤーが迷入した可能性が疑われた。ちなみに中隔枝から対角枝やRV branchに交通していることがあり，穿孔して放置していると遅発性のタンポナーデに陥るリスクがあることを知っておかないといけない。

| | 中隔枝を
コイルで塞栓 | 症例 90 |

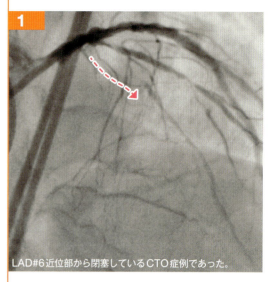

1

LAD#6近位部から閉塞しているCTO症例であった。

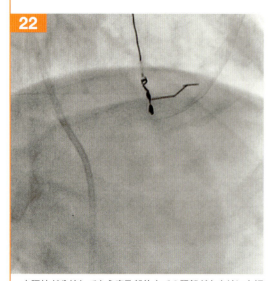

22

中隔枝が分枝してから穿孔部位までの距離があまりにも短く，LADがCTOであったことも考えて，やむを得ず#8の部位で塞栓をすることとした。カール型のHilal coilを3本挿入した。

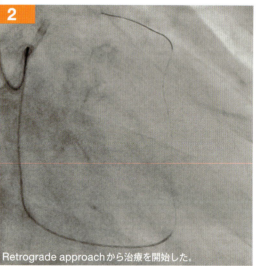

2

Retrograde approachから治療を開始した。

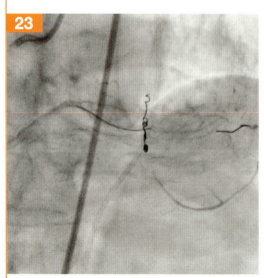

23

同時造影を行い，いずれの血管からも穿孔が止血されていることを確認して，治療を終了した。同時に3枝の塞栓をしたのは，筆者も初めての経験であった。

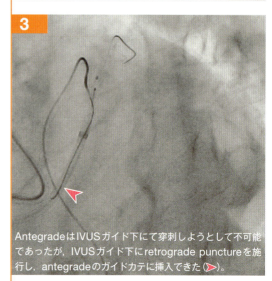

3

AntegradeはIVUSガイド下にて穿刺しようとして不可能であったが，IVUSガイド下にretrograde punctureを施行し，antegradeのガイドカテに挿入できた（▶）。

DLC：ダブルルーメンカテーテル

Corsair（朝日インテック）
C-STOPPER（バイオラックスメディカルデバイス）

4

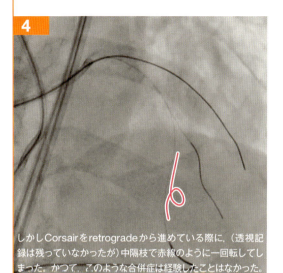

しかしCorsairをretrogradeから進めている際に，（透視記録は残っていなかったが）中隔枝で赤線のように一回転してしまった。かつて，このような合併症は経験したことはなかった。

5

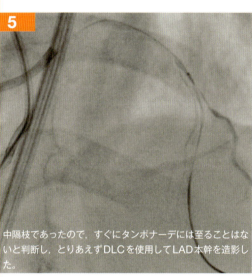

中隔枝であったので，すぐにタンポナーデには至ることはないと判断し，とりあえずDLCを使用してLAD本幹を造影した。

6

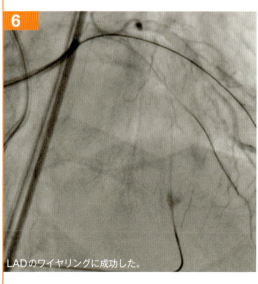

LADのワイヤリングに成功した。

7

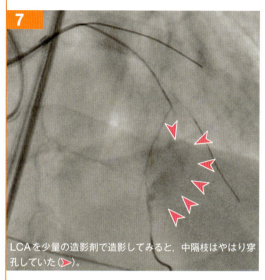

LCAを少量の造影剤で造影してみると，中隔枝はやはり穿孔していた（▷）。

8

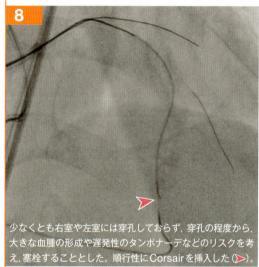

少なくとも右室や左室には穿孔しておらず，穿孔の程度から，大きな血腫の形成や遅発性のタンポナーデなどのリスクを考え，塞栓することとした。順行性にCorsairを挿入した（▷）。

9

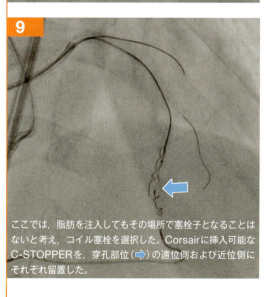

ここでは，脂肪を注入してもその場所で塞栓子となることはないと考え，コイル塞栓を選択した。Corsairに挿入可能なC-STOPPERを，穿孔部位（⇨）の遠位側および近位側にそれぞれ留置した。

マイクロカテ生食注入量のテスト　手技 12

10

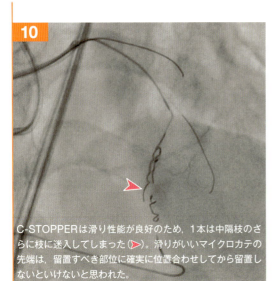

C-STOPPERは滑り性能が良好のため，1本は中隔枝のさらに枝に迷入してしまった（▶）．滑りがいいマイクロカテの先端は，留置すべき部位に確実に位置合わせしてから留置しないといけないと思われた．

11

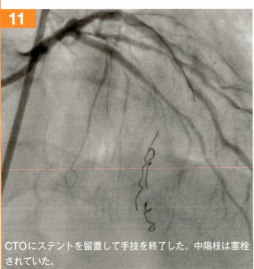

CTOにステントを留置して手技を終了した．中隔枝は塞栓されていた．

12

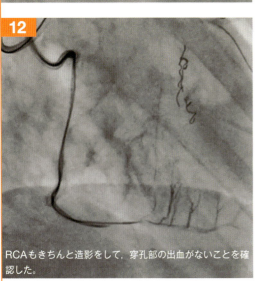

RCAもきちんと造影をして，穿孔部の出血がないことを確認した．

1

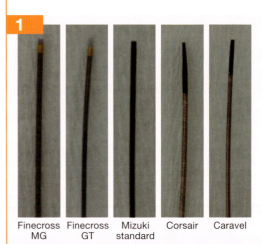

Finecross MG　Finecross GT　Mizuki standard　Corsair　Caravel

ちょっと古いマイクロカテだが，脂肪塞栓に関して実験をしたことがある．

2

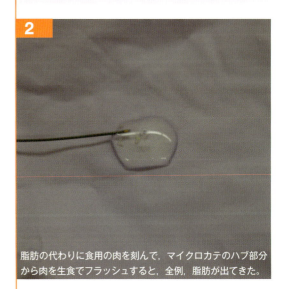

脂肪の代わりに食用の肉を刻んで，マイクロカテのハブ部分から肉を生食でフラッシュすると，全例，脂肪が出てきた．

3

	Filling volume at Hub	Total flashing volume	Pushable volume
Finecross MG	0.10mL	0.41mL	0.40mL
Finecross GT	0.10mL	0.45mL	0.42mL
Mizuki standard	0.09mL	0.45mL	0.35mL
Corsair	0.13mL	0.42mL	0.35mL
Caravel	0.13mL	0.48mL	0.33mL

マイクロカテの種類は限られるが，ハブ部分を満たす生食の量と，生食がハブに入ってからマイクロカテの先端までフラッシュできる量を計測してみた．0.4mLをフラッシュすると，おおよそ先端までフラッシュできることがわかった．

4

製品名	メーカー名	保険償還	外径			内径			有効長	最小推奨GC
			エントリー	先端部	手元部	エントリー	先端部	手元部		
Caravel MC	朝日インテック	マイクロカテOSB	0.019インチ (1.5Fr)	0.025インチ (1.9Fr)	0.035インチ (2.7Fr)	0.016インチ (0.40mm)	0.017インチ (0.43mm)	0.022インチ (0.55mm)	135cm 150cm	4Fr
MIZUKI Standard	カネカ	マイクロカテOSB	0.019インチ (1.5Fr)	0.023インチ (1.8Fr)	0.032インチ (2.5Fr)	0.018インチ (0.45mm)	0.018インチ (0.45mm)	0.022インチ (0.55mm)	135cm	4Fr
MIZUKI FX	カネカ	マイクロカテOSB	0.018インチ (1.4Fr)	0.022インチ (1.7Fr)	0.032インチ (2.5Fr)	0.017インチ (0.43mm)	0.017インチ (0.43mm)	0.022インチ (0.55mm)	135cm 150cm	4Fr
Mogul Thinner	ニプロ	マイクロカテOSB	0.019インチ (1.5Fr)	0.020インチ (1.53Fr)	0.033インチ (2.5Fr)	0.015インチ (0.39mm)	0.015インチ (0.39mm)	0.0204インチ (0.52mm)	130cm 150cm	4Fr
Prominent® BTA	東海メディカル	マイクロカテOSB		0.021インチ (1.6Fr)	0.033インチ (2.6Fr)		0.0155インチ (0.39mm)	0.021インチ (0.53mm)	150cm	4Fr
Teleport	オーバスネイチ	マイクロカテOSB	0.019インチ (1.5Fr)	0.026インチ (2.0Fr)	0.033インチ (2.5Fr)	0.016インチ (0.040mm)	0.016インチ (0.040mm)		135cm	4Fr
Teleport Control	オーバスネイチ	マイクロカテOSB	0.019インチ (1.5Fr)	0.028インチ (2.1Fr)	0.035インチ (2.7Fr)	0.0162インチ (0.041mm)	0.0162インチ (0.041mm)		135cm 150cm	4Fr
Corsair PRO	朝日インテック	冠動脈狭窄部貫通用カテーテル	0.016インチ (1.23Fr)	0.035インチ (2.7Fr)	0.038インチ (2.8Fr)	0.015インチ (0.38mm)	0.018インチ (0.45mm)	0.018インチ (0.45mm)	135cm 150cm	4Fr
Tornus Pro 2.1Fr	朝日インテック	冠動脈狭窄部貫通用カテーテル	0.025インチ (1.9Fr)	0.028インチ (2.1Fr)	0.043インチ (3.3Fr)	0.016インチ (0.40mm)	0.019nch (0.48mm)	0.019インチ (0.48mm)	135cm	4Fr
Tornus 88 Flex 2.6Fr	朝日インテック	冠動脈狭窄部貫通用カテーテル	0.028インチ (2.1Fr)	0.035インチ (2.7Fr)	0.053インチ (4.1Fr)	0.016インチ (0.40mm)	0.025インチ (0.64mm)	0.025インチ (0.64mm)	135cm	5Fr
Fine cross MG	テルモ	冠動脈狭窄部貫通用カテーテル	0.023インチ (1.8Fr)	0.023インチ (1.8Fr)	0.033インチ (2.6Fr)	0.018インチ (0.45mm)	0.018インチ (0.45mm)	0.021インチ (0.53mm)	135cm 150cm	4Fr
Fine cross GT	テルモ	冠動脈狭窄部貫通用カテーテル	0.022インチ (1.7Fr)	0.023インチ (1.8Fr)	0.033インチ (2.6Fr)	0.018インチ (0.45mm)	0.018インチ (0.45mm)	0.021インチ (0.53mm)	130cm 150cm	4Fr

現在使用できるマイクロカテーテルのスペックを挙げておく。

脂肪塞栓の方法（筆者流） 手技 13

1

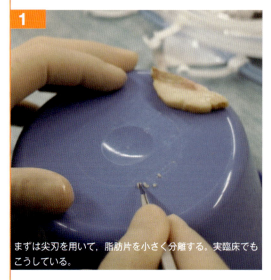

まずは尖刃を用いて，脂肪片を小さく分離する。実臨床でもこうしている。

2

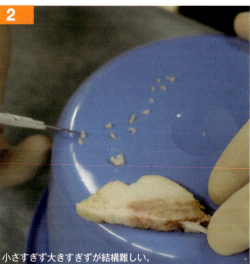

小さすぎず大きすぎずが結構難しい。

3

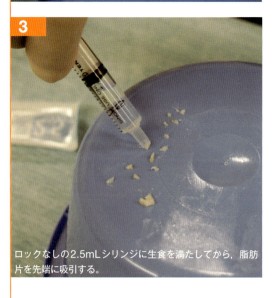

ロックなしの2.5mLシリンジに生食を満たしてから，脂肪片を先端に吸引する。

4

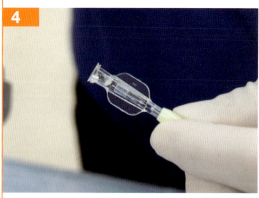

吸引したシリンジ先端にある脂肪を，シリンジを少し出してハブの中に挿入する。ハブ内の液体に脂肪は浮いてしまうので，インサーターなどを使用してハブの奥に押し込むことが多い。血液があると脂肪が見えないことがあるため，その際はハブ内だけを生食で置換する。

5

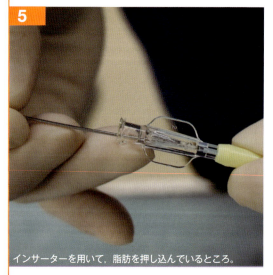

インサーターを用いて，脂肪を押し込んでいるところ。

6

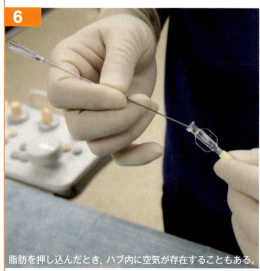

脂肪を押し込んだとき，ハブ内に空気が存在することもある。

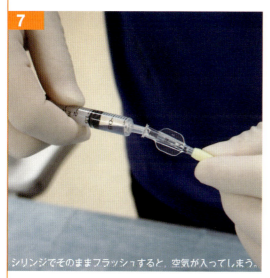

シリンジでそのままフラッシュすると，空気が入ってしまう。

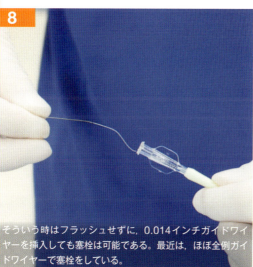

そういう時はフラッシュせずに，0.014インチガイドワイヤーを挿入しても塞栓は可能である。最近は，ほぼ全例ガイドワイヤーで塞栓をしている。

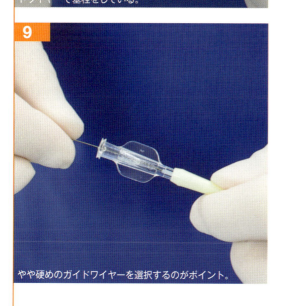

やや硬めのガイドワイヤーを選択するのがポイント。

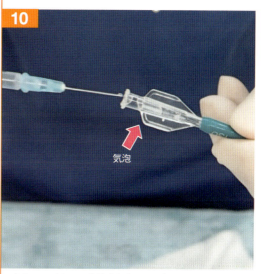

気泡

また，ハブのエアを抜くために，こんなことをしてみたらうまくいった。1mLのシリンジに生食を吸い，針も付ける。ハブの上方に生食を満たす。

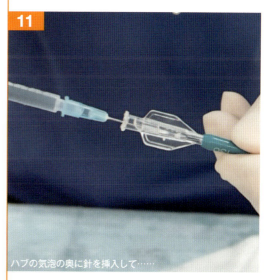

ハブの気泡の奥に針を挿入して……

各種コイルの紹介と使用法　手技 14

1

Primary Coil diameter : 0.46mm / 0.018inch

Catalog data	COOK		Boston		
	Hilal	Tornado	Figure 8-18	VortX 18	VortX Diamond-18
Coil Length [mm]	20	20	10	42	41
Coil diameter [mm]	2	2-3	2	2-4	2-4

主に使用される，0.018インチのマイクロカテ対応のコイル一覧である。

2

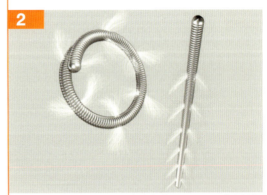

（画像提供：Cook Japan株式会社）

Hilal coilは，カールタイプとストレートタイプがある。プラチナ素材でファイバーが付いている。よほど血管径が小さくなければ，カールタイプを用いたほうが止血効果は高いと思われる。

3

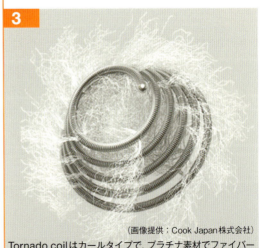

（画像提供：Cook Japan株式会社）

Tornado coilはカールタイプで，プラチナ素材でファイバーがついている。

12

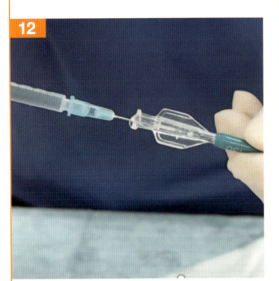

生食を満たすと，気泡がハブから出てきてくれる。

13

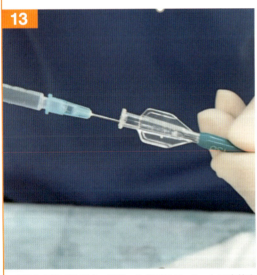

完全に気泡が抜けた。最近，生食でフラッシュして塞栓を行う際には，1mLのシリンジを使用してこの方法で施行している。

4

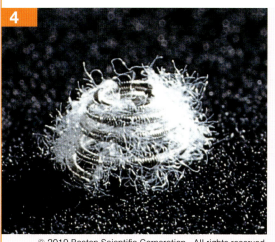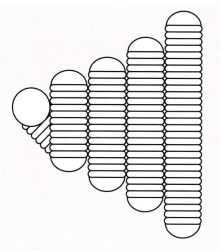

© 2019 Boston Scientific Corporation. All rights reserved.

VortX™ 18 fibered Platinum Coilsである。プラチナ素材でファイバー付きのカールコイルとなる。

5

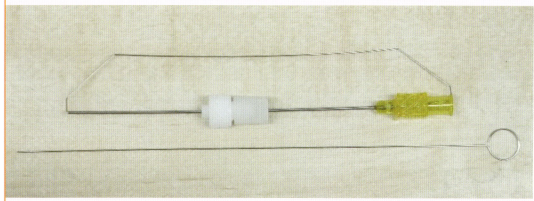

一般的なコイルの使用法。上のシースの両側にストッパーが付いている。シースの中にコイルが挿入されており，下のスプリングはスタイレットになる。

6

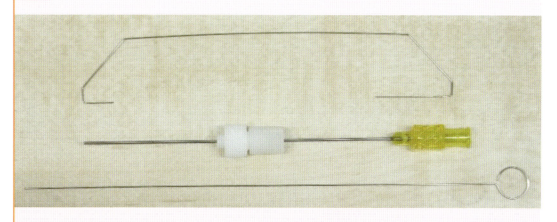

まずはストッパーを外す。

7

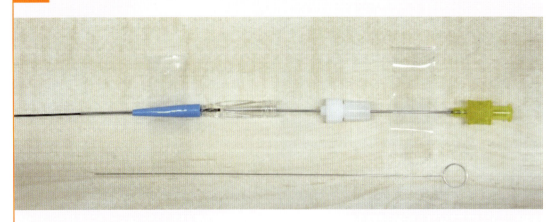

マイクロカテーテルのハブの中に，コイルの挿入されたシース先端を進める。

8

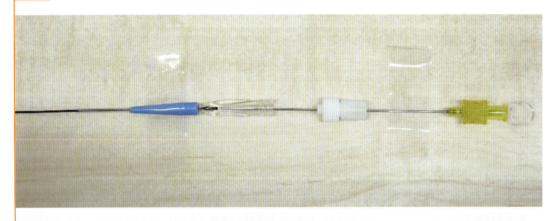

スタイレットをシースに挿入して，コイルをマイクロカテ内に挿入する。

9

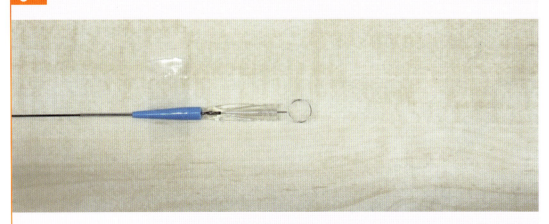

その後シースを外し，スタイレットでコイルを完全にマイクロカテ内に挿入する。

10

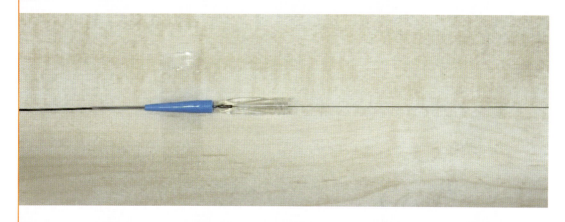

コイルプッシャーでコイルを押し進めていく。原則的には，どのコイルもこのような方法で挿入が可能である。

11

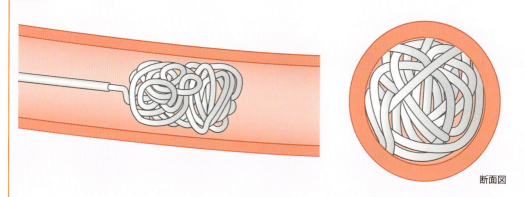

断面図

現在主に使用されているコイルの多くは0.018インチ対応であったが，0.016インチあるいは0.014インチ対応のコイルも使用できるようになった。C-STOPPER Coilというものである。

12

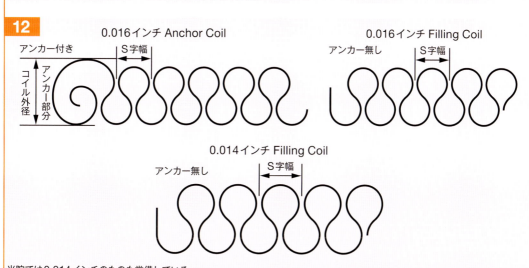

当院では0.014インチのものも常備している。

11. 冠動脈穿孔

Blow out perforation

Point
- 穿孔はoozing perforationとblowout perforationに大別される。
- Blowout perforationの多くは，即座に心タンポナーデに至りショックに陥る。
- まずは何らかのバルーンにて穿孔部を拡張し，止血をする。
- 止血の後，perfusion balloonにて拡張を行う。
- Perfusion balloonにて止血が得られなければ，カバードステントの挿入を検討する。
- 外科的ベイルアウトも必ず念頭に置いておく。

なぜ生じる？

デバイスオーバーサイズ

冠動脈穿孔はバルーンやステントが冠動脈の拡張限界を超えて拡張してしまった場合に生じる（図1）。

バルーンやステントは，偏心性のプラークの表層に石灰化を伴っている病変であった場合，デバイスの拡張時に健常側の冠動脈に穿孔を生じる可能性がある（図2）。

また冠動脈のnegative remodelingが病変部に存在していた場合に，対照血管径に合わせてデバイスサイズを選択し拡張を行うと，病変部はオーバーサイズとなり冠動脈穿孔を生じる可能性がある（図3）。

デバルキングデバイス

またDCAやRotablator™，Diamondbackなどのいわゆるデバルキングデバイス，その他レーザーなどが，冠動脈の外膜を超えて障害を加えてしまい穿孔を生じることもある。DCAの場合はデバイスのオーバーサイズというより切除する方向が重要で，切除すべき方向をIVUSで間違ってしまっていたり，同定できていても切除すべき方向へDCAを操作できずに，健常側を切除してしまったりすることが穿孔の要因となりうる。

屈曲とワイヤーデバイス

Rotablator™やDiamondbackそしてレーザーの場合は，プラークの分布が重要であるが，それ以上にガイドワイヤーが冠動脈内の，どこに存在しているかが重要である。ガイドワイヤーが冠動脈のプラークの少ない健常部に接しているような症例や，屈曲病変の小弯側に走行し，かつそこにプラークがない症例は，より危険である。逆に，屈曲の大弯側へデバイスが向かってしまうことも少なくなく，屈曲は

バルキングデバイスにおける冠動脈穿孔の，重要な危険因子であることを認識しておく必要がある。

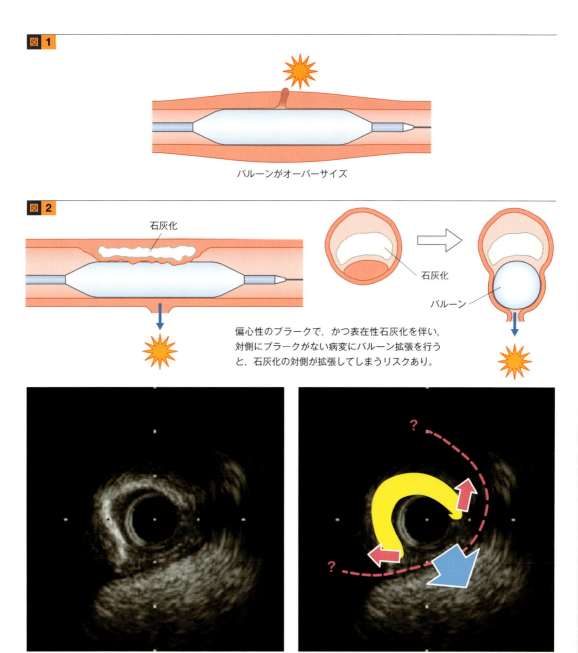

図1 バルーンがオーバーサイズ

図2 偏心性のプラークで，かつ表在性石灰化を伴い，対側にプラークがない病変にバルーン拡張を行うと，石灰化の対側が拡張してしまうリスクあり。

このような石灰化病変でeccentric plaqueを認め，superficial calcificationでその角度がおおよそ石灰化が180°以上の場合，バルーン拡張を行うと通常は石灰化の脇の部分に解離が生じ，拡張できれば問題はない。しかし，石灰化の対側にそのままバルーンが拡張してしまうと，冠動脈穿孔を生じうる。

図 3

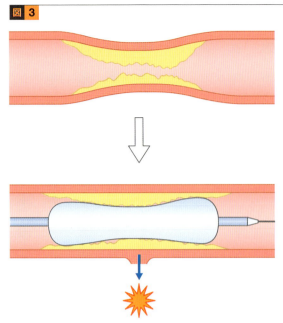
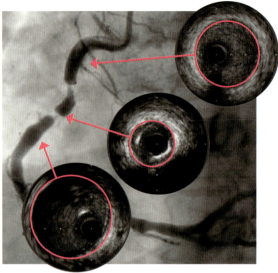

Negative remodelingをきたしている病変に，対照血管径に合わせてバルーン拡張を行ってしまうとオーバーサイズとなるリスクもある。

本例は右冠動脈の高度狭窄を認める若年女性であったが，PCIを行う予定でIVUSを施行すると，遠位部の血管は内腔が4〜5mm程度の血管であった。しかし狭窄部の血管はnegative remodelingをきたしており，血管径は3mm以下と小さかった。本例は，もしIVUSを施行できなかったら冠動脈穿孔を生じていた可能性があった。

どうする？

ベイルアウトの概要

　冠動脈穿孔が心臓の表在冠動脈で生じると，程度によっては瞬時に心タンポナーデに至りショックにも陥りうる，非常に危険で重篤な合併症のひとつである。穿孔はblowout typeとoozing typeに分けられ，blowout typeの場合は直後よりショックに陥りうるため，速やかなベイルアウトを講じないといけない。

　実際の症例紹介でも記載しているが，穿孔が生じた場合は兎にも角にも，まずは何らかのバルーンで一時的に止血を行うことが重要である。一時止血に成功したら，あとは状況に応じて，次の手を考えないといけない。まずは現在のガイディングカテーテル（ガイドカテ）のシステムで，治療が完結できうるのかどうか？

　例えば，6Frのガイドカテで治療をしていた場合は，perfusion balloonやGRAFTMASTER®（アボットバスキュラージャパン）の持ち込みは難渋する可能性があるため，他の部位の穿刺を考えないといけない。

　アクセス部位が橈骨動脈であった場合は，鼠径部を穿刺しないまでも清潔にして，いつでも穿刺をできるようにしておく。

　最初のバルーンでの拡張はperfusion balloonではないので，主血管で止血をしていた場合，約5分もすると虚血が生じてしまう可能性があるので，perfusion balloonに切り替える必要がある。

Perfusion balloonが解剖学的に挿入困難，あるいは高度石灰化病変などの治療中に穿孔を生じていたならば，最終的にカバードステントの挿入も不可能なことがあるため，外科的止血とバイパスによる血行再建を即決すべきである。

Perfusion balloonの使用のポイント

スペックを知っておく

Perfusion balloonでの止血をどのくらいの時間試みるか，一定の見解はない。筆者は以前，30分を1クールとして4～5クール行い止血したこともあったが，最近は10～15分を1クールとして，2～3クールで見切りをつけることが多い。

Perfusion balloonに関しては，製品の特長を必ず理解しておく必要があり，ガイドワイヤーをどこまで引き抜けばよいかなど，使用したことがなくても，complex lesionを治療する術者は必ず，スペックや使用法を頭に入れておくべきである。

デリバリー性能は悪い

重要なポイントはデリバリー性能が悪いことである。筆者は昔のデリバリーの不良なバルーンの使用感を知っているので，いざデリバリーができなかったとしてもそういうものだと，なんとも思わない。しかし皆さんは初めて使用する場合に，びっくりしてしまうかもしれない。そしてイライラしてしまうかもしれないが，もちろんそれはご法度である。

当然perfusion lumenがあるので，通常のバルーンよりも性能が劣ることは理解しておかないといけないし，そのようなものと思っていれば，心は動揺しないかもしれない。したがって，6FrのJRやJLなどで治療をしている際は，何らかのバルーンで止血をしておき，ダブルガイドにしてから余裕をもってperfusion balloonを持ち込むようにしたほうが安心である。具体的な方法は**手技15**に記載している。

拡張圧

Perfusion balloonの拡張方法であるが，筆者はなるべく止血中に穿孔部の一次止血（つまり血小板凝集に伴う止血）が少しでも促進することを期待して，バルーンを拡張してから拡張圧を低下させていき，出血が生じない最低の拡張圧で，拡張を行うように心掛けている。そうすることで穿孔部付近への微小な血流の侵入を促し，一次止血が生じることを期待している。

ヘパリンの調整

ヘパリンのリバースに関しても賛否あるが，筆者はまずactivated clotting time（ACT）を測定して，極端に延長（例えば400秒以上）していなければリバースはして

いない。実は本書に掲載している症例で、リバースをしている症例は1例もいない。ACTを計測しながらあまりにもACTが短縮すれば、むしろヘパリンを追加すらしている。止血が得られれば問題はなくなるからである。

　プロタミンをあまり使用しない理由は、かつて血栓性閉塞（冠動脈やガイドワイヤーに付着する線状の血栓や、ガイドカテ内に形成される血栓）が生じてしまい、治療に本当に難渋した症例を数例経験したことがあるためである。

GRAFTMASTER® ステント留置のポイント

子カテを使用

　GRAFTMASTER®ステント（アボットバスキュラージャパン）を使用する機会はなかなかないと思われるが、ポイントとしては、デリバリー性能が非常に悪く、容易に脱落が生じうることを考えておかないといけない。

　通常のステントが留置できるような病変でも、GRAFTMASTER®留置には難渋するために、筆者は少しでもデリバリーに難渋しそうだと考えたら、躊躇せずに子カテを挿入して（筆者は血栓吸引カテであるDioを多用）、必ず病変を越えるところまで持ち込んでから、余裕をもってGRAFTMASTER®を挿入するようにしている。

留置の部位

　もう一つのポイントは、GRAFTMASTER®のステントの長さは、16mm、19mm、26mmのものが存在するが、通常は16か19mmのものを常備しているのではなかろうか？　デリバリーが悪いため、26mmは使用しにくい。

　なぜそれがポイントかというと、冠動脈穿孔が生じた際に、思いの外、どこから穿孔しているかを同定しにくい症例があるのである。まして、穿孔している最中に何度も造影はできない。したがって、16か19mmのGRAFTMASTER®が穿孔部位をカバーできなかった場合に、2本目を1本目のGRAFTMASTER®越しに遠位部に挿入するとなると、かなり難しい手技となる。

　したがって、筆者は留置部位にどうしても難渋した場合は、2本目のGRAFTMASTER®を近位側に留置できるようにするため、1本目のGRAFTMASTER®は、穿孔していると推測した部位の若干遠位寄りに留置することにしている。これは過去の症例から学んだことである。16mmや19mmのステントは、長いようでいて、穿孔時に留置しようとすると非常に短いと感じてしまう。

拡張圧

　最後のポイントは，GRAFTMASTER®の留置時の拡張圧に関してである。もしあなたが術者で，冠動脈穿孔を生じたとすると，その部位にGRAFTMASTER®を持ち込んで拡張する際に，この拡張でさらに穿孔を悪化させはしないかと危惧するはずである。そのため，選択するステントのサイズはやや小さめを選択するかもしれないし，拡張圧もnominal pressureで留置するかもしれない。
　しかし多くの症例で，留置後造影を行うと穿孔は持続していることが多いのである。その時，何を考えるべきであろうか？

留置部位と拡張不十分の判断

　考えるべきことの一つは留置部位を誤り，穿孔部をカバーしていないのではないかということ。もう一つは留置部位は適切であっても，ステントが十分に拡張しておらず，end leakを生じているのではないかということである。
　IVUSを行って確認しようとしても，IVUSではGRAFTMASTER®の拡張度合いはわかるが，それ以外は何もわからず，施行している最中にタンポナーデが進行してしまうかもしれないので，あまりお勧めできない。

鑑別するには

　お勧めなのは，意を決してNCバルーンで後拡張をしてみるか，あるいはperfusion balloonを挿入して，拡張をしながら造影を行い，穿孔が持続しているかを評価することである。もし止血がされていれば留置位置は問題ないので，GRAFTMASTER®をstep by stepに拡張していけばよい。
　それでもどうしても止血が得られなければ，留置位置に問題がある可能性が高く，近位側か遠位側にもう一本のGRAFTMASTER®を挿入するかを検討すればよい。
　筆者は左冠動脈主幹部（LMT）分岐部での冠動脈穿孔の経験はないが，それ以外の部位でGRAFTMASTER®を持ち込み，穿孔が止められなかった症例を経験したことはない。もしLMT分岐のblowout perforationに遭遇した時には，筆者なりのプランはあるものの，かなり厳しい状況に追い込まれると思われ，現段階ではそうならないように細心の注意を払い治療をしている。

Blowout perforation 後の perfusion balloon の持ち込み方　手技 15

1

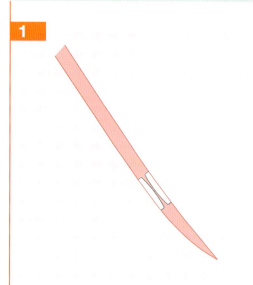

Blowout typeの穿孔を生じた際は，一刻も早く止血をしないと心タンポナーデに陥りバイタルが崩れてしまうため，より早く正確に止血をしないといけない。止血をするために大騒ぎをしてperfusion balloonを探しに行くという状況にならないように，普段からすぐにデバイスを取り出せるようにしておくことも重要であるが，まずは通過性のよい何らかのバルーンで止血を行うことが重要である。ここでは，いかに出血を最小限にしつつperfusion balloonを持ち込むかを示した。

2

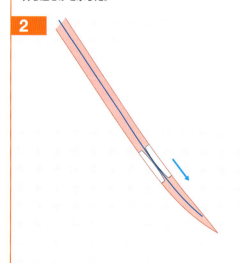

ガイドワイヤー通過．

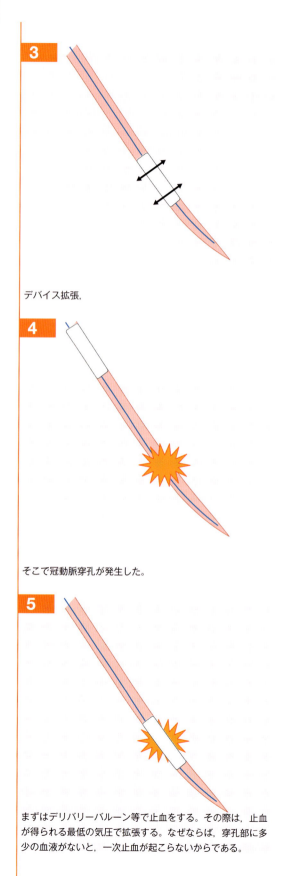

3

デバイス拡張．

4

そこで冠動脈穿孔が発生した。

5

まずはデリバリーバルーン等で止血をする。その際は，止血が得られる最低の気圧で拡張する。なぜならば，穿孔部に多少の血液がないと，一次止血が起こらないからである。

6

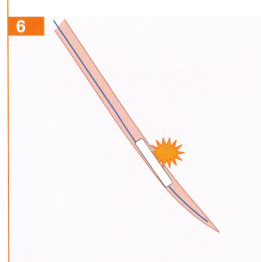

バルーンのみでは止血が得られていないようであれば，

7

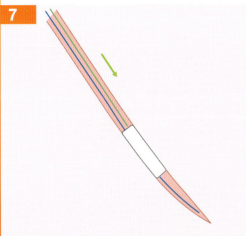

まずは再度拡張し，止血をする。ガイドカテが7Fr以上のシステムなら，もう一本のガイドワイヤーを挿入する。

8

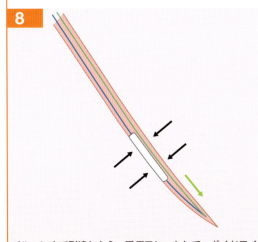

バルーンまで到達したら一瞬デフレートして，ガイドワイヤーを通過させる。

9

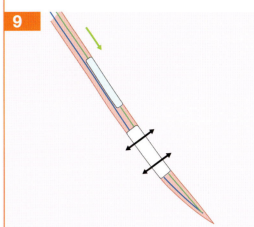

再度バルーンを拡張し，止血をしつつperfusion balloonを挿入する。ワイヤーがアンカーされることで，容易にperfusion balloonが持ち込める。

10

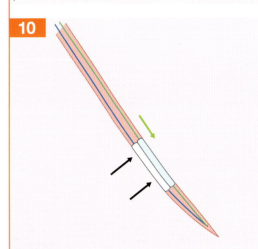

穿孔部に来たら，既存のバルーンをデフレートしてperfusion balloonを穿孔部に挿入する。

11

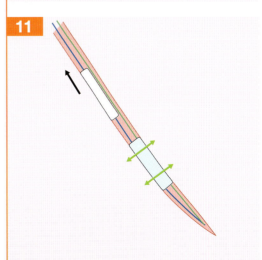

既存のバルーンを抜去し，perfusion balloonを拡張する。

症例91 Perfusion balloonのみで止血（1）

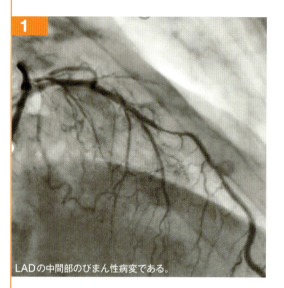

1 LADの中間部のびまん性病変である。

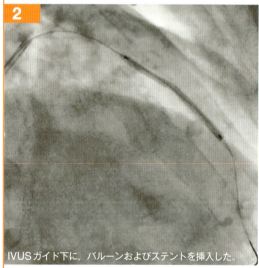

2 IVUSガイド下に，バルーンおよびステントを挿入した。

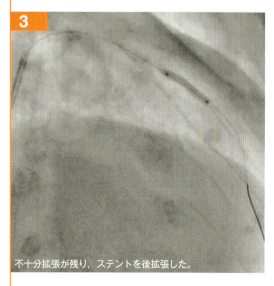

3 不十分拡張が残り，ステントを後拡張した。

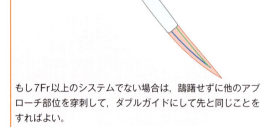

12 もし7Fr以上のシステムでない場合は，躊躇せずに他のアプローチ部位を穿刺して，ダブルガイドにして先と同じことをすればよい。

Perfusion balloonのみで止血（2） 症例92

LAD：左前下行枝

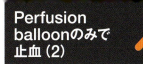

1
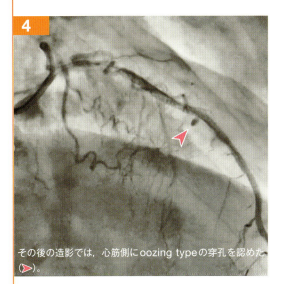
回旋枝末梢のtype Aの狭窄病変であった（▷）。

2
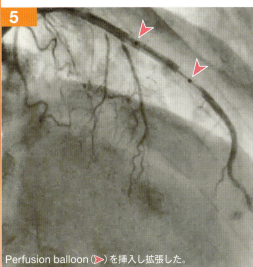
バルーンおよびステントを挿入した。

3
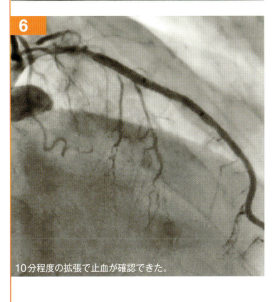
ステントの後拡張を施行すると……

4
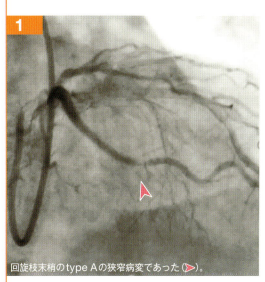
その後の造影では，心筋側にoozing typeの穿孔を認めた（▷）。

5
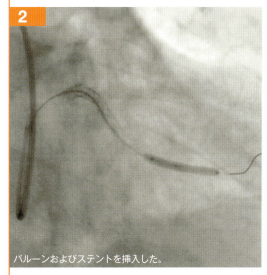
Perfusion balloon（▷）を挿入し拡張した。

6
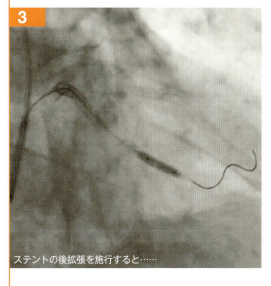
10分程度の拡張で止血が確認できた。

11 冠動脈穿孔 | Blow out perforation

4

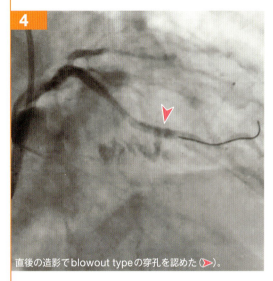

直後の造影でblowout typeの穿孔を認めた(▶)。

5

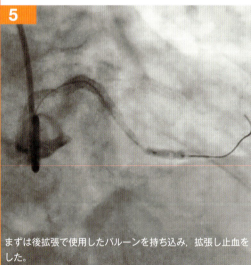

まずは後拡張で使用したバルーンを持ち込み,拡張し止血をした。

6

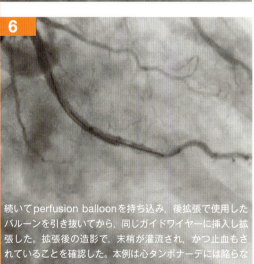

続いてperfusion balloonを持ち込み,後拡張で使用したバルーンを引き抜いてから,同じガイドワイヤーに挿入し拡張した。拡張後の造影で,末梢が灌流され,かつ止血もされていることを確認した。本例は心タンポナーデには陥らなかった。

7

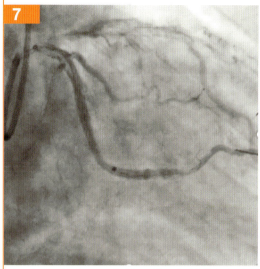

Perfusion balloonのガイドワイヤーを引き抜き造影をしているが,良好な冠血流が維持されている。

8

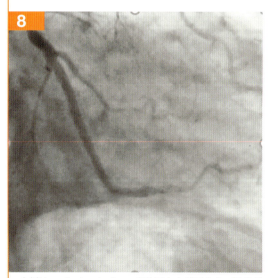

本例はperfusion balloonのみで止血ができた。15分ほど経過を見て,再出血などがないことを確認して手技を終了した。

GRAFTMASTER® で止血 症例93

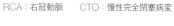

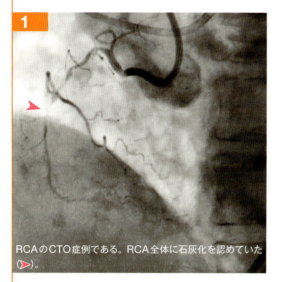

1 RCAのCTO症例である．RCA全体に石灰化を認めていた（▷）．

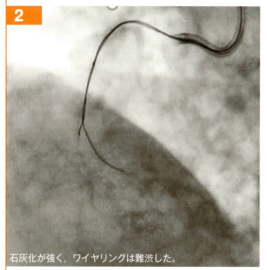

2 石灰化が強く，ワイヤリングは難渋した．

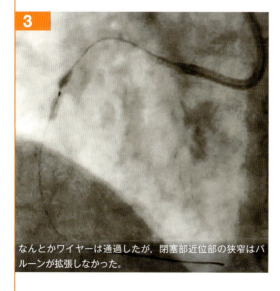

3 なんとかワイヤーは通過したが，閉塞部近位部の狭窄はバルーンが拡張しなかった．

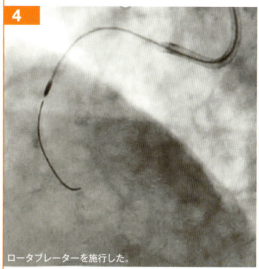

4 ロータブレーターを施行した．

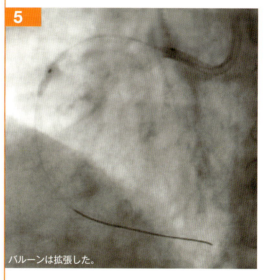

5 バルーンは拡張した．

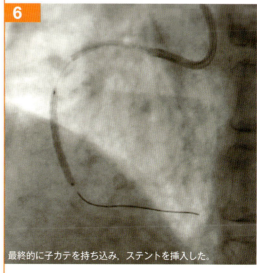

6 最終的に子カテを持ち込み，ステントを挿入した．

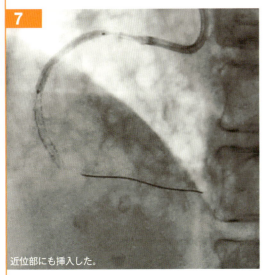

近位部にも挿入した。

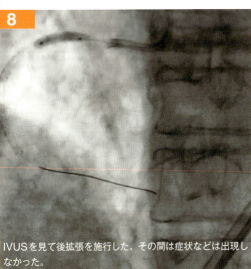

IVUSを見て後拡張を施行した。その間は症状などは出現しなかった。

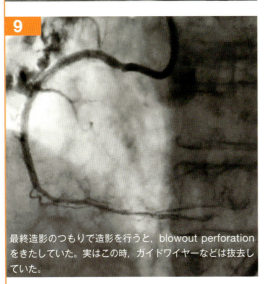

最終造影のつもりで造影を行うと，blowout perforationをきたしていた。実はこの時，ガイドワイヤーなどは抜去していた。

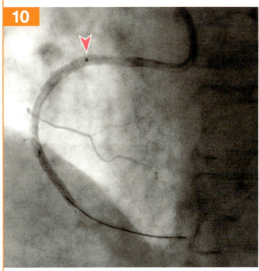

直ちにガイドワイヤーを再挿入した。本例の場合は穿孔部が比較的近位部であり，ステントの後拡張をした後であったため，perfusion balloonを持ち込めると考えたが通過しなかった（▶）。

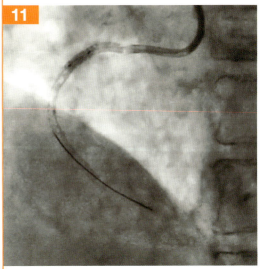

そこで，まずは通常のバルーンで止血を行った。CTOであったためか，虚血にはならなかった。

GRAFTMASTER®（アボットバスキュラージャパン）

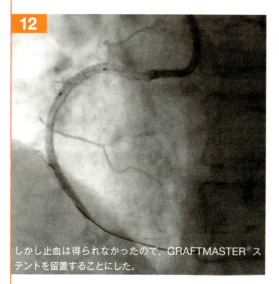

しかし止血は得られなかったので，GRAFTMASTER®ステントを留置することにした。

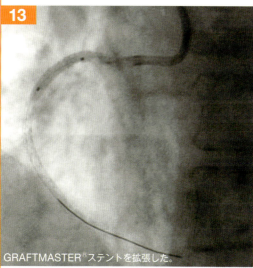

GRAFTMASTER®ステントを拡張した。

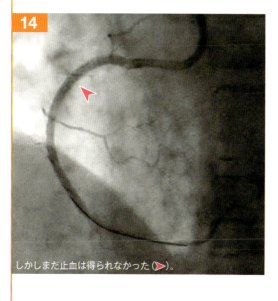

しかしまだ止血は得られなかった（▶）。

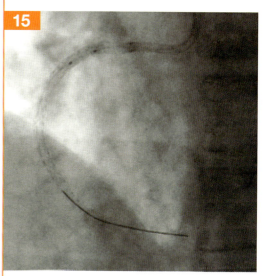

後拡張を，0.25mmサイズアップしたNCバルーンにて施行した。

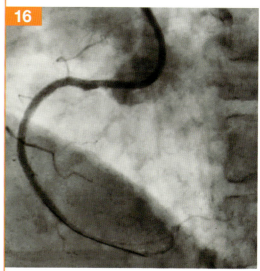

止血が得られた。本例は，心嚢液はほとんど貯留せずにベイルアウトできた。

Blowout perforationを早期に収束できなかった例　症例94

1

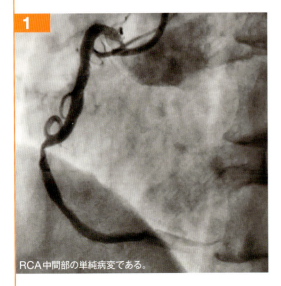

RCA中間部の単純病変である。

2

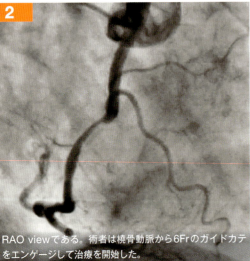

RAO viewである。術者は橈骨動脈から6Frのガイドカテをエンゲージして治療を開始した。

3

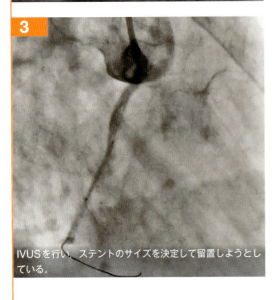

IVUSを行い，ステントのサイズを決定して留置しようとしている。

4

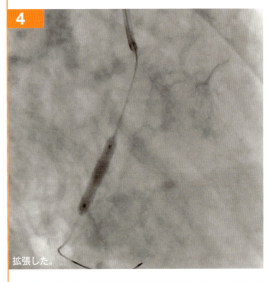

拡張した。

5

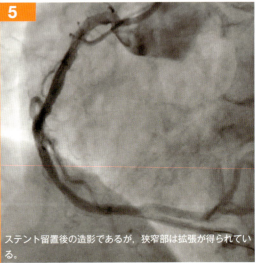

ステント留置後の造影であるが，狭窄部は拡張が得られている。

6

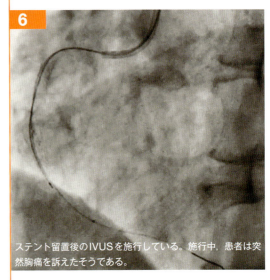

ステント留置後のIVUSを施行している。施行中，患者は突然胸痛を訴えたそうである。

7

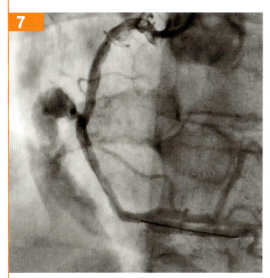

そこで造影すると，blowout perforationをきたしていた。

8

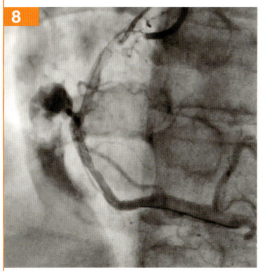

すぐにショックになったそうである。

9

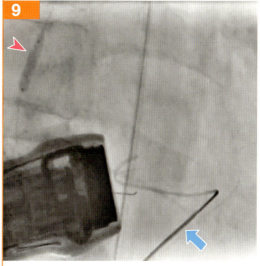

筆者は院内にはいたが，手技は見ていなかった。まずは通常のバルーンを持ち込み，穿孔部をバルーニングして止血をしたそうである。橈骨動脈アプローチであったため，鼠径部を穿刺しているうちにみるみる血圧は低下し，エコーを見るとタンポナーデが進行してしまっていた。止血はバルーン（▶）で押さえているということで，次に心嚢穿刺を行った（➡）。

10

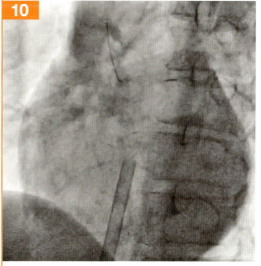

ところが，ドレナージ後もショックから離脱できずVF stormへ至った。カテ室には上級医がいたが，主治医が手技を継続していた。その後，挿管しPCPSを装着している間に，筆者に連絡が入った。カテ室で状況を聞くと，ドレナージをしていても血圧が保てなかったということであった。透視を見ると，穿孔部はバルーニングをしていると言っていたが，バルーンからガイドから，何から何までシステムは崩壊していた。

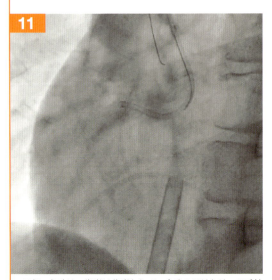

こういう時は，術者は術者として，自分のテリトリーの手技を100％完璧にコントロールすることが重要である。つまり心嚢ドレナージをしてもタンポナーデが改善しない理由を，こういう緊急時こそ冷静に考えながら手技をしないといけない。結果的に，本患者はバルーンによる止血ができていなかったために，状況が悪化する一方だったのである。筆者が手技を代わり，直ちにガイドカテをエンゲージした。こういう時は最終的にGRAFTMASTER®を挿入しないといけないと考えていたので，バックアップのあるALを選択した。

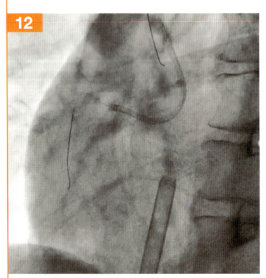

ガイドワイヤーはものの数秒で通過させた。PCPSを回しても血圧および拍出（アウトプット）はあまり出ておらず，あまり手技が遅くなると脳虚血のリスクもあることから，早く正確に手技を遂行しないといけないと考えていた。

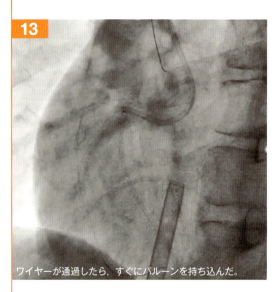

ワイヤーが通過したら，すぐにバルーンを持ち込んだ。

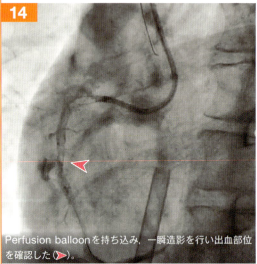

Perfusion balloonを持ち込み，一瞬造影を行い出血部位を確認した（▷）。

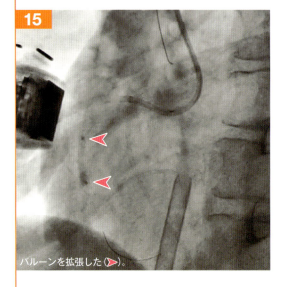

バルーンを拡張した（▷）。

Dio（グッドマン）

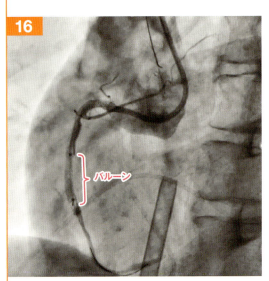

末梢が灌流され，止血もなされていることを確認した。

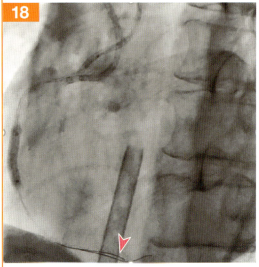

Perfusion balloonを持ち込み，一瞬デフレートしている間にワイヤーを通過させた（▶）。もし操作性が悪い場合はマイクロカテを挿入してしまえば，perfusion balloonを拡張していてもガイドワイヤー操作は容易である。

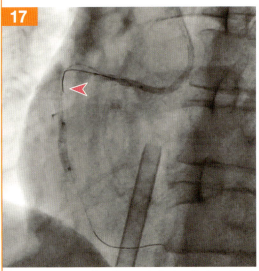

GRAFTMASTER®を持ち込むため，ダブルガイドとしてもう一本のガイドワイヤー（▶）を持ち込んだ。GRAFTMASTER®を確実に持ち込むために子カテを挿入する目的と，止血をしながらGRAFTMASTER®を持ち込む方法としては，本手技が最も無難な手技だと考えている。

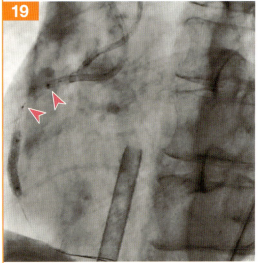

次にperfusion balloonにて，アンカー状態となっている2nd wireに子カテを持ち込んでいる。筆者はインナーカテ付きのDioを選択することが多い（▶）。

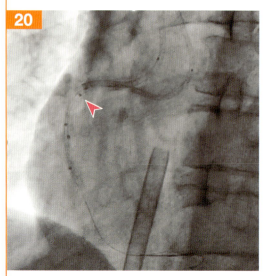

Perfusion balloonをデフレートしながらDio（▶)を進めた。

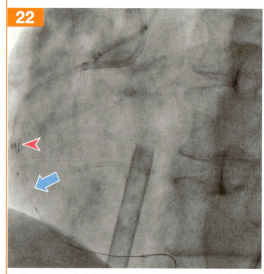

そこでバルーン（➡)でアンカーをかけて，Dio（▶)を持ち込んだ。

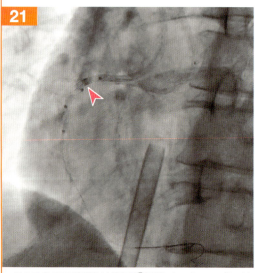

この時点でGRAFTMASTER®は既にセットアップしてある。本例はDio（▶)が単体では進まなかった。

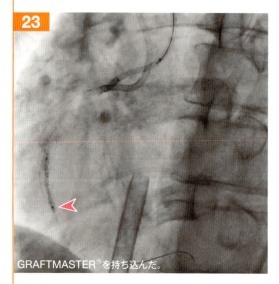

GRAFTMASTER®を持ち込んだ。

CV：中心静脈カテーテル

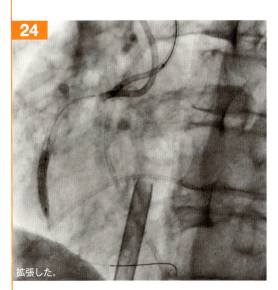

24 拡張した。

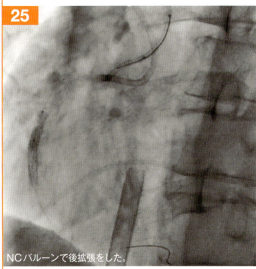

25 NCバルーンで後拡張をした。

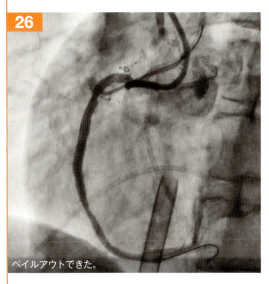

26 ベイルアウトできた。

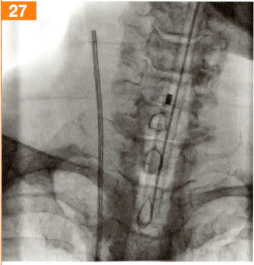

27 しかしCVが挿入され，挿管され……

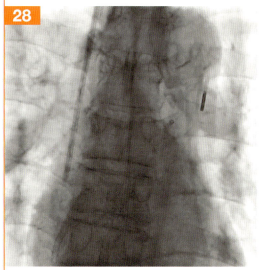

28

PCPSとIABPが挿入され，心嚢ドレナージを施行してベイルアウトすることとなった。反省すべき症例である。当院では5年ぶりぐらいのblowout perforationであり，普通の術者は冷静にベイルアウトできるわけはない。まして人生初のperforationであったのであるから。しかし本症例のようなperforationは明日は我が身だと考え，ベイルアウトのシミュレーションだけでもしておくと，対応の際に冷静でいられるかもしれない。

心タンポナーデにならないようにベイルアウトした例　症例95

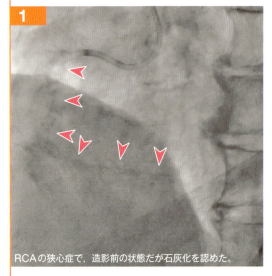

1. RCAの狭心症で，造影前の状態だが石灰化を認めた。

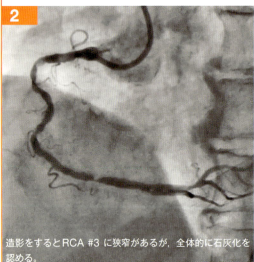

2. 造影をするとRCA #3に狭窄があるが，全体的に石灰化を認める。

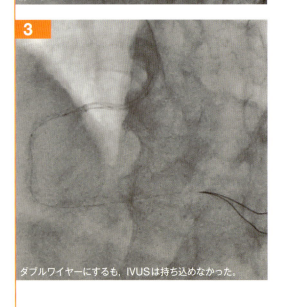

3. ダブルワイヤーにするも，IVUSは持ち込めなかった。

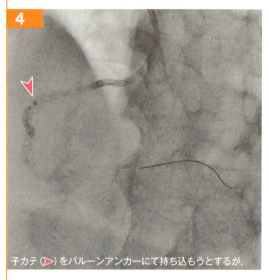

4. 子カテ（▷）をバルーンアンカーにて持ち込もうとするが，

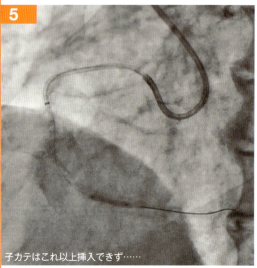

5. 子カテはこれ以上挿入できず……

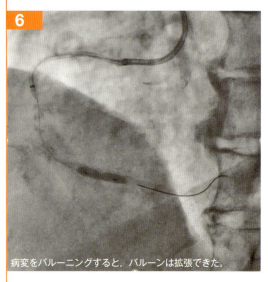

6. 病変をバルーニングすると，バルーンは拡張できた。

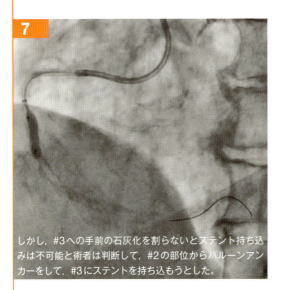

しかし，#3への手前の石灰化を割らないとステント持ち込みは不可能と術者は判断して，#2の部位からバルーンアンカーをして，#3にステントを持ち込もうとした。

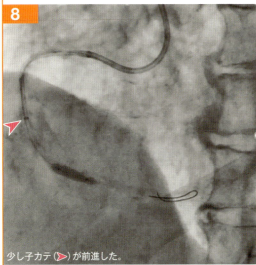

少し子カテ（▶）が前進した。

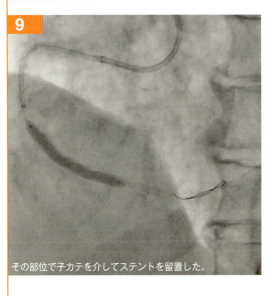

その部位で子カテを介してステントを留置した。

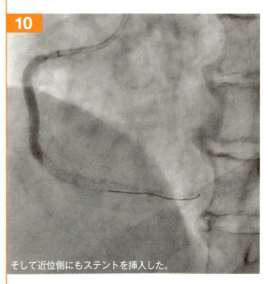

そして近位側にもステントを挿入した。

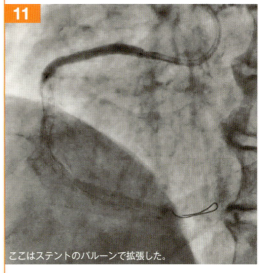

ここはステントのバルーンで拡張した。

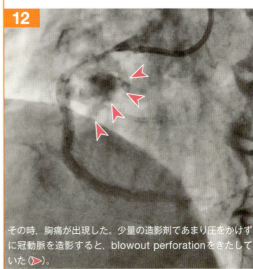

その時，胸痛が出現した。少量の造影剤であまり圧をかけずに冠動脈を造影すると，blowout perforationをきたしていた（▶）。

11 冠動脈穿孔 ｜ Blow out perforation

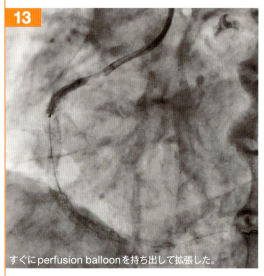

すぐにperfusion balloonを持ち出して拡張した。

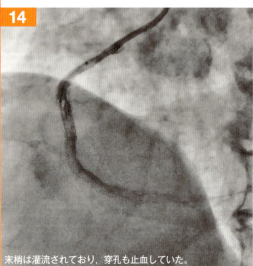

末梢は灌流されており，穿孔も止血していた。

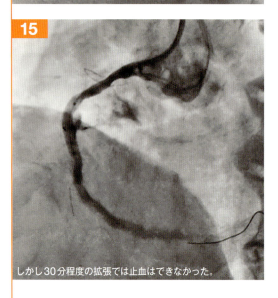

しかし30分程度の拡張では止血はできなかった。

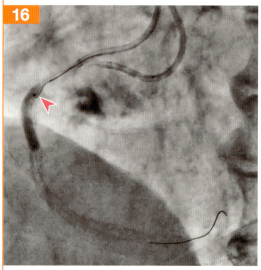

Perfusion balloonで止血できる部位を確認できていたので，同部にGRAFTMASTER®を挿入しようと考えた。ダブルガイドとして2nd wireを挿入した。

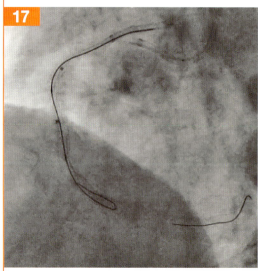

Perfusion balloonを一瞬デフレートして，ワイヤーを挿入した。

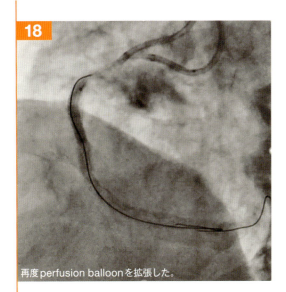

再度perfusion balloonを拡張した。

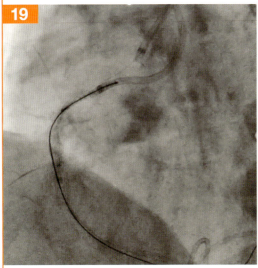

それからGRAFTMASTER®を挿入した。ガイドワイヤーはサポートワイヤーであり，子カテ等は用いずに直接挿入している。

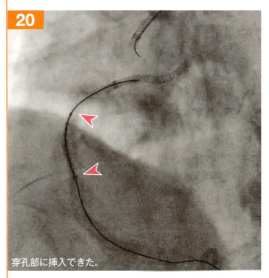

穿孔部に挿入できた。

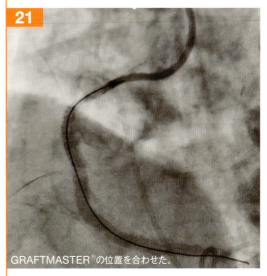

GRAFTMASTER®の位置を合わせた。

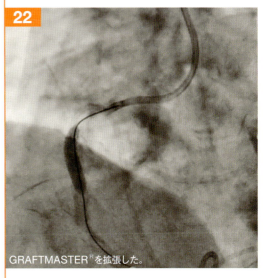

GRAFTMASTER®を拡張した。

11 冠動脈穿孔 ｜ Blow out perforation

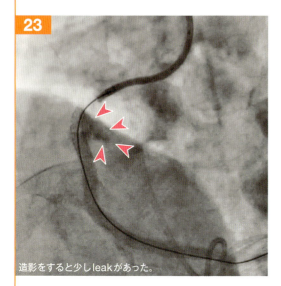

造影をすると少しleakがあった。

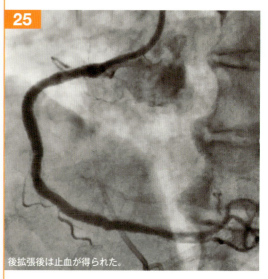

後拡張後は止血が得られた。

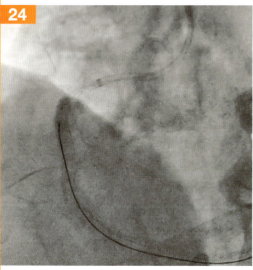

後拡張を行った。GRAFTMASTER®留置後に穿孔が止血していないときは，GRAFTMASTER®の留置部が穿孔部をカバーしていない場合と，ステントが十分に拡張していない場合とが考えられる。

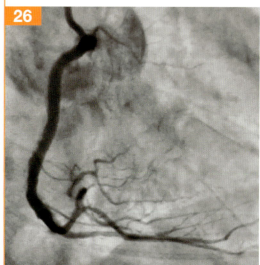

Blowout perforationが生じた場合は，最終的にはGRAFTMASTER®を挿入せざるを得ないことが多く，止血中にいかに安全にGRAFTMASTER®を挿入するかを考えながら，手技を進める必要がある。

12. HIT

ヘパリン起因性血小板減少症

> **Point**
> - 急性の血栓症が生じたら疑う。
> - HITを疑ったら，ヘパリンを中止し，アルガトロバンを開始する。
> - 血栓症の治療はPCIにて完結させる。
> - アルガトロバン開始後，数時間で血栓症は終息することが多い。

なぜ生じる？

　PCI施行の際に血小板が活性化し，血小板第4因子(PF4)が放出される。この状況でヘパリンが投与されると，ヘパリンとPF4の複合体が形成され，新たな抗原性が提示され抗PF4/ヘパリン抗体が産生される。その一部にFcレセプターを介して血小板を活性化させる抗体が存在し(HIT抗体)，凝固活性化を促すマイクロパーティクルの放出が起こり，トロンビンの過剰産生が起こる。トロンビンの過剰産生による凝固活性化によって，血小板減少症，血栓塞栓症を発症するのがヘパリン起因性血小板減少症(heparin-induced thrombocytopenia：HIT)の実態である。

　と書くと難しくなるが，本来は血液凝固の予防として投与したヘパリンが原因となり，ヘパリンを投与すると一定の頻度で血栓が形成されるという疾患である。しかし実臨床ではなかなか遭遇することはない。筆者はこれまで何例か，非常に治療に難渋したHIT症例と遭遇したことがあり，その実体験を元にこの合併症の怖さを紹介したいと思う。

どうする？

HITを疑う

　まずはHITを疑うことである。実はこれがかなり難しい。血栓が形成されたとき，通常はまずactivated clotting time (ACT)を測定したり，内服の服薬状況を確認するであろう。また治療に問題がなかったのかどうかを考えないといけない。しかしACTが十分に伸びていて，服薬にも問題がなく，治療の流れに血栓ができた要因はないと考えたら，すぐさまHITを疑うべきである。

ヘパリンを中止

HITを疑う場合，ヘパリンの追加投与は致命的になりかねず，決して施行してはいけない．ではどうするかというと，HITを疑った時点ですべてのラインを交換して，ヘパリンが患者の体内に入らないようにする．通常，生食の中にヘパリンが加えられていると思われるが，そのすべての生食を中止しないといけない．

筆者は，それまで使用していた3連活栓やラインをすべて交換して，生食を単味のものに変更している．さらにデバイス等を置いてあるトレーも思い切ってすべて変更し，生食はヘパリンの混入していないものに変更している．

アルガトロバン開始

ヘパリンの中止と同時に，アルガトロバンの投与を開始する．まず0.1mg/kgを3～5分かけて静脈内投与し，4時間まで，アルガトロバン水和物として6μg/kg/分を目安に静脈内持続投与する．その後，抗凝固療法の継続が必要な場合は，0.7μg/kg/分に減量し静脈内持続投与を継続する．

なお，持続投与量は目安であり，適切な凝固能のモニタリングにより適宜調節する，ということになっている．

日頃からコメディカルと連携をとったり，HITの勉強会などを行い，そのような合併症があることを共通認識としておく必要がある．管理の都合上，アルガトロバンをカテ室に常備している施設はないであろうから（個々の施設のルールによるが），アルガトロバンを緊急時にはすぐ準備できるようにしておく必要がある．また，アルガトロバンは使用法が複雑なので，できればカテ室内などに投与方法を明記したものを貼っておくとよい．

ボーラス投与をしたら，そのまま持続静注もする必要があるので，看護師はシリンジポンプを準備し，速やかに投与できる体制をとっておく必要がある．

筆者はその際に血液をサンプリングしておき，血小板数測定やHIT抗体などを提出するようにしている．

PCIでベイルアウトする

冠動脈の治療は血栓が同時多発的に出現して，次々と状態が悪化してしまうために，ありとあらゆる手段を講じて血流再開をめざさないといけない．

方法は何でもよい．筆者はステントインステントも3重くらいまでは挿入してもよいと考えている．というのは，本来そのようなことをしてよいとは思っていないが，背に腹はかえられず，最悪の状況を回避するためには，そのくらいのことをしてまでもベイルアウトをする覚悟をもって臨むべきだからである．もちろんショックになる前に，早期にIABPやImpellaは躊躇なく挿入すべきである．

とにかく重要なことは，冠血流を再開させ続けることである．HITはおそらく外科的にはベイルアウトはできないと思われる．フルヘパリンにできないため体外循環も回せないであろうし，この合併症に遭遇したら内科的治療にて完結をめざし，決して諦めないことである．

治療を諦めない

　HITを経験した先生はほとんどいないと思われるが，筆者は重症のHIT症例を少なくとも3例経験している．今回提示した症例をみると，いかに厳しい状況に陥ってるかをわかっていただけるであろう．提示症例の例でも術者は頭がパニックに陥り，手がまったく動かなくなってしまい，筆者に術者を交代した．複数人の術者がいれば最も上級医に交代すればいいが，いなかった場合は，自分自身で向き合いながら立ち向かわないといけない．

　治療方法に正解はないため，とにかくあらゆる手を講じて最終的にTIMI Ⅲにて手技を終了できればよい．症例提示にも記載したが，1～2時間経過すると急に血栓が消失することが多いので，そうなることを信じて加療を持続していただきたい．

治療後は？

　何とかベイルアウトしたら，その後もアルガトロバン投与を継続する．また，その後ヘパリンを決して投与しないように申し送りをして経過を見ることである．ヘパリンブロックなどを施行してしまうことは論外である．

　重症の症例ではアルガトロバンは数日投与し，できれば再冠動脈造影を行い，問題がなければその時点で中止を検討すればよい．

　またHITに陥った患者は，その後いかなる手技に際してもヘパリンを投与してはならず，患者本人，および家族にもその旨を十分に説明をしておかないといけない．

心構え

最後にもう一つ

　決して忘れてはいけないことは，自身そしてカテ室，さらには自施設全体の治療限界を見極めておくことです．例えば筆者が自身の施設でPCIを施行する場合は，限りなくあらゆる治療手段を講じて治療にあたることができます．それは，その上で何かがあっても最大限のバックアップサポート体制を整えているからです．

　ところがバイパスができない施設，補助循環のない施設でepicardial channelを用いたretrogradeのCTO PCIを施行していいのか？　また左主幹部周囲のDCAなどを積極的に施行していいのか？　となると，そこはよく適応を考えないといけません．術者が経験的にも技術的にも可能であるということだけでは，適応を決定してはいけないのです．

　自身が大丈夫だと思っていても，未知なる合併症が起きた時は，その想定を超えて悪化してしまうものです．自身の技量と経験，自施設の力量限界，補助循環の有無，外科の有無，マンパワーなどを総合的に判断し，一線を越える可能性がある治療を選択しないという判断力こそが，最も重要であり，優れた術者の条件なのかもしれません．筆者はちょっと違うタイプなんですが……

超重症HIT症例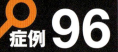

LAD：左前下行枝

1
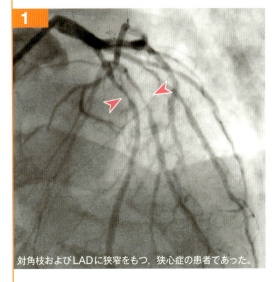
対角枝およびLADに狭窄をもつ，狭心症の患者であった。

2
まず対角枝に対してバルーン拡張を行った。

3
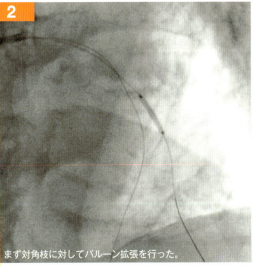
近位部にもバルーン拡張を行った。

4
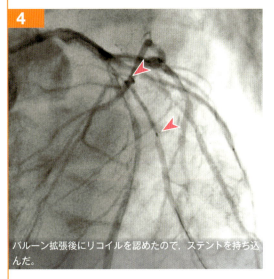
バルーン拡張後にリコイルを認めたので，ステントを持ち込んだ。

5
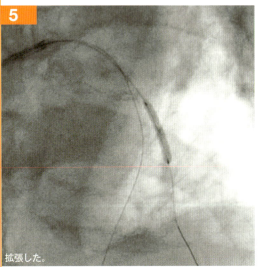
拡張した。

6
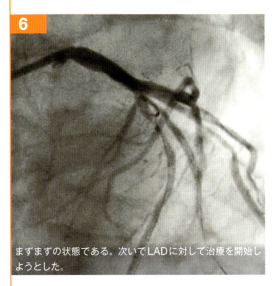
まずまずの状態である。次いでLADに対して治療を開始しようとした。

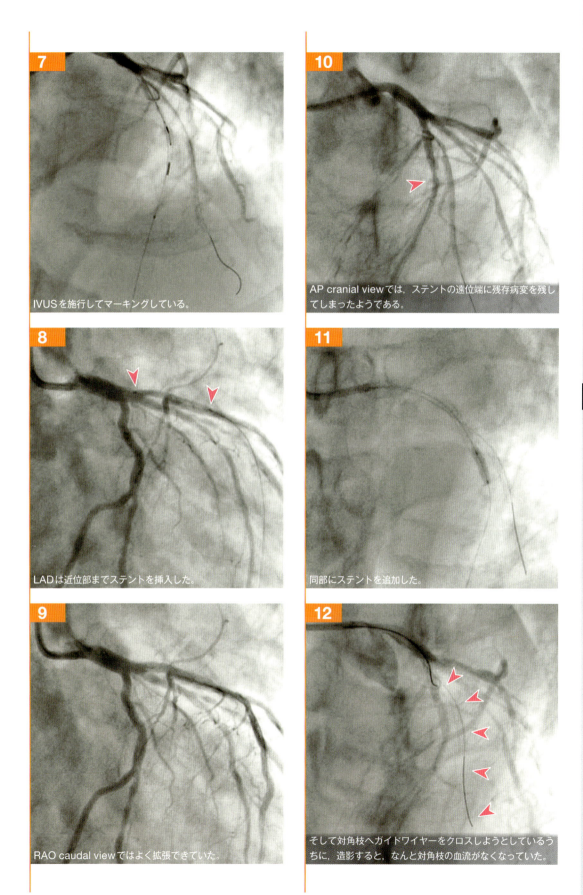

ACT：activated clotting time

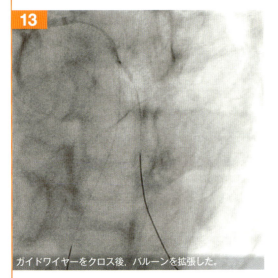

ガイドワイヤーをクロス後，バルーンを拡張した。

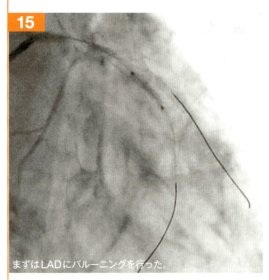

まずはLADにバルーニングを行った。

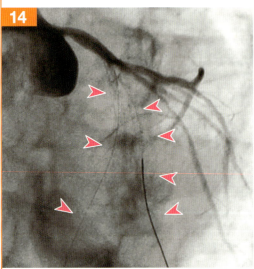

造影すると，今度はLADおよび対角枝ともに完全に閉塞をきたしていた。胸痛が出現し，STは上昇した。この時点で既にHITを疑い，ACTを測定しながらすべての点滴やヘパリン加生食を破棄して，ヘパリンをすべて中止した。またアルガトロバン投与を開始した。術者はこの時点で頭がパニックになり，筆者とオペレーターを交代した。

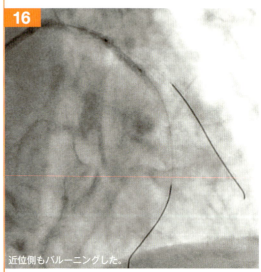

近位側もバルーニングした。

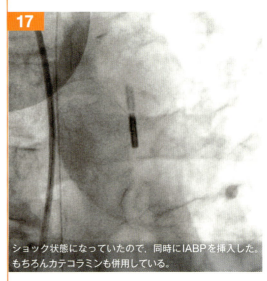

ショック状態になっていたので，同時にIABPを挿入した。もちろんカテコラミンも併用している。

HL：高位側壁枝

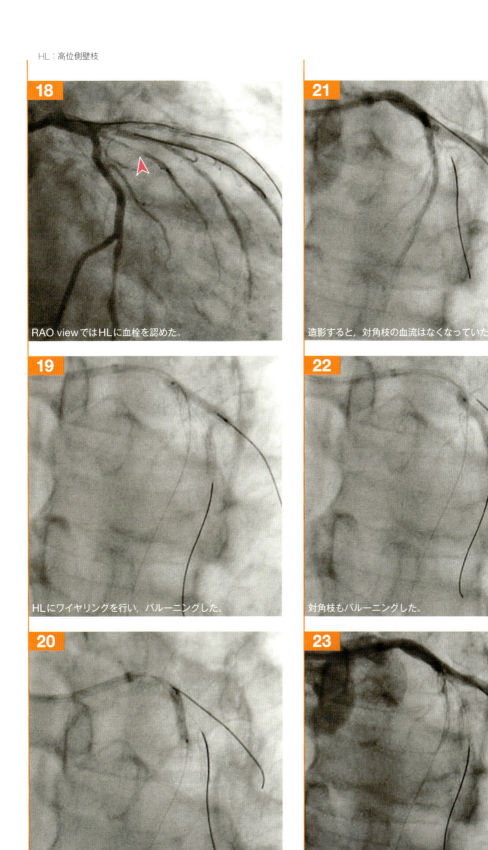

18 RAO view では HL に血栓を認めた。

19 HL にワイヤリングを行い，バルーニングした。

20 LAD もバルーニングした。

21 造影すると，対角枝の血流はなくなっていた。

22 対角枝もバルーニングした。

23 造影すると，LAD および対角枝ともに血流は消失していた。

LCA：左冠動脈

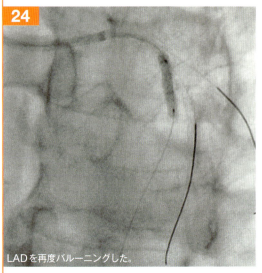

24

LADを再度バルーニングした。

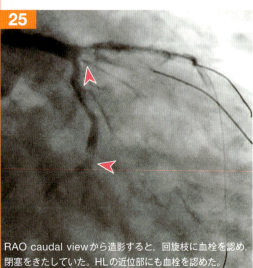

25

RAO caudal viewから造影すると，回旋枝に血栓を認め，閉塞をきたしていた。HLの近位部にも血栓を認めた。

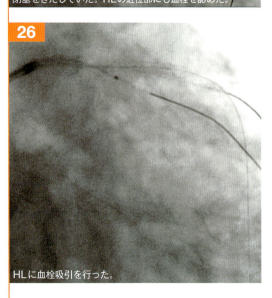

26

HLに血栓吸引を行った。

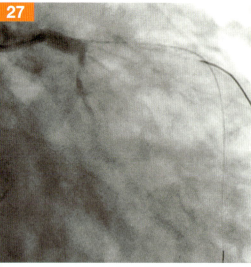

27

その後，造影するとLCAの血流がほぼ消失していた。患者はIABPでは血圧を維持できず……

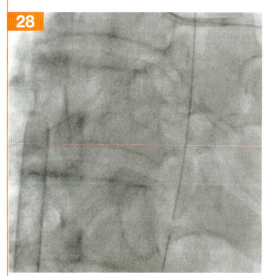

28

挿管し，PCPSも挿入した。

BMS：ベアメタルステント

29

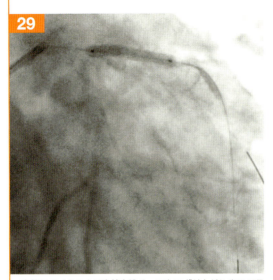

末梢にマイクロカテを持ち込み，ニトログリセリンやニコランジル等も投与したり，血栓吸引をしたりしたが無効であった。LAD近位部にも血栓形成を認め，やむを得ずBMSを挿入した。

30

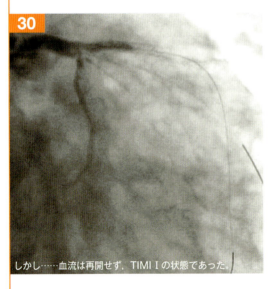

しかし……血流は再開せず，TIMI Ⅰの状態であった。

31

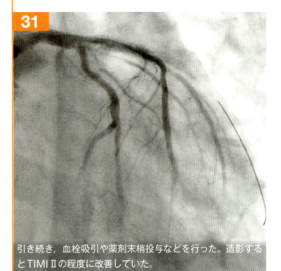

引き続き，血栓吸引や薬剤末梢投与などを行った。造影するとTIMI Ⅱの程度に改善していた。

32

回旋枝の末梢側には，非常に新鮮と思われる血栓を認めた。

33

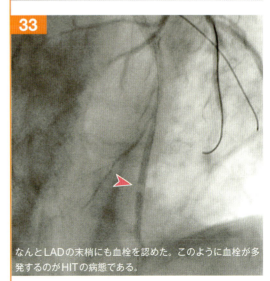

なんとLADの末梢にも血栓を認めた。このように血栓が多発するのがHITの病態である。

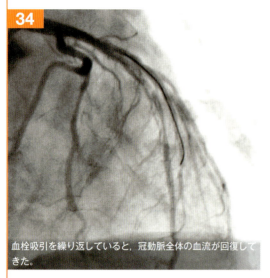

34 血栓吸引を繰り返していると，冠動脈全体の血流が回復してきた。

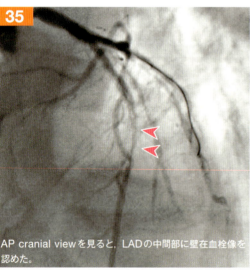

35 AP cranial viewを見ると，LADの中間部に壁在血栓像を認めた。

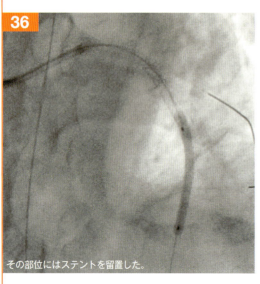

36 その部位にはステントを留置した。

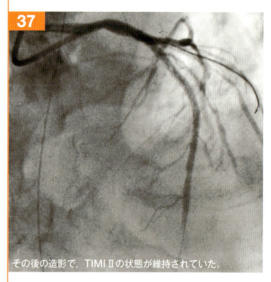

37 その後の造影で，TIMI Ⅱの状態が維持されていた。

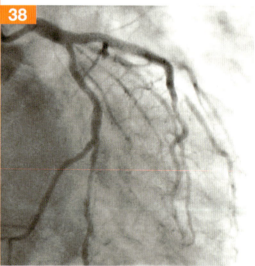

38

HITの発生から2時間が経過して，急に血栓が消失し，冠血流もTIMI Ⅲとなった。なぜ急に血栓の発生が抑制されたかは不明であるが，もしかするとアルガトロバンの効果が出現するのに時間を要したのかもしれない。

本例はHITを疑った時点で即座にヘパリンを中止し対応したものの，このような重篤なショックに陥るのがHITの怖さである。ベイルアウトを試みるなかで強く思ったことは，決してあきらめないことである。筆者はHITを疑ったら，疑った時点で即ヘパリンを中止し，躊躇なくアルガトロバンに変更するようにしている。本例でラッキーだったのは，右冠動脈に血栓形成をきたさなかったことである。治療中，絶えず心電図を確認してⅡ，Ⅲ，aVFに変化がないことを祈っていた。

HITでは，多発性に血栓形成が生じうることを肝に銘じておくことも大切である。本例はその後，HIT抗体などを調べたが陰性であった。しかし術中に採血した血算では血小板は低下しており，HITは間違いないと考えている。

13. その他の合併症や症例

コイル脱落の回収不能例

Point
- コイル塞栓は，コイル脱落に注意する。
- コイルの回収は，ガイドワイヤーで絡めても再脱落することがある。
- なんらかのスネアや，鉗子での回収を試みたほうがよい。

コイルが脱落してしまった痛恨の1例 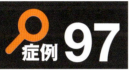 症例97

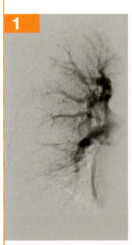

1 冠動脈肺動脈瘻の患者で，労作時呼吸困難にて治療をすることとなった。

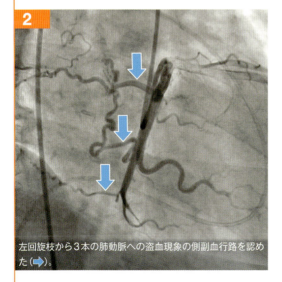

2 左回旋枝から3本の肺動脈への盗血現象の側副血行路を認めた（⇨）。

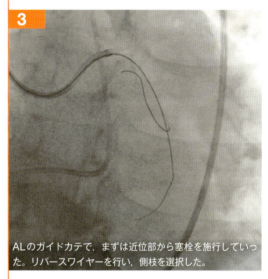

3 ALのガイドカテで，まずは近位部から塞栓を施行していった。リバースワイヤーを行い，側枝を選択した。

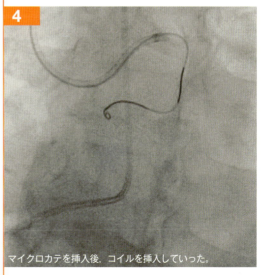

4 マイクロカテを挿入後，コイルを挿入していった。

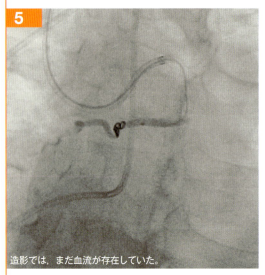

造影では，まだ血流が存在していた。

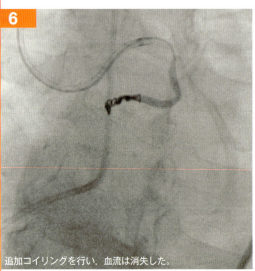

追加コイリングを行い，血流は消失した。

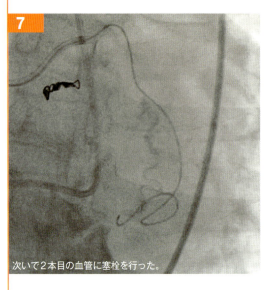

次いで2本目の血管に塞栓を行った。

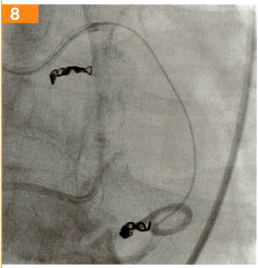

2本目の血管もコイルを塞栓し，血流は消失した。

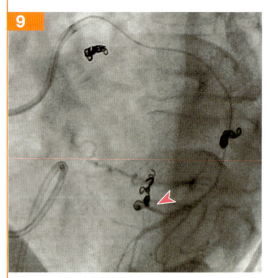

続いて3本目の血管に塞栓を行った。

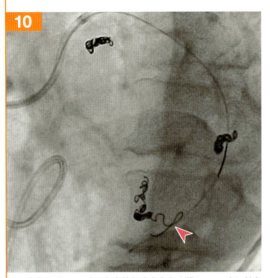

しかし最後のコイルを塞栓しようとした際に，コイルが本幹の血管に逸脱してしまった（▶）。

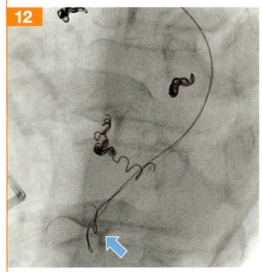

さらに3本目のガイドワイヤーも挿入（➡）して，コイルを絡めとる方針とした。

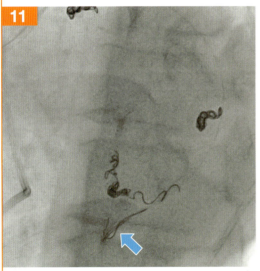

末梢であったので，ガイドワイヤーをもう一本，本幹側に挿入した（➡）。

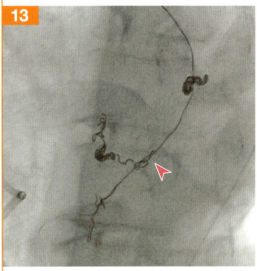

ワイヤーを回していくと，コイルと接触している感触があった（▶）。

OM：鈍角枝

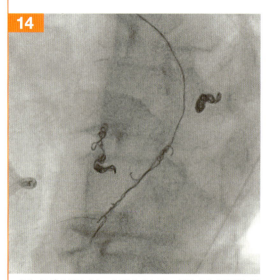

14
何とかガイドワイヤーに絡みついて，側枝からの離脱には成功した。

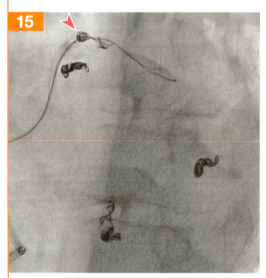

15
ガイドカテの付近まで回収しかかったが，ここでコイルがカールコイルであったため自然にカールしてしまい，ガイドカテに挿入できなくなってしまった（▶）。

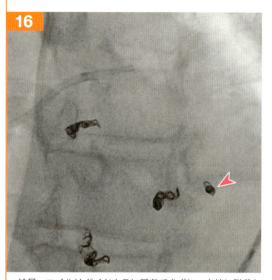

16
結局，コイルはガイドカテに回収できずに，末梢に脱落してしまった（▶）。

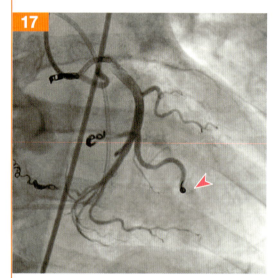

17
その後，コイルはOMに塞栓したが，完全にカールしてしまい回収することはできず，そのままそこに留置した。幸い，その後虚血になることなく退院に至った。

アドバイス

*in vitro*の実験で，異物回収する際にガイドワイヤーを複数挿入し回収するシミュレートをすることがあるかもしれないが，実臨床では本例のように再脱落をきたすリスクを考える必要がある。

13. その他の合併症や症例

自然冠動脈解離

Point
- 自然冠動脈解離は，男性でも生じうる。
- 冠動脈血流低下がなければ，保存的治療も可能である。
- 大動脈解離に伴う冠動脈解離との鑑別は行う。

保存的に経過をみて軽快した1例　症例98

LAD：左前下行枝

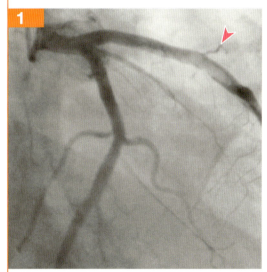

1

30代の男性で，胸痛にて来院し，心電図にて胸部誘導のT波陰転を認め，緊急カテーテル検査を施行した。LAD#7に造影剤の充填（filling）の不良な部位が存在した（▶）。閉塞や狭窄は認めなかった。

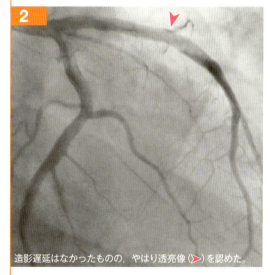

2

造影遅延はなかったものの，やはり透亮像（▶）を認めた。

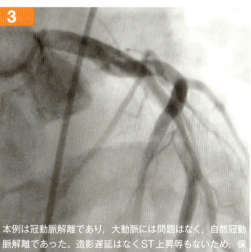

3

本例は冠動脈解離であり，大動脈には問題はなく，自然冠動脈解離であった。造影遅延はなくST上昇等もないため，保存的に経過をみた。

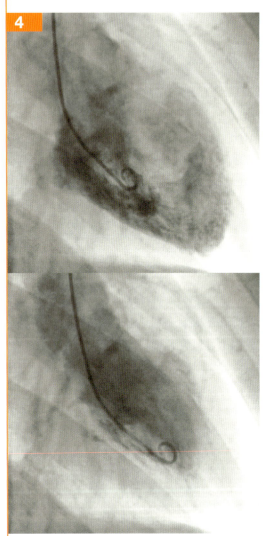

左室造影は，前壁の壁運動はやや低下していた．

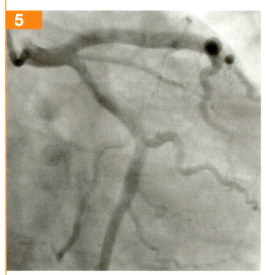

Peak CKは500未満で経過した．1週間後の再造影であるが，緊急時に認めたfilling不良は消失していた．

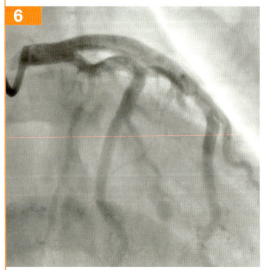

RAO cranial viewでも問題なかった．

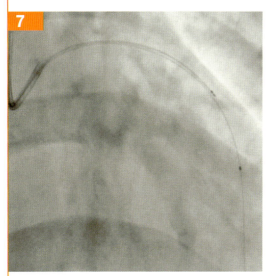

IVUSを施行したが，まったく異常所見は認めなかった。

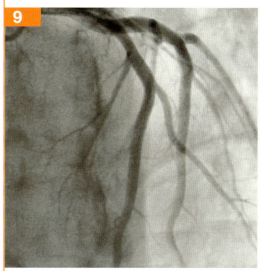

Cranial viewも異常はなかった。通常，自然冠動脈解離は若年女性に多く発症するといわれるが，男性にも生じることはある。急性期は，順行性冠動脈血流が低下あるいは閉塞しているようであればPCIを施行するが，血流が維持されているようであれば，保存的にみても問題ないことが多い。大動脈解離に伴う冠動脈解離と鑑別が重要である。

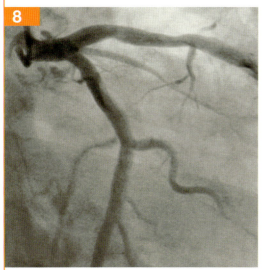

その後イベントなく経過し，7カ月後に再造影検査を施行したが問題はなかった。

13. その他の合併症や症例

大動脈解離に冠動脈解離を併発した急性心筋梗塞例

Point
- 自然冠動脈解離との鑑別を要する。
- IVUSで大動脈解離が見えることが多い。
- 緊急オペをするとしても，冠動脈ステントは挿入してしまったほうが，梗塞を回避する上で重要である。

ステント留置後にオペ (1) — 症例99

STEMI：ST上昇型心筋梗塞　　LMT：左冠動脈主幹部
LAD：左前下行枝

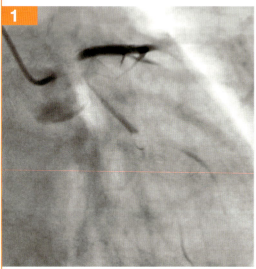

1 胸痛にて搬送された女性。STEMIにて緊急冠動脈造影を行ったが，LMTが造影されず，LADに造影剤の貯留 (pooling) を認めた。

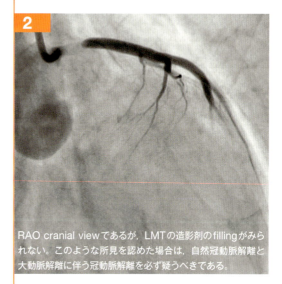

2 RAO cranial viewであるが，LMTの造影剤のfillingがみられない。このような所見を認めた場合は，自然冠動脈解離と大動脈解離に伴う冠動脈解離を必ず疑うべきである。

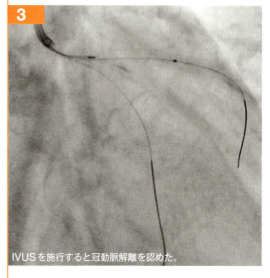

3 IVUSを施行すると大動脈解離を認めた。

KBT：kissing balloon technique　　LCA：左冠動脈　　　　SVG：大伏在動脈

4

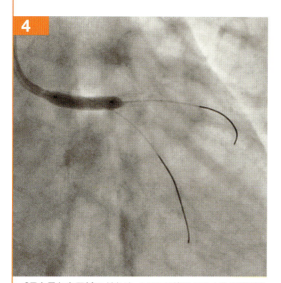

ST上昇と血圧低下があり，LMTの状況から大動脈解離を疑ったが，いずれにしても冠動脈血行再建は必要であり，LMTにステントを挿入した。

5

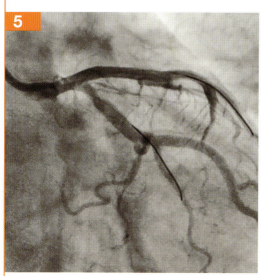

回旋枝はワイヤープロテクトのみ施行し血流は維持されていたため，KBT等は施行せず，直ちに胸腹部CT検査を施行した。

6

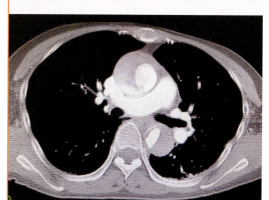

上行および下行大動脈に解離を認めた。造影剤は偽腔には入らず，血栓閉塞型解離の状態となっていた。

7

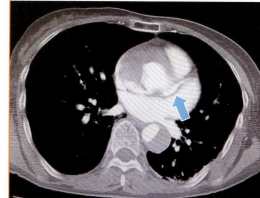

LCAの入口部のレベルでも，解離腔が冠動脈を巻き込んでいることがわかる（➡）。

8

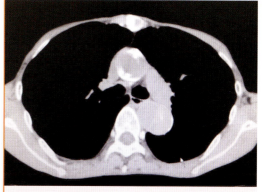

直ちに緊急オペを施行し，上行置換およびSVGを用いたバイパスを，LADおよび回旋枝に施行し救命した。

ステント留置後にオペ(2) 症例100

1

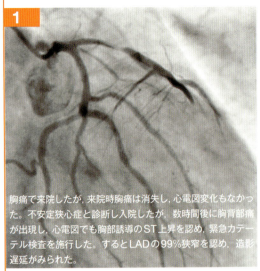

胸痛で来院したが、来院時胸痛は消失し、心電図変化もなかった。不安定狭心症と診断し入院したが、数時間後に胸背部痛が出現し、心電図でも胸部誘導のST上昇を認め、緊急カテーテル検査を施行した。するとLADの99%狭窄を認め、造影遅延がみられた。

2

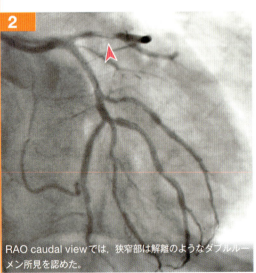

RAO caudal viewでは、狭窄部は解離のようなダブルルーメン所見を認めた。

3

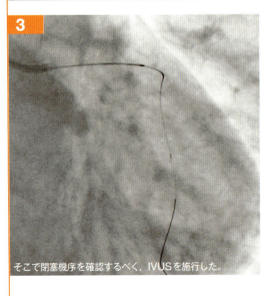

そこで閉塞機序を確認するべく、IVUSを施行した。

4

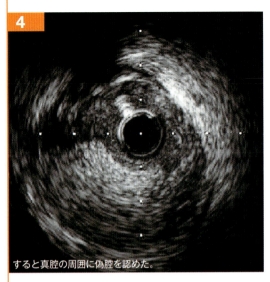

すると真腔の周囲に偽腔を認めた。

5

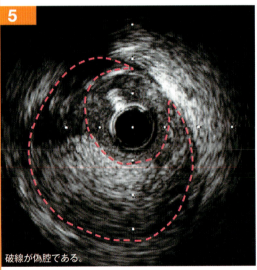

破線が偽腔である。

6

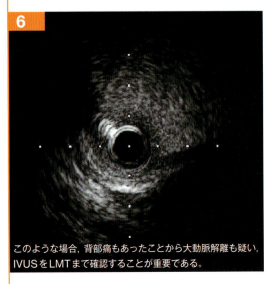

このような場合、背部痛もあったことから大動脈解離も疑い、IVUSをLMTまで確認することが重要である。

7

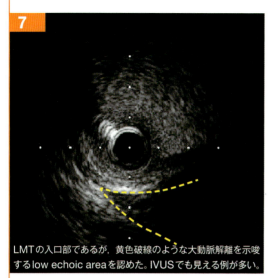

LMTの入口部であるが，黄色破線のような大動脈解離を示唆するlow echoic areaを認めた．IVUSでも見える例が多い．

8

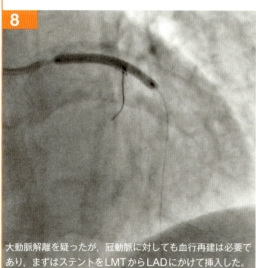

大動脈解離を疑ったが，冠動脈に対しても血行再建は必要であり，まずはステントをLMTからLADにかけて挿入した．

9

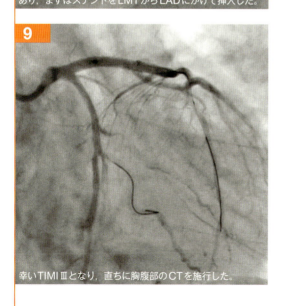

幸いTIMI Ⅲとなり，直ちに胸腹部のCTを施行した．

10

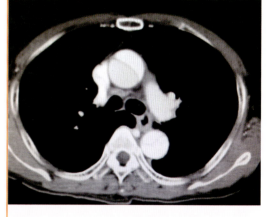

やはり，上行および下行大動脈の解離を認めた．

11

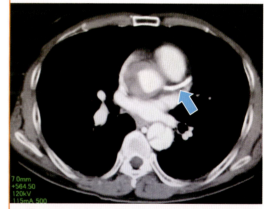

LMTのステント（➡）の入口部にも，IVUSで示唆された解離腔が存在していることがうかがえる．

12

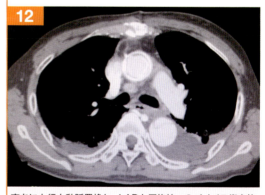

直ちに上行大動脈置換と，LADと回旋枝へのバイパス術を施行した．術後に2剤の抗血小板剤を投与するのはリスクがあるため，筆者は原則的には，ステントを留置した後でもバイパス術を施行してもらうようにしている．術後の経過は良好であった．約10年が経過しているが，現在も外来通院中である．

14. ベイルアウト等で使用されるデバイス

ベイルアウト等で使用されるデバイス

図1 末梢保護デバイス：Parachute™

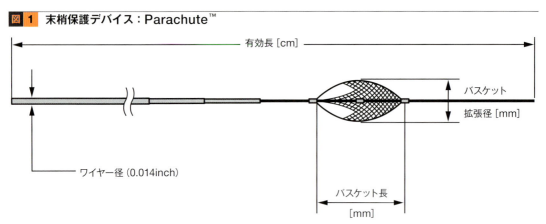

Parachute™は，有効長が190cmと300cmのものがあり，シャフト径は0.014インチである。メッシュ状のバスケットが先端にあり，径5mm，長さ13mmである。バスケット孔のサイズは0〜250μmと，100μmのFILTRAP™に比べると大きい。

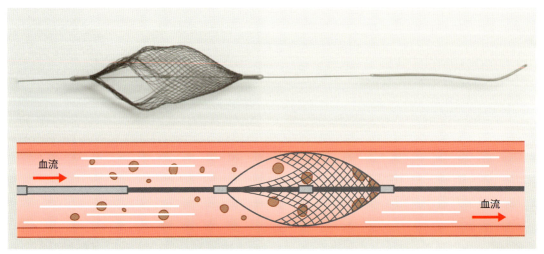

Parachute™のバスケット拡大像である。先端にはスプリングのシェイプができるワイヤーがある。デリバリーや回収用の専用マイクロカテーテルはないので，他社のマイクロカテーテルを使用する。

図2 末梢保護デバイス：FILTRAP™

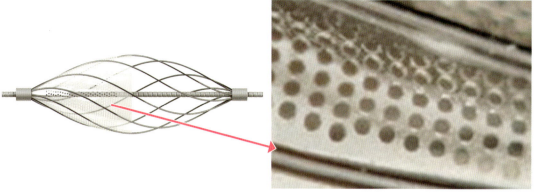

（画像提供：ニプロ株式会社）

FILTRAP™のバスケット拡大像である。フィルターワイヤーの約半分にフィルター膜が取り付けられている。膜素材はポリウレタンでできており，厚みは約40μmである。バスケット孔のサイズは100μmで，Parachute™よりも小さい。バスケット孔の数は3.5mmのFILTRAP™で約580個，5.0mmのもので1,800個の孔がある。

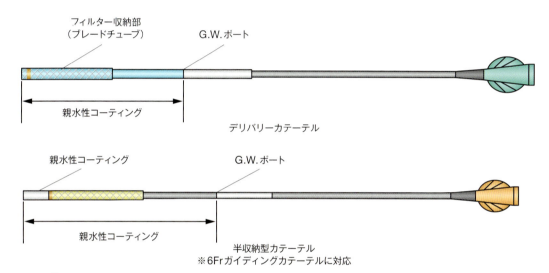

FILTRAP™には，専用のデリバリーカテーテルと半収納型のカテーテルがある。

規格	フィルター最大拡張径 [mm]	ワイヤー径 [インチ]	ワイヤー長 [cm]	推奨適応血管径 [mm]	フィルター孔数
FTS-35-18S	φ3.5	0.014	180	φ2.5〜3.0	580
FTD-50-18	φ5.0	0.014	180	φ3.0〜4.5	1,800
FTD-65-18	φ6.5	0.014	180	φ4.5〜6.0	1,150
FTD-65-30	φ6.5	0.014	300	φ4.5〜6.0	1,150
FTD-80-18	φ8.0	0.014	180	φ6.0〜7.5	1,850
FTD-80-30	φ8.0	0.014	300	φ6.0〜7.5	1,850

FILTRAP™はフィルターのサイズがいくつかあり，冠動脈では主に5mmのものが使用されることが多い。

図3　スネアワイヤー

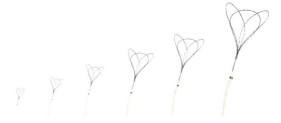

EN Snare®である。こちらも各種サイズが存在する。

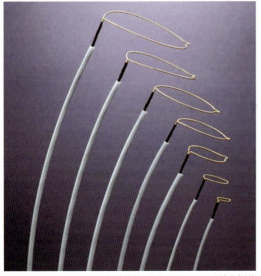

（画像提供：日本メドトロニック株式会社）

MICROSNARE KITである。ループにはサイズバリエーションがある。ループをマイクロカテーテルの中に収納してごくわずかなループを作り、そこにガイドワイヤーを通してデリバリーする。

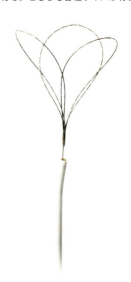

（画像提供：メリットメディカル・ジャパン株式会社）

CATALOG NUMBER	SNARE LENGTH (CM)	SNARE LENGTH (INCHES)	SNARE WORKING DIAMETER (MM)	SNARE WORKING DIAMETER (INCHES)	SNARE COLLAPSED DIAMETER	SNARE OUTSIDE DIAMETER	CATHETER LENGTH (CM)
EN1003004	175 cm	(69")	2 mm - 4 mm	(0.08" - 0.16")	0.028" (0.71 mm)	0.028" (0.71mm)	150 cm
+ EN1003008	175 cm	(69")	2 mm - 4 mm	(0.08" - 0.16")	0.028" (0.71 mm)	0.028" (0.71mm)	150 cm
+ EN2006010	120 cm	(47")	6 mm - 10 mm	(0.23" - 0.39")	0.045" (1.14 mm)	0.045" (1.14mm)	100 cm
+ EN2006015	120 cm	(47")	9 mm - 15 mm	(0.35" - 0.59")	0.055" (1.40 mm)	0.055" (1.40mm)	100 cm
+ EN2006020	120 cm	(47")	12 mm - 20 mm	(0.47" - 0.79")	0.055" (1.40 mm)	0.055" (1.40mm)	100 cm
+ EN2007030	120 cm	(47")	18 mm - 30 mm	(0.71" - 1.18")	0.055" (1.40 mm)	0.055" (1.40mm)	100 cm
+ EN2007045	120 cm	(47")	27 mm - 45 mm	(1.06" - 1.77")	0.055" (1.40 mm)	0.055" (1.40mm)	100 cm

小さなサイズは冠動脈で使用でき、大きなサイズのものは大動脈で使用可能である。慢性完全閉塞病変（CTO）のPCIにおける、retrograde guidewireのトラップなどにも使用できる。

図4 異物除去鉗子：Vascular Retrieval Forceps

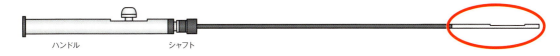

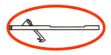

120cmの長さ，シャフトは3Frの，1サイズのみのデバイスである。

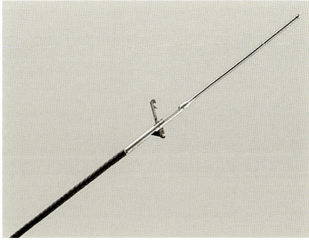

（画像提供：Cook Japan株式会社）

先端はこのような鉗子が開いたり閉じたりする。ハンドルのところにノブがあり，そこを前後すると鉗子が開閉する。冠動脈近位部なら使用できなくもないが，主に大動脈内で使用する。

図5 Perfusion balloon：Ryusei®

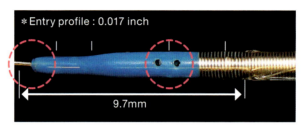

パーフュージョン・ホール / 不透過マーカー / Guidewire lumen 30cm

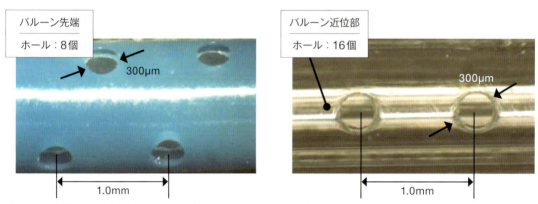

＊Entry profile：0.017 inch / 9.7mm

バルーン先端 ホール：8個 / 300µm / 1.0mm

バルーン近位部 ホール：16個 / 300µm / 1.0mm

（画像提供：株式会社カネカメディックス）

バルーンの近位部および遠位部に300µmの側孔が開いており，バルーン拡張中でも，バルーンの近位側から遠位側へ冠動脈血流を流すことができる．冠動脈を虚血にさらすことなく長時間のインフレーションが可能である．
ガイドワイヤールーメンが30cmあり，不透過マーカーのところまでガイドワイヤーを引き抜くと，より灌流量が増える．

バルーン径 [mm]	バルーン長 [20]	シャフト径 [Fr/mm]		
		Distal	ガイドワイヤーポート部	Proximal
2.50	20	3.4/1.13	3.3/1.11	1.9/0.63
3.00				
3.50				
4.00				

バルーン径 [mm]	圧力 [atm (×10⁶Pa)]												
	2	3	4	5	6	7	8	9	10	11	12	13	14
φ2.50	2.35	2.38	2.42	2.48	2.50	2.54	2.56	2.59	2.60	2.63	2.65	2.67	2.69
φ3.00	2.81	2.86	2.91	2.96	3.00	3.04	3.07	3.11	3.13	3.16	3.18	3.21	3.24
φ3.50	3.26	3.31	3.37	3.44	3.50	3.55	3.60	3.64	3.67	3.70	3.73	3.77	3.79
φ4.00	3.72	3.75	3.85	3.93	4.00	4.06	4.12	4.17	4.21	4.25	4.28	4.32	4.35

■ 推奨拡張圧 (nominal pressure)
■ 最大拡張圧 (rated burst pressure)：最大拡張圧を超えて使用しないでください．

バルーンのラインナップとコンプライアンスチャートである．

図6 カバードステント：GRAFTMASTER®

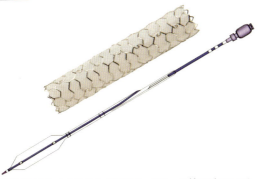

通常のステントシステムと同様の，バルーン拡張型ステントである。デリバリーシステムはXIENCE PRIME®やMULTI-LINK stent®と同様のデリバリーバルーンにマウントされている。

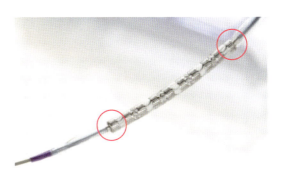

デリバリーシステムにマウントされた状態のステントグラフトのエッジは，デリバリーシステムのマーカー上に存在する。

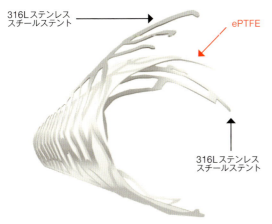

ステントはサンドイッチテクニックが用いられ，2本のステンレススチールステントの間にePTFE（エクスパンダブル・ポリテトラフルオロエチレン）膜をサンドイッチした構造となっている。したがってステントは260μmの厚みとなっている。

（画像提供：アボットバスキュラージャパン株式会社）

	拡張圧	表示径 mm				
	ATM	2.80	3.50	4.00	4.50	4.80
内径	11	1.37	1.83	2.30	2.86	2.98
	12	1.67	2.34	2.74	3.20	3.57
	13	1.91	2.47	2.90	3.30	3.89
	14	2.08	2.63	3.08	3.52	3.98
	15 (NOM)	2.18	2.81	3.31	3.79	4.16
	16 (RBP)	2.32	3.01	3.54	3.98	4.34
	17	2.47	3.19	3.72	4.15	4.52
	18	2.62	3.32	3.86	4.31	4.64
	19	2.73	3.43	3.96	4.42	4.77
外径	11	1.89	2.35	2.82	3.38	3.50
	12	2.19	2.86	3.26	3.72	4.09
	13	2.43	2.99	3.42	3.82	4.41
	14	2.60	3.15	3.60	4.04	4.50
	15 (NOM)	2.70	3.33	3.83	4.31	4.68
	16 (RBP)	2.84	3.53	4.06	4.50	4.86
	17	2.99	3.71	4.24	4.67	5.04
	18	3.14	3.84	4.38	4.83	5.16
	19	3.25	3.95	4.48	4.94	5.29

GRAFTMASTER®のコンプライアンスチャートである。推奨拡張圧は15気圧，最大拡張圧は16気圧である。ステントは外径を5.5mmを超えて拡張してはいけない。
長さは16mm，19mm，26mmが存在する。

あとがき

　本書をまとめるにあたり，改めて自分の経験してきた合併症の症例を探し出し，画像を見ていると，なんとも嫌な気持ちになりました。今ならそのような合併症を抑制できただろうとか，上手にベイルアウトできただろうと思いながら症例をレビューしていました。

　しかし，忘れかかっていた過去の症例を詳細にレビューすることは，自身の症例とて非常に反省もし，改めて学ぶ機会にもなりました。

　例えばでありますが，冠動脈穿孔を経験したことのない術者にDCAやロータブレーターを施行されることは，患者の立場で考えると非常に怖いと思います。筆者が患者だとしても怖いと思います。しかし「冠動脈穿孔を経験していないと，DCAやロータブレーターを施行してはいけない」というのもおかしな話となります。

　実は，筆者は冠動脈穿孔の経験はありますが，DCAとロータブレーターではblowoutの冠動脈穿孔を生じたことはありません。ですが施行時には，万が一が起こった場合の対応方法を考えながら手技をしています。

　ロータブレーターによる穿孔は，他のデバイスによる穿孔と同様のベイルアウト法でなんとか切り抜けられると思いますが，DCAを左主幹部付近に施行していて穿孔を生じた場合にどうするか？は，いつも自問自答しています。いろいろなベイルアウト法を見たり聞いたりしながら，筆者も明日は我が身と思いながら対処法を考えているのです。

　本書を手に取っていただいた方にとっての未知なる合併症は，おそらく私よりもたくさんあると思います。ですので皆さんも「未知なる合併症に遭遇した際に，自分は何をすべきか」を個々の合併症ごとに，本書を大いに利用し考えていただけたらと思います。明日は我が身です。

　最後に，本書の企画を快諾していただいたメジカルビュー社の吉田富生様に感謝申し上げます。そして何度も筆者のところに面会に来ていただいた編集部の間宮卓治様，浦野直樹様，山田麻祐子様，ありがとうございました。三人には数限りないほどのメールのやり取りと，抽象的なアイデアを何度も具体化していただき，本当に助けていただきました。

　メジカルビュー社のおかげで本書が出版できることを，心から御礼申し上げます。

令和元年6月

伊藤良明

索引

■あ

アルガトロバン	354
異物除去鉗子	377
――でステント回収	162
運動麻痺	17
エコープローベで止血	13
オーバーサイズ	25
オーバーザワイヤー(OTW)バルーンで止血	23, 225, 234
オペ症例	9, 35, 85, 220, 225, 370, 372

■か

回収	157
ガイドエクステンションカテーテル	210
ガイドカテでステントを変形	191
ガイドワイヤーが回転	260
ガイドワイヤーがスタック	76, 259
ガイドワイヤー穿孔	292
ガイドワイヤー断裂	76
解離	46, 51
――が進展	284
冠動脈――	38, 279, 370
左主幹部が――	46
自然冠動脈――	367
診断カテで――	45
ステント挿入後の――	281
石灰化病変で――	54
造影剤で――	51
大動脈――	25, 370
デバイス抜去時に――	38
バルーンでらせん状――	282
左主幹部が――	46
ALのガイドカテで――	42
CTO治療時に――	38
Ruptureして末梢が――	147
過拡張	133
下肢からステント回収	160
仮性瘤	10
カバードステント	379
――で止血	7
感覚麻痺	17
冠動脈外にステント回収	159
冠動脈解離	38, 279, 370
――と大動脈解離を併発	370
冠動脈血腫	279
冠動脈穿孔	38, 149, 253, 255
冠動脈損傷	144
偽腔	196
ステント遠位端を――に留置	199, 203
ワイヤーが――に迷入	92
吸引	72
近位側をバルーン拡張	213
キンク	2, 59, 62, 64
上腕動脈で――	64
橈骨動脈で――	62
空気塞栓	68, 72
屈曲でロータブレーターがスタック	211
屈曲とワイヤーデバイス	328
屈曲部で穿孔	223, 232
外科手術	9, 35, 85, 220, 225, 370, 372
血圧低下	68
血腫が大きかったから	41
血栓形成	68
減張切開	24
コイル	324
コイル塞栓	296, 318
コイル脱落	363
降圧し，CTを施行	27
後腹膜出血	2, 9
子カテ	130, 215, 332
骨盤内後腹膜出血	2
コレステロール塞栓症	69

■さ

左主幹部が解離 … 46
左主幹部で塞栓 … 70
シースインシース … 173
止血 …… 6, 12, 13, 15, 18, 19, 21, 23, 336, 339
　──しつつ出血部を探す … 294
　エコープローベで── … 13
　自然に── … 18
　脂肪塞栓で── … 21
　トロンビンで── … 11, 15
　バルーンで── … 6, 12, 17, 225, 308
　ロングインフレーションで── … 19
　GRAFTMASTER®で── … 339
　OTWバルーンで── … 23, 225, 234
　Perfusion balloonで── … 336
自然冠動脈解離 … 367
自然出血 … 17
自然に止血 … 18
脂肪塞栓 …… 21, 295, 300, 302, 304, 306, 308, 311, 322
　──で止血 … 21
手術 …… 9, 35, 85, 220, 225, 370, 372
上肢からステント回収 … 159
上腕動脈でキンク … 64
上腕動脈を順行性に穿刺 … 170
ショック … 275
真性瘤 … 10
診断カテで解離 … 45
心タンポナーデ … 294, 348
スタック
　ガイドワイヤーが── … 76, 259
　屈曲でロータブレーターが── … 211
　ステントが── … 268
　ステントで── … 220
　ステントに── … 154
　びまん性病変で── … 76
　分岐部病変で── … 76
　ロータブレーターが── … 211, 220

CTO病変で── … 76
DCAウインドウに── … 266, 268
DCAがステントに── … 266
IVUS── … 105, 109, 113
Rota burrが── … 209
ステント遠位端を偽腔に留置 … 196, 199, 203
ステント遠位端を側枝に留置 … 196, 205
ステント回収 … 157
　異物除去鉗子で── … 162
　下肢から── … 160
　冠動脈外に── … 159
　上肢から── … 159
　体外へ── … 159
　FN Snare®で── … 162, 167
ステントがスタック … 268
ステントが脱落 … 157
ステントがロータブレーターを抜去 … 217
ステント近位側の血腫が進展 … 289
ステント挿入後の解離 … 281
ステントでカバー … 88
ステントでスタック … 220
ステント脱落の予防 … 158
ステント変形 … 191
ステント留置 … 29
　──後にオペ … 370, 372
　──早期の，近傍へのDCAは危険 … 267
スネアワイヤー … 376
石灰化病変 … 146, 260
　──で解離 … 54
石灰化プラークへのDCA … 261
セルジンガー法 … 2
穿孔 … 146, 223
　ガイドワイヤー── … 292
　冠動脈── … 38, 149, 253, 255
　屈曲部で── … 223, 232
　大弯側で── … 223
　分岐部で── … 229
　末梢── … 292
　ワイヤー── … 261, 292, 297

383

穿刺部仮性瘤形成 ……………………… 10
造影剤で解離 ……………………… 51
側枝に迷入 ……………………… 196
側枝に留置 ……………………… 196, 205
塞栓 ……………………… 70
塞栓子 ……………………… 295
鼠径穿刺部出血 ……………………… 2

■た

体外へステント回収 ……………………… 159
大動脈解離 ……………………… 25, 370
大動脈解離と冠動脈解離を併発 ……………………… 370
大弯側で穿孔 ……………………… 223
脱落 ……………………… 157
ダブルルーメンカテーテル ……………………… 185
ダンピング ……………………… 67
断裂したワイヤー ……………………… 88
遅発性の出血 ……………………… 17
テーパーワイヤー ……………………… 95
デバイスオーバーサイズ ……………………… 328
デバイス抜去時に解離 ……………………… 38
デバルキングデバイス ……………………… 328
デブリス ……………………… 75
デフレートして造影 ……………………… 145
デフレートできない ……………………… 133, 137
橈骨動脈でキンク ……………………… 62
橈骨動脈損傷 ……………………… 16
同軸に挟む ……………………… 253
特殊な冠動脈穿孔 ……………………… 253
トラップ ……………………… 88
トランスデューサーを抜去 ……………………… 120, 123
トロンビンで止血 ……………………… 11, 15

■は

抜去
　——困難 ……………………… 59
　ステントが—— ……………………… 217
　デバイス——時に解離 ……………………… 38
　トランスデューサーを—— ……………………… 120, 123
　バルーニングし—— ……………………… 114, 116, 118

バルーンで押して—— ……………………… 126, 128
ロータブレーターを—— ……………………… 211
ワイヤーが完全——できず ……………………… 85
EN Snare®でワイヤー—— ……………………… 80
Goose Neck™ Snareで—— ……………………… 80
IVUSをローテーションし—— ……………………… 111
バルーニングし抜去 ……………………… 114, 116, 118
バルーニングでcrush ……………………… 187
バルーンがデフレートできない ……………………… 133, 137
バルーンで止血 ……………………… 6, 12, 17, 225, 308
バルーンで押して抜去 ……………………… 126, 128
バルーンでらせん状解離 ……………………… 282
バルーントラップ ……………………… 180
左主幹部が解離 ……………………… 46
左主幹部で塞栓 ……………………… 70
引っ張ってロータブレーターを抜去 ……………………… 211
びまん性病変でスタック ……………………… 76
不安定プラーク ……………………… 275
分岐部で穿孔 ……………………… 229
分岐部病変でスタック ……………………… 76
ヘパリン起因性血小板減少症
 ……………………… 332, 353, 356
ヘパリンの調整 ……………………… 331
変形 ……………………… 191

■ま

マイクロカテーテル ……………………… 79
　——生食注入量のテスト ……………………… 320
末梢穿孔 ……………………… 292
末梢保護デバイス ……………………… 272, 277, 374
麻痺 ……………………… 17
迷入ポイントを推測する ……………………… 93
元のワイヤーにバルーン通過 ……………………… 125

■や，ら，わ

用手圧迫 ……………………… 2, 17
リエントリー作成 ……………………… 281
リクロスの部位 ……………………… 92
リバースワイヤー ……………………… 99
ロータブレーターが屈曲でスタック ……………………… 211

ロータブレーターがステントでスタック …… 220
ロータブレーター近位側をバルーン拡張 …… 213
ロータブレーターでno reflow …… 273
ロータブレーターを引っ張って抜去 …… 211
ローテーション …… 111
　IVUSを押して—— …… 110
ロングインフレーションで止血 …… 19
ワイヤーが完全抜去できず …… 85
ワイヤーが偽腔に迷入 …… 92
ワイヤーが断裂 …… 78
ワイヤー穿孔 …… 261，297
ワイヤーとのセパレート …… 105
ワイヤーバイアス …… 224
ワイヤーを引いてみる …… 131

■ A－G

ALのガイドカテで解離 …… 42
Antegrade dissection reentry device …… 198
Antegrade wiring …… 197
ATHEROCUT …… 259
Blow out perforation …… 328，334，342
Blue toe例 …… 74
CTO治療時に解離 …… 38
CTO病変でスタック …… 76
Cutting balloonが有用 …… 287
DCAウインドウにステントがスタック …… 266，268
DCAがステントにスタック …… 266
DCAとガイドワイヤーがスタック …… 259
DCAの適応 …… 266
Deep engage …… 25，38，49
Direct stent …… 272
EN Snare®でステント回収 …… 162，167
EN Snare®でワイヤー抜去 …… 80
Exit portでIVUSスタック …… 105
Gelfoam®で塞栓 …… 309
Goose Neck™ Snareで抜去 …… 80
GRAFTMASTER® …… 332，379
　——で止血 …… 339

■ H－N

High puncture …… 2
HIT …… 332，353，356
IVUSスタック …… 105
　——しやすい状況 …… 105
　——に気付いたら …… 109
　——部位をバルーニング …… 113
IVUSを遠位部へ押す …… 107
IVUSを押してローテーション …… 110
IVUSをローテーションし抜去 …… 111
IVUSを活用 …… 31
NHLBI分類 …… 279
No reflow …… 271

■ O－W

Oozing perforation …… 226
OTWバルーンで止血 …… 23，225，234
PCIに起因するno reflow …… 271
Perfusion balloon …… 331，378
　——で止血 …… 336
　——の持ち込み方 …… 334
Retrograde approach …… 198
RG3ワイヤー …… 238，240，242
Rota burrがスタック …… 209
Rota clip …… 253
　——が外れる …… 255
Rota Wire™ …… 238
Rupture …… 144
　——して冠動脈穿孔 …… 149
　——してステントにスタック …… 154
　——して末梢が解離 …… 147
Slow flow …… 271
Tornus …… 238
Wire perforation …… 292

■ 数字，記号

3カ所の血管を塞栓 …… 314

明日は我が身　PCI合併症から脱出する術

2019年7月20日　第1版第1刷発行

- 編　著　伊藤良明　いとう　よしあき

- 発行者　三澤　岳

- 発行所　株式会社メジカルビュー社
  〒162-0845 東京都新宿区市谷本村町2-30
  電話　03(5228)2050(代表)
  ホームページ　http://www.medicalview.co.jp/

  営業部　FAX　03(5228)2059
  　　　　E-mail　eigyo@medicalview.co.jp

  編集部　FAX　03(5228)2062
  　　　　E-mail　ed@medicalview.co.jp

- 印刷所　シナノ印刷株式会社

ISBN978-4-7583-1958-4 C3047

©MEDICAL VIEW, 2019. Printed in Japan

- 本書に掲載された著作物の複写・複製・転載・翻訳・データベースへの取り込みおよび送信（送信可能化権を含む）・上映・譲渡に関する許諾権は，（株）メジカルビュー社が保有しています．
- JCOPY〈出版者著作権管理機構　委託出版物〉
  本書の無断複製は著作権法上での例外を除き禁じられています．複製される場合は，そのつど事前に，出版者著作権管理機構（電話 03-5244-5088, FAX 03-5244-5089, e-mail : info@jcopy.or.jp）の許諾を得てください．
- 本書をコピー，スキャン，デジタルデータ化するなどの複製を無許諾で行う行為は，著作権法上での限られた例外（「私的使用のための複製」など）を除き禁じられています．大学，病院，企業などにおいて，研究活動，診察を含み業務上使用する目的で上記の行為を行うことは私的使用には該当せず違法です．また私的使用のためであっても，代行業者等の第三者に依頼して上記の行為を行うことは違法となります．